안검하수로 마음 아파하는 환자와 그 가족들,

그리고 안검하수의 치료를 위해 고심하는

의료진께 이 책을 바칩니다.

이상열 교수의
안검하수

클리닉

이상열 교수의
안검하수
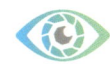
클리닉

이상열, 김창염 지음

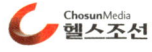

머리말

연세대학교 의과대학 세브란스병원 안과 재직 기간 30여 년과 개원 3년 동안 저의 진료와 연구에서 안검하수는 가장 큰 부분을 차지했습니다. 그간의 지식과 경험을 안검하수 환자와 보호자가 쉽게 이해할 수 있도록 정리하여 한 권의 책으로 출간하게 된 것을 기쁘게 생각합니다.

안검하수는 질환이 워낙 다양하고, 수술 결과를 예측하기 어려우며, 부작용이나 재수술이 많아 환자가 궁금하게 생각하는 점이 많다고 느꼈습니다. 특히 어린이에게 잘 발생하는 질환이라 부모님께서 무척 가슴 아프게 생각하고 있지만 정확한 정보를 얻기가 쉽지 않습니다. 그래서 2009년 1월부터 온라인 카페를 통해 환자의 질의에 하나하나 응답을 하면서 안검하수에 관한 궁금증을 한눈에 해결할 수 있었으면 좋겠다고 생각했습니다.

병원에 가보면 의사마다 수술에 대한 기준이 다르고 수술 방법이 다르기 때문에 혼란스러워하는 환자가 많습니다. 하지만 진료 현장에서 이를 충분히 해소시켜드리기가 어렵습니다. 게다가 안검하수 수술은 눈의 기능을 정상적으로 회복시키는 수술이 아니라 처진 눈꺼풀을 위로 당겨주어 정면에서 보았을 때 눈 모양이 좋아 보이도록 하는 수술이기 때문에, 부작용을 피할 수 없고 결과가 만족스럽지 않으면 재수술을 해야 하는 경우도 있습니다.

이 책에서는 안검하수로 인한 시력 발달 문제를 비롯해, 수술 시기, 수술 방법, 그리고 수술 후 합병증에 관해 자세히 기술해놓았습니다. 또한 안검하수 환자가 겪는 수술 과정, 수술 후 결과, 그리고 수술 전후의 준비 및 관리에 대해서도 안내해놓았기 때문에 수술을 앞둔 환자에게 많은 도움이 되리라 확신합니다.

　한 가지 꼭 전하고 싶었던 내용은 수술대에서 눈의 크기나 모양을 맞추기 위한 의료진의 노력과 고심에 대한 것입니다. 의료진은 보다 나은 수술 결과를 얻기 위하여 전문 지식과 의료 경험을 총동원하여 수술에 임하지만 기대와 다른 결과에 맞닥뜨리는 경우가 때때로 생깁니다. 그럴 경우 환자 자신이나 부모가 가장 속상하고 걱정되겠지만, 의료진도 곤혹스럽기는 마찬가지입니다. 그러므로 안검하수 수술은 어쩔 수 없이 나타나는 수술 후 부작용에 대해서 충분한 이해가 필요합니다. 이러한 이해와 신뢰를 바탕으로 수술했을 때 가장 만족스러운 결과를 얻을 수 있습니다.

　이 책에 수록된 내용으로 수술을 앞둔 안검하수 환자나 보호자에게 조금이라도 도움이 된다면 더 없는 기쁨이겠습니다.

2017년 봄
저자를 대표해 이상열 씀

CONTENTS

머리말 4

PART 1 안검하수란 무엇인가

안검하수란? 14
   1000명 중 1명이 선천안검하수 14
   안검하수가 있으면 15
   어떻게 치료할까 17

눈꺼풀의 구조와 기능 18
   눈꺼풀의 구조 18
   동양인과 서양인의 눈꺼풀 구조 차이 21

안검하수의 분류 23
   선천성과 후천성 23
   선천안검하수 25
   후천안검하수 26

   칼럼 아기가 눈물을 흘릴 때 28

PART 2 선천안검하수

선천안검하수의 원인 32
   선천안검하수는 유전일까? 32
   유전되는 안검하수도 있다 33
   임신 중에 커피를 많이 마셨는데요 35

선천안검하수의 증상 37
   고개를 든다 38

눈썹을 치켜세워 이마에 주름이 생긴다	39
반대쪽 눈에 나타나는 헤링의 법칙	40
아래 흰자위가 많이 보인다	42
위를 볼 때 눈 모양이 이상하다	43
아래를 볼 때 눈을 더 뜬다	45
눈이 부시다	46
눈꺼풀처짐으로 인한 스트레스	46
어린이의 행동이나 정서적 반응	49
어머니의 상처	52

턱-윙크 증후군 55

원인	56
증상	56
동반 질환	59
진단	59

눈꺼풀틈새축소증후군 61

원인	62
두 가지 유형	63

상직근 약화의 동반 64

선천안검하수와 시력 66

어린이의 굴절 상태	68
정상 시력 발달	69
시력검사	70
안저검사	72
안검하수와 사시	73
안검하수와 약시	74
안검하수에서 약시가 나타날 확률	75
가정에서 할 수 있는 약시 예방 치료	77

칼럼 평생 좋은 시력을 유지하려면   82

PART 3 후천안검하수

후천안검하수의 원인	88
퇴행성 안검하수	89
신경성 안검하수	92
근육성 안검하수	95
가성 안검하수	95
기계성 안검하수	96
치료하지 않은 선천안검하수	97
성인 안검하수의 증상	98
젊은층에서의 안검하수	100
중증근육무력증	102
눈 중증근육무력증의 진행 경과	104
중증근육무력증의 원인	104
중증근육무력증의 증상	105
신생아 중증근육무력증	107
어린이 중증근육무력증	107
중증근육무력증의 진단	108
만성진행성외안근마비	111
컨스-세르 증후군	113
안인두근이상증	113
근긴장성이상증	114

PART 4 안검하수의 수술

안검하수 수술	116
아기의 첫 진료 시기	118
어린이 수술 시기	119
어린이의 수술 시기에 영향을 주는 요인	120
성인의 수술 시기와 방법	126
수술 방법을 결정할 때 고려할 점	127

눈꺼풀올림근절제술　133
눈꺼풀올림근절제술이란　133
어느 정도 교정해야 하나?　135

이마근걸기술　138
어떤 경우에 이마근걸기술을 시행하나?　139
이마근걸기술의 걸기 재료　140
수술 방법　146
안검하수 수술 중 어느 방법이 더 좋은가?　150

결막-뮐러근절제술　152

턱-윙크 증후군의 치료　154
경미한 턱-윙크 현상　155
중증의 턱-윙크 현상　156
수술 방법　157

눈꺼풀틈새축소증후군의 치료　161
수술 시기　162
수술 방법　164

안검하수 수술과 쌍꺼풀　166
칼럼　쌍꺼풀 수술, 미용과 기능을 함께 고려하자　168

안검하수 수술의 부작용　172
토안　174
아래를 볼 때 흰자위가 보이는 현상　180
상방주시 때 아래흰자위보임과 눈꺼풀처짐　182
각막염　183

눈꺼풀올림근절제술의 합병증　185
부족교정　186
과교정　188
윤곽 이상　190
안검내반　191
안검외반　192
쌍꺼풀 모양 이상　192
결막 탈출　194
사시　195

이마근걸기술의 합병증	197
재발	197
부족교정	199
과교정	201
윤곽 이상	203
안검내반	204
안검외반	204
쌍꺼풀 모양 이상	204
감염 혹은 육아종 형성	206
출혈	208
자가근막 채취 수술 후의 합병증	208

PART 5 안검하수 수술의 실제

수술을 위한 준비	210
수술 전 전신 검사	211
과거 또는 현재의 병력 확인	212
감기 주의	213
복용약 중단	213
금식은 필수	214
칼럼 어린이와 전신마취 _남용택 교수	215
수술 후 경과와 관리	222
수술 직후	222
수술 후 경과	223
수술 후 치료	226
세안은 언제부터?	234
흉터 관리는 어떻게 해야 하나?	235
토안의 관리는?	237

PART 6 안검내반

안검내반의 증상과 원인   242
    안검내반의 원인   243
    안검내반의 증상   244
    꼭 수술해야 하나요?   246

안검내반의 수술   248
    수술 방법   250
    퇴행성 안검내반의 수술   252

안검내반의 수술 후 치료   253
    수술의 합병증   255

PART 7 궁금증 풀기

안검하수 진단을 받았습니다   260
안검하수 수술을 생각하고 있습니다   272
안검하수 수술을 받았습니다   293
안검내반에 대해 알려주세요   309

부 록
연구 업적   316
수술 치료 후기   322

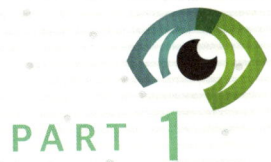

PART 1

안검하수란
무엇인가

안검하수란?

예로부터 '눈은 마음의 창'이라 했으며 또 '내 몸이 열 량이면 내 눈은 아홉 량'이란 말도 있다. 성경에서는 "눈은 몸의 등불이니 네 눈이 성하면 온몸이 밝을 것이요, 눈이 나쁘면 온몸이 어두울 것"이라고 했다. 우리 몸 가운데 눈이 가장 중요한 기관 중 하나라는 것은 그 누구도 부정할 수 없을 것이다. 우리가 다른 사람과 대화할 때는 상대방의 눈을 쳐다보면서 하는 경우가 많다. 이때 상대방이 보는 눈의 모습은 그 사람의 인상을 좌우할 만큼 중요하다.

1000명 중 1명이 선천안검하수

안검하수란 눈꺼풀이 처져 눈이 작아 보이는 현상을 말한다. '안검'은 순우리말로 눈꺼풀이라 하며, '하수'란 처짐을 뜻한다. 그래

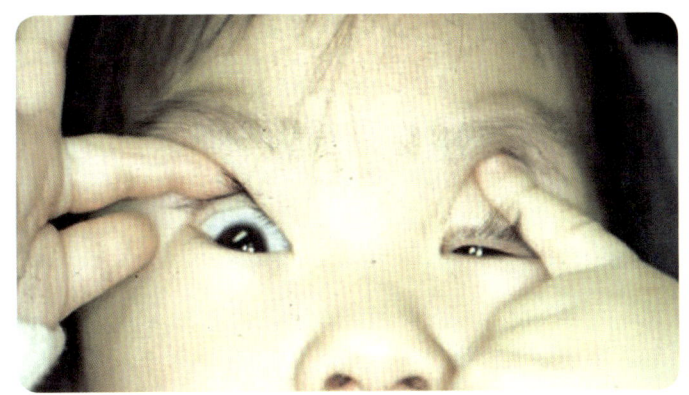

얼마나 답답했으면 아기가 손으로 눈꺼풀을 올리고 있을까요?

서 안검하수를 '눈꺼풀처짐'이라고도 한다. 최근에는 의학용어로 우리말을 사용하는 경향이 높아 안검하수 대신 눈꺼풀처짐이라는 용어를 더 많이 사용한다. 안검하수는 태어나면서부터 나타나는 선천성이 많은데 1000명당 1명꼴로 선천안검하수를 가진 아기가 태어난다고 한다. 최근에는 사람의 수명이 늘어남에 따라 노년층에서 눈꺼풀이 처지는 퇴행성이 점차 증가하고 있는 추세다.

안검하수가 있으면

안검하수가 있는 눈은 외관상 눈꺼풀이 처져 있기 때문에 진단하기가 어렵지 않다. 하지만 간혹 "제 눈이 안검하수인가요?"라는 질문을 받을 때가 있다. 이와 같이 아주 조금 처져서 쉽게 알아볼 수 없을 정도로 경미한 경우부터 많이 처져 금방 눈에 띄는 경우까지 증상의 정도는 다양하게 나타난다. 또 눈꺼풀이 처지지는 않았지만 부어 있는 것 같이 불룩 튀어나와 눈꺼풀 피부가 처져 안검하수인 것처럼 보이는 경우도 많다.

안검하수가 있을 때 나타나는 증상은 다양하다. 어린이의 눈꺼풀이 처질 때 부모가 가장 걱정하는 부분은 시력 발달에 문제가 생기지 않을까 하는 것이다. 시야가 가려지기 때문에 사물을 보기 불편한 건 사실이다. 또 미관상 좋지 못하기 때문에 어린이에게 정서상 좋지 않은 영향을 미칠 수 있으며, 심지어 부모조차 외부의 곱지 않은 시선에 많은 스트레스를 받는다. 특히 외모를 중시하는 요즘의 사회 분위기로 인해 내 아이가 상처 받지 않을까 노심초사하며 다른 사람과 만났을 때 괜히 움츠러들기도 한다.

성인의 경우는 미용적인 문제와 함께 눈꺼풀이 시야를 가려 답답함을 느끼고, 심한 경우는 이마의 힘으로 눈꺼풀을 들어 올리느라 두통을 앓는다. 눈가의 피부가 처지면서 눈가가 짓무르고 발진

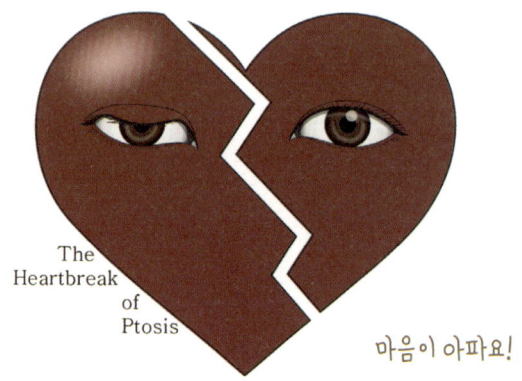

과 같은 염증이 나타나는 경우도 있다.

▪▪ 어떻게 치료할까

안검하수 치료는 대부분 수술에 의존한다. 하지만 눈 주변의 이상으로 인해 안검하수가 나타나거나 중증근육무력증과 같이 약물로 치료하는 경우도 있기 때문에 최선의 치료를 위해서는 수술 전 원인을 정확하게 밝히려는 노력이 필요하다.

수술은 눈을 뜨게 하는 근육인 눈꺼풀올림근의 기능에 따라 여러 수술법 중에서 선택한다. 적절한 수술 방법을 선택했더라도 수술 시 눈꺼풀을 얼마만큼 올려주어야 양쪽 눈의 크기가 비슷하고 모양이 좋을지 판단하는 것은 또 다른 과제이다. 특히 전신마취로 수술을 해야 하는 어린이 환자의 경우는 수술 후 결과 예측이 더 힘들기 때문에 수술을 집도하는 주치의의 고민도 깊어진다.

안검하수의 진단이나 치료, 그리고 수술 후 경과가 워낙 다양하기 때문에 안검하수 환자와 보호자는 치료 시기나 방법 등을 신중히 선택하고 결정해야 한다. 안검하수의 치료로 꼭 특정 방법이 옳고 다른 방법은 그르다고 할 수 없기 때문이다. 물론 수술 방법을 선택하는 과정에서 주치의의 도움을 받겠지만 환자나 보호자가 안검하수에 관한 기초적인 지식을 갖고 있으면 더 나은 선택을 하는 데 도움이 되리라 생각한다.

눈꺼풀의 구조와 기능

안검하수 수술을 받기로 결정했다면, 수술 방법을 선택하기 위해 먼저 눈꺼풀의 다양한 구조와 기능에 관해 이해하는 것이 도움이 되리라 생각한다.

눈꺼풀의 구조

눈꺼풀의 가장 바깥층인 피부는 우리 몸의 피부 중 가장 얇으며 탄력성이 있는 조직으로 구성되어 있어 염증이나 외상이 생겼을 때 쉽게 부어오르는 성질이 있다. 위눈꺼풀에 이상이 있으면 아래 눈꺼풀이 쉽게 부으며, 오른쪽 눈꺼풀에 이상이 있으면 왼쪽 눈꺼풀도 붓는 이유가 이러한 구조적인 특징 때문이라 할 수 있다. 따라서 안검하수 수술 후에는 눈꺼풀이 많이 붓기 때문에 수술 초기

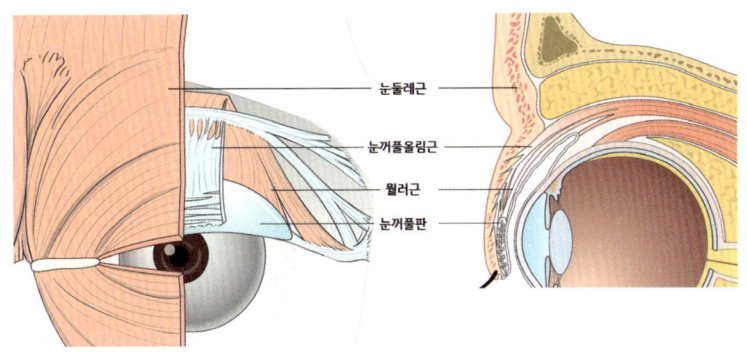

눈꺼풀의 구조. 앞에서 본 모습(왼쪽), 옆에서 본 모습(오른쪽).

에는 결과에 실망스러워하는 환자도 적지 않다. 하지만 부기가 가라앉으면 안검하수가 교정되는 과정을 볼 수 있다.

눈을 감게 하는 눈둘레근

눈 주위 피부 바로 밑에는 눈을 감게 하는 근육인 눈둘레근이 둘러싸고 있다. 이 근육은 눈을 감게 하므로 안검하수와는 직접적인 관련은 없지만 눈을 뜨게 하는 눈꺼풀올림근과 힘의 균형을 이루어야 하기 때문에 안검하수 수술을 할 때 이 근육을 잘 다루어야 한다.

정상적인 사람도 잘 때 실눈을 뜨고 자는 경우가 있으며, 안검하수 수술 후 눈을 덜 감는 정도가 개인마다 차이가 있는 것을 보면 이 근육의 힘이 관여할 가능성도 있다. 눈둘레근에는 안면신경이 분포하고 있어 안면신경 마비가 오면 눈둘레근이 마비되어 눈을 완전히 감을 수 없다. 또한 눈 주변의 근육이 마비되면서 눈썹이나 눈 주변 조직이 처져서 안검하수와 같은 증상이 나타나기도 한다.

눈을 뜨게 하는 눈꺼풀올림근

눈둘레근 밑에는 눈을 뜨게 하는 근육인 눈꺼풀올림근이 있다. 안검하수의 주요 원인이 되는 근육으로, 이 근육의 힘이 약하면 눈꺼풀을 올리지 못해 안검하수가 발생한다. 이 근육은 눈의 맨 뒤쪽인 안와첨에서 시작하여 앞쪽으로 주행하다가 하얀 건막(널힘줄)으로 변하여 눈꺼풀의 지지조직인 눈꺼풀판에 부착한다. 3번 뇌신경인 눈돌림신경이 분포하므로 이 신경에 이상이 생기면 눈꺼풀올림근이 수축하지 못해 눈꺼풀이 처진다. 머리에 혈관 질환이나 종양이 있을 때 눈꺼풀이 처지는 이유가 여기에 있다.

대부분의 선천안검하수는 눈꺼풀올림근의 발달장애로 인해 나타난다. 이에 반해 성인의 안검하수는 나이가 들면서 눈꺼풀올림근이 가늘어지고 근육에 지방이 침윤되는 등의 변화가 생기거나, 눈꺼풀올림근이 부착 부위인 눈꺼풀판으로부터 떨어져 눈꺼풀을 올리는 힘이 약해지기 때문에 발생한다.

뮐러근

뮐러근은 눈꺼풀올림근과 결막 사이에 존재하는 민무늬근육으로 교감신경의 지배를 받으며 2mm 정도 눈꺼풀을 뜨게 하는 기능이 있다. 이 근육은 눈꺼풀올림근처럼 눈을 많이 뜨게 하지는 못하지만 힘이 약할 경우 경미한 안검하수가 발생할 수 있다. 주로 교감신경의 장애가 있으면 뮐러근의 기능 저하가 나타나며 심하지 않은 안검하수가 나타날 수 있다. 눈에서의 교감신경은 눈을 뜨는 역할 외에 동공 확대, 땀 분비 등의 기능이 있다. 교감신경장애 질환인 호르너 증후군에 걸리면 심하지 않은 안검하수와 함께 동공이 축소되고 땀이 잘 배출되지 않는 증상이 동반된다.

동양인과 서양인의 눈꺼풀 구조 차이

동양인과 서양인은 눈꺼풀의 모습이나 구조에 많은 차이가 있다. 외관상 서양인은 동양인에 비해 눈을 크게 뜨고 눈꺼풀은 얇다. 대부분 쌍꺼풀이 진하며 이로 인해 간혹 눈썹과 눈 사이가 좁아 보이기도 한다. 이에 비해 동양인은 상대적으로 눈을 작게 뜨며 눈꺼풀의 지방이 상대적으로 많아 두툼해 보인다. 쌍꺼풀이 없는 경우가 60% 내외로 더 많으며, 쌍꺼풀이 있더라도 얇은 속쌍꺼풀이거나 피부가 늘어져 잘 보이지 않는 경우가 대부분이다. 눈을 크게 뜨고 있는 서양인의 기준에서 보면 동양인은 대부분 안검하수가 있다고 할 수 있지만 실제 우리는 그렇게 생각하지 않는다. 필자의 미국 연수 시절 은사님이 우리나라를 방문했을 때, 한국에는 안검하수 환자가 많아 좋겠다고 말한 적이 있다. 이는 문화적으로나 구조적으로 동서양이 다르기 때문에 생기는 오해이다.

2차 세계대전 이후 세계 대부분의 국가가 서양문화의 영향을 받았고, 서양인의 미적 기준이 동양인에게도 널리 받아들여졌다. 하지만 서양인의 관점과 기준으로 동양인의 눈꺼풀처짐을 진단하고 판단하다 보면 많은 오류가 생길 수 있다. 또한 미국 등의 서구권 국가에 동양인의 인구가 증가함에 따라 이들 국가의 의사에게도 동양인의 눈꺼풀 구조와 미의 기준에 대한 올바른 이해가 요구되는 상황이다.

인종에 따라 차이가 있기 때문에 선진국이라 하더라도 동양인의 눈꺼풀 수술 경험이 부족한 서양의 성형안과 전문의는 동양인의 안검하수 수술을 잘하지 못하는 경우가 많다. 몇 년 전 중국계인 미국 정형외과 의사가 자녀의 안검하수 수술을 받기 위해 미국에서 필자를 찾아왔다. 이들은 미국에서 수술을 받기 위해 많은 곳을 찾아보았으나 신뢰할 만한 곳을 찾지 못하고 하버드 의대에 있는 지인의 도움으로 필자를 소개받았다고 했다. 필자가 집도한 수술을 받은 아이의 부모는 수술 결과에 만족하고 미국으로 돌아갔다. 그리고 이듬해 학회 참석 차 시카고를 방문했을 때 아이의 수술 예후가 좋은 것을 확인할 수 있었다.

안검하수의 분류

안검하수는 단순히 눈꺼풀이 처지는 질환이지만 안검하수를 일으키는 원인에 따라 여러 종류로 분류할 수 있다. 특별한 원인 없이 나타나는 선천안검하수는 추가 검사 없이 수술로 치료하지만, 어떤 원인에 의해 나타나는 안검하수는 그 원인을 먼저 찾아내어 원인과 함께 안검하수를 교정하는 치료를 병행한다.

이러한 과정은 안검하수 치료의 좋은 결과를 얻기 위해서이며, 이때가 시술자의 다양한 경험과 지식이 빛을 발하는 시간이다.

선천성과 후천성

안검하수는 크게 눈꺼풀처짐이 나타난 시기에 따라 태어나면서 눈꺼풀처짐을 가지고 태어난 선천안검하수, 그리고 출생 이후 눈꺼풀처짐이 나타나는 후천안검하수로 분류할 수 있다. 선천성은 눈꺼풀올림근 자체의 이상으로 발생하는 단순 눈꺼풀처짐이 대부분이며, 후천성은 나이가 들면서 눈꺼풀이 처지는 퇴행성 안검하수가 가장 많다. 하지만 신경 질환, 근육 질환, 혹은 전신 질환과 동반되어 나타나는 경우도 많기 때문에 원인을 찾기 위해 노력해야 한다. 그래서 눈꺼풀처짐 증상이 언제 나타났는지, 어떻게 진행하는지, 어떤 변화가 있는지, 눈에 다른 이상이 있는지, 혹은 몸에 다른 이상이 동반되는지 등에 관한 자세한 정보가 필요하다.

선천성과 후천성을 구별해야 하는 또 다른 이유는 수술 결과가 다르게 나타나기 때문이다. 수술 방법이나 수술할 근육의 양을 결정할 때 가장 중요한 기준은 눈꺼풀올림근의 기능이다. 같은 양의 근육을 수술하더라도 선천성에 비해 후천성이 훨씬 수술 예후가 좋기 때문에 처진 눈꺼풀이 쉽게 올라가는 경향이 있다. 따라서 수술에 앞서 선천안검하수의 교정이 더 어렵다는 것을 알고 이에

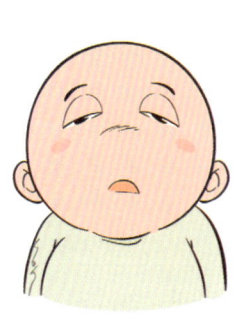
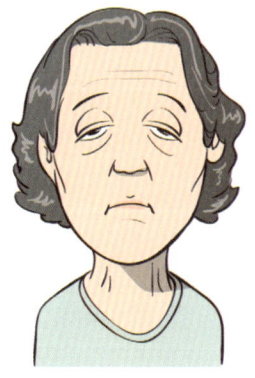

대한 대비가 필요하다.

우리나라에서 안검하수 중 선천성의 비중은 1970년대에는 약 90%로 월등히 높았으나, 2005년의 보고에서는 76%로 감소하였다. 반면 후천성은 24%로 상당히 증가하였다. 이러한 변화는 국내에서 안검하수에 대한 사회적 인식이나 수술을 통한 교정에 대한 기준이 크게 바뀌고 있음을 보여준다. 또한 경제 성장에 따라 수술에 대한 미적, 기능적 기준도 변하고 있다고 해석 가능하다. 따라서 선천성에 비해 노년층에서 나타나는 퇴행성 안검하수 교정 수술의 비중은 계속 증가할 것으로 판단된다.

선천안검하수

선천안검하수는 눈이나 몸의 다른 이상 없이 눈꺼풀올림근 자체의 이상으로 인해 안검하수가 나타나는 단순한 형태가 대부분이다. 이는 어린이 안검하수 환자의 대부분을 차지하며, 눈꺼풀올림근이 정상적으로 발달하지 못해 나타나는 근육 질환으로 신경이상은 나타나지 않는다. 선천안검하수가 있는 환자의 눈꺼풀올림근을 현미경으로 관찰한 병리조직 소견에서도 안검하수의 정도와 비례하여 근육섬유가 소실된다고 보고된 바 있다. 진료실에서 자주 받는 질문 중 하나가 신경이상이 아니냐 하는 것인데 앞서 기술한 바와 같이 대부분의 경우는 근육의 문제이지 신경이상의 문제는 아니다.

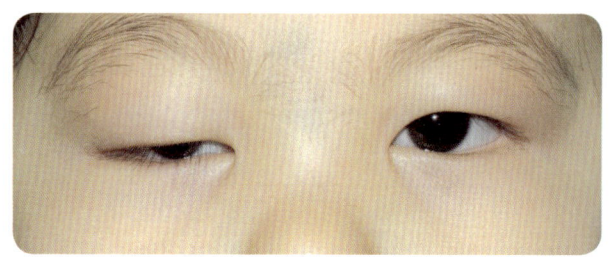

선천안검하수 환아의 모습.

　이러한 단순 안검하수 외에 다른 이상과 동반되어 눈꺼풀처짐이 나타나는 복합 형태의 안검하수는 흔치 않지만 그렇다고 드물지도 않다. 눈을 위로 치켜뜰 때 사용되는 근육인 상직근의 약화가 동반된 경우, 눈꺼풀틈새축소증후군과 같은 선천 이상, 입이 움직일 때마다 눈이 깜빡이는 턱-윙크 현상, 뇌신경인 눈돌림신경장애나 교감신경장애에 의한 호르너 증후군과 같은 신경성 안검하수 등이 복합 안검하수에 속한다.

● ● ● 후천안검하수

　후천성은 출생 이후에 안검하수가 나타나는 경우를 말하는데, 중년 이후에 나이가 들면서 눈꺼풀이 처지는 퇴행성인 경우가 가장 많다. 이때는 눈꺼풀올림근 자체에 정상적인 근육섬유가 줄어들고 대신 지방이 근육에 침윤되거나, 근육 부착 부위가 얇아지거나 떨어져 눈꺼풀을 올리는 힘이 약해지기 때문에 안검하수가 나타

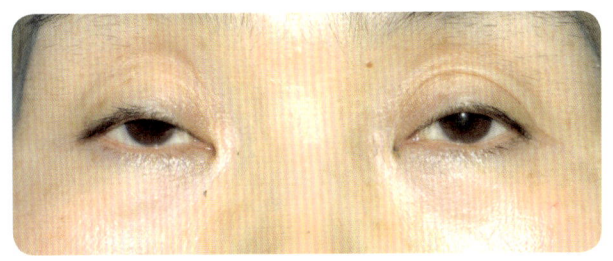

후천안검하수 환자의 모습.

난다.

  그 외 만성진행성외안근마비 혹은 중증근육무력증과 같이 눈꺼풀올림근의 이상으로 인해 안검하수가 나타나는 근육성 안검하수, 눈돌림신경장애나 교감신경장애로 인한 신경성 안검하수, 그리고 종양이나 염증 등에 의한 기계성 안검하수 등이 후천안검하수에 속하는 대표적인 경우이다.

아기가 눈물을 흘릴 때

눈물은 눈을 적셔서 눈을 보호하는 기능을 갖고 있다. 눈물은 눈물소관과 코눈물관(비루관)을 거쳐 코로 배출되는데, 아기의 코눈물관이 막혀 정상적으로 배출하지 못해 눈물이 흐르는 경우가 종종 있다.

눈물이 코로 빠지는 길인 코눈물관은 태어나면서 열리는 경우가 대부분이나 신생아의 5~10%는 코눈물관이 열리지 못하고 막힌 상태로 태어나는데 이를 '신생아 비루관 폐쇄'라고 한다. 우리나라에서는 신생아의 약 6%가 코눈물관이 막힌 상태로 태어난다고 필자가 보고한 바 있다.

코눈물관이 막히면 눈물이 흐르고 눈곱이 끼는 증세가 나타나며 치료하면 조금 좋아졌다가 금방 다시 재발하는 경과를 밟는다. 보통 신생아 때 코눈물관이 막히더라도 금방 치료하지는 않는다. 증상이나 연령에 따라 치료 방법을 달리하는데, 그대로 방치하면 제때의 치료 시기를 놓쳐 더 큰 치료를 필요로 할 수도 있다.

70~80% 정도는 생후 6~9개월 사이에 막혔던 코눈물관이 저절로 뚫리므로, 이때까지는 눈물이 내려가는 길을 마사지하면서 기다린다. 9개월 이후에도 계속 눈물을 흘리면 코눈물관을 뚫어주는 비교적 간단한 처치로 대부분 치료가 되지만 그래도 낫지 않는 경우가 있다. 이때는 코눈물관을 뚫어

준 후에 다시 막히지 않도록 가느다란 실리콘 관을 삽입하는 수술을 한다. 실리콘 관은 아주 가늘기 때문에 눈에 아무런 불편이 없으며 약 3개월이 지난 후에 제거한다. 단 수술을 할 때 잠깐 동안의 전신마취가 필요한 것은 어쩔 수 없다.

   시기를 놓치지 않고 적당한 치료를 하면 귀여운 아기의 해맑은 눈을 볼 수 있으니 전문가와 상의하는 것이 좋겠다.

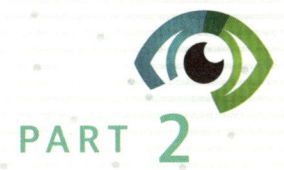

PART 2

선천안검하수

선천안검하수의 원인

선천안검하수는 유전일까?

안검하수를 가진 아이의 부모에게 가장 큰 관심사는 안검하수가 유전성 질환인지 아닌지 하는 점이다. 어떤 어머니는 아이가 안검하수인 것을 부모 탓으로 보는 주변의 시선 때문에 힘들어하기도 하고, 스스로도 마치 자기 탓인 것 같아 고개를 들지 못하겠다는 심정을 토로하기도 한다. 결론부터 말하면 일반적인 안검하수는 유전성 질환이 아니다. 안검하수에 대한 여러 연구 결과 및 성형안과 교과서에서도 유전 질환이 아니라고 기술되어 있다.

하지만 부모는 이 부분을 가장 걱정하지 않을 수 없다. 사실 필자 역시 임상 경험상 안검하수가 있는 어린이의 부모에게서 안검하수 빈도가 좀 더 높다는 느낌을 갖고 있다. 필자가 받은 한 보호자의 편지에는 이런 내용이 있었다.

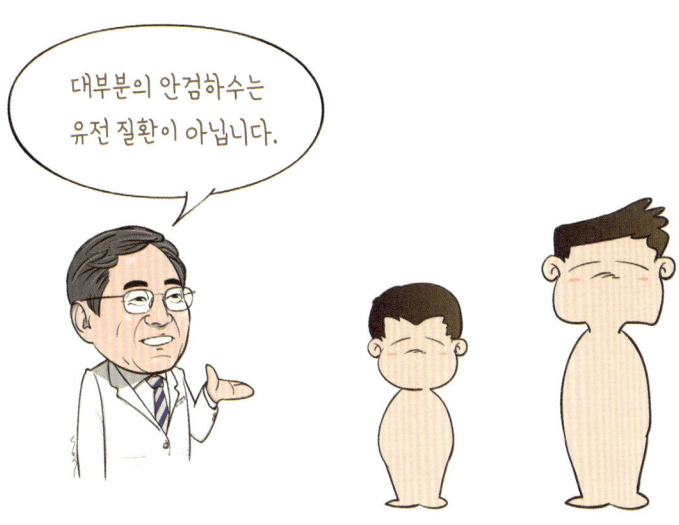

유전되는 게 맞는 것 같아요. 우리 아이가 안검하수인데 저랑 애기 아빠는 괜찮은데 시어머니가 안검하수예요. 시고모님도 안검하수 수술을 했고 지금은 재발했대요. 3대의 가족력을 봐서 가족이나 친척 중에 비슷한 증상을 가진 분이 있으면 유전적인 성향이 있다고 여겨지는데…….

이처럼 선천안검하수는 가족력이 좀 높다는 견해에는 필자도 어느 정도 동의하지만 유전 질환이라고 단정할 수는 없다.

●● 유전되는 안검하수도 있다

반면에 유전되는 안검하수의 형태가 일부 있다. 선천성으로는 대표적으로 '눈꺼풀틈새축소증후군'이라는 질환이 있다. 실눈증이라고도 하는데, 이는 눈꺼풀의 수평 길이가 비정상적으로 짧고, 눈꺼풀틈새가 축소되어 눈이 아주 작아 보이는 것이 주증상인 질환이다. 위눈꺼풀이 아래로 처지는 안검하수, 눈구석 피부의 주름이 아래눈꺼풀로부터 시작되어 위쪽으로 향하는 거꿀눈구석주름, 그리고 눈 사이가 멀어 보이는 안각격리증이 대부분 동반된다.

눈꺼풀틈새축소증후군은 부모가 아무런 이상이 없는데도 불구하고 느닷없이 산발적으로 나타나기도 하지만 상염색체 우성 유전 형태의 유전 질환이다. 이 환자의 50%는 정상적인 부모 밑에서 새로운 돌연변이에 의해 태어나며, 눈꺼풀틈새축소증후군을 가진 부모가 아이를 낳을 경우 유전될 확률 또한 50% 정도이다. 돌연변이의 원인은 염색체에 위치한 FOXL2 유전자에 의한 것으로 알려져 있다.

후천적으로는 10대에서 30대 사이에 나타나는 근육 질환이 유전성으로 나타날 수 있다. 눈을 움직이는 근육의 마비와 안검하수가 같이 동반되는 만성진행성외안근마비, 망막색소변성, 심장차

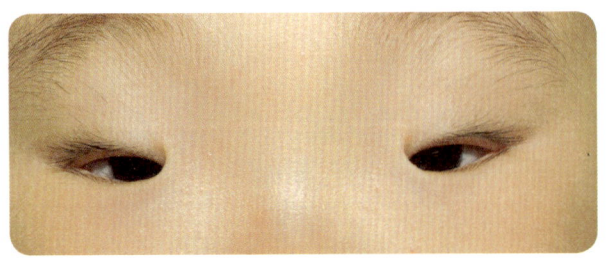

눈꺼풀틈새축소증후군 환아의 모습.

단의 세 가지 징후를 가지는 컨스-세르Kearns-Sayer 증후군, 혹은 얼굴근육이 약해지며 음식을 삼키기 곤란한 증상이 동반되는 근육긴장성 질환이 상염색체 우성으로 유전되기도 한다.

상염색체 우성 유전이란?

인간의 유전 정보는 46개의 염색체 속에 22쌍의 상염색체와 1쌍의 성염색체로 이뤄져 있으며 그 속에 약 2만 5000개의 유전자가 존재하는 것으로 알려져 있다. 사람은 부모로부터 반씩의 염색체를 받아 쌍을 이룬다. 쌍을 이루는 한쪽의 유전자를 대립유전자라고 하며 두 대립 유전자의 물리적인 표현에 의하여 우성과 열성의 표현형이 나타난다. 부모 중 한 명이 우성 유전자 하나를 가진 환자이고 다른 한 명이 정상이라면 자녀 중 50%는 우성 유전 질환이 생기고 나머지 50%는 정상이다.

  이 형태의 유전은 부모 중 어느 한쪽에서만 이상 유전자를 물려받아도 질병이 생긴다. 즉, 다른 한쪽 부모의 정상 유전자가 이상 유전자의 발현을 막지 못해 50%의 확률로 유전자를 물려받는다.

●●● 임신 중에 커피를 많이 마셨는데요

종종 임신 중에 무엇을 잘못해서 아기가 안검하수가 생겼는지 걱정하는 경우가 있다.

제가 임신했을 때 인스턴트커피를 매일 세 잔씩 꼭 마셨어요. 너무 피곤하고 졸려서 일을 할 수 없어 먹었는데 우리 아이의 안검하수와 관련이 있나요? 임신 초기에도 하루 세 잔까진 괜찮다는 말만 믿고 마셨는데 저 때문에 아기에게 안검하수가 생긴 건 아닌지 궁금하고 자꾸 죄책감이 들어요.

이런 문제를 상담한 아기 어머니가 있었는데, 의학적으로 커피 등의 특정 음식으로 인해 안검하수가 발생했다는 자료는 어디에서도 찾을 수 없다. 미국에서는 임신 중에 커피를 금기시하지 않을뿐더러, 커피를 마신 산모로부터 태어난 아이에게서 선천안검하수 발생 빈도가 높다는 통계도 찾을 수 없다.

선천안검하수 아기의 어머니는 자신의 잘못으로 아기가 장애를 가진 채 태어났다고 생각하여 죄를 지었다고 생각하는 경우가 많다. 하지만 의학적으로 증명되지 않는 사실이므로 어머니가 혼자서 애태우거나 괴로워하거나 죄책감을 느끼지 않았으면 한다.

선천안검하수의 증상

안검하수란 말 그대로 눈꺼풀이 처진 질환을 말한다. 그러면 얼마만큼 처져야 안검하수일까? 눈꺼풀이 많이 처져 있으면 누가 봐도 안검하수라는 것을 쉽게 알 수 있지만, 가끔은 판단을 내리지 못하는 경우도 있다. 그러다 보니 진료 중 종종 "제 아이가 안검하수인가요?"라는 질문을 받는다. 눈꺼풀이 조금 처져도 안검하수이며, 눈에 뜨일 정도로 많이 처져도 안검하수이다. 조금 처진 안검하수는 정도가 경미한 안검하수라고 말할 수 있다.

하지만 가끔 안검하수가 맞는지 애매한 경우도 많다. 특히 눈꺼풀의 피부가 늘어지면서 눈을 가려 안검하수가 있는 것처럼 보이기도 한다. 나이가 들면서 피부가 늘어지는 경우는 흔히 볼 수 있지만 의외로 10대에서 20대의 젊은층에서도 작은 눈에 피부가 늘어져 안검하수로 보이는 경우가 있다.

또 한쪽 눈에 안검하수가 심하면 시야를 가려 불편하기 때문에

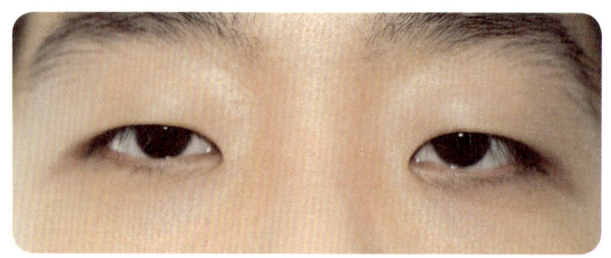

젊은층에서 나타나는 안검하수.

이마에 힘을 주어 눈꺼풀을 들어 올리는 경우가 있다. 이때 반대쪽 눈꺼풀도 같이 올라가기 때문에 경미한 안검하수가 있더라도 정상 눈처럼 보이는 경우도 있다.

이때 아래의 증상을 통해서 자신이 안검하수인지 아닌지 스스로 체크해볼 수 있다.

고개를 든다

안검하수로 인해 눈꺼풀이 처지면 위쪽을 보는 데 불편함을 느끼며, 특히 처진 눈꺼풀이 동공을 가리면 시야장애가 생겨 환자는 더욱 답답함을 느낀다. 이때 환자는 잘 보기 위해 본인도 모르게 고개를 드는 반응을 보인다. 성인의 경우는 고개를 자주 들어서 근육통 증상을 호소하기도 하나 어린이의 경우는 이런 증상을 표현하지 못한다. 가끔 진료실에서 고개를 드는 어린이의 부모에게 고개를 들고 10분만 있어보라고 한다. 어린이가 얼마나 불편할지

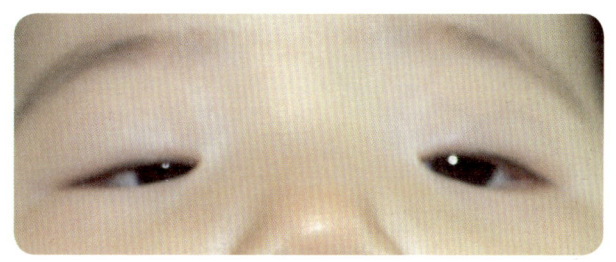

안검하수 환자는 시야가 불편하여 고개를 든다.

체험해보면 이해가 쉽기 때문이다.

고개를 옆으로 들어서 목 근육의 이상으로 인해 한쪽 방향으로 목이 기우는 이상 증상인 사경이 의심되는 경우도 있다. 고개를 옆으로 기울이는 어린이가 있으면 먼저 안검하수가 있지 않은지 진료를 받아보는 것도 좋다.

눈썹을 치켜세워 이마에 주름이 생긴다

고개를 드는 증상처럼 안검하수로 인한 시야장애나 불편감을 줄이기 위해 이마근육을 써서 눈꺼풀을 올리기도 한다. 이때 눈썹이 치켜세워지면서 한쪽 눈에만 안검하수가 있는 경우 반대쪽에 비해 안검하수가 있는 쪽 눈썹이 더 올라가는 현상을 보인다.

이마 힘으로 눈꺼풀을 올리면 실제 자신의 눈보다 약 1mm까지 커 보일 수 있다. 수술로 안검하수를 교정하면 이마에 힘을 주지 않아도 되기 때문에 예상보다 부족교정이 나타날 수 있는 가능성

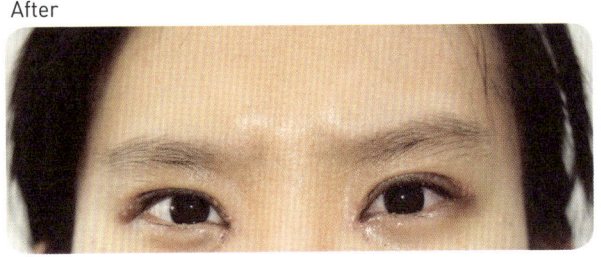

이마 힘으로 눈을 뜨면서 이마에 주름이 진 모습(위)과 수술 후 개선된 모습(아래).

을 염두에 두어, 수술할 때 그만큼 더 보정해주어야 한다.

성인 중에는 눈썹을 너무 치켜세우다가 이마에 주름이 생기고 두통까지 호소하는 환자도 가끔 볼 수 있다.

●● 반대쪽 눈에 나타나는 헤링의 법칙

한쪽 눈에만 안검하수가 심한 경우 이마 운동을 하더라도 양쪽 이마근육을 다 사용하고, 또한 안검하수를 극복하기 위해 양쪽 눈꺼풀올림근 모두에 과도한 자극이 주어지기 때문에 반대쪽 눈도 같이 커지는 현상이 나타난다. 안과에서는 이 현상을 '헤링Hering의 법칙'이라고 하며, 이로 인해 반대쪽 눈에 경미한 안검하수가 있더라도 정상 눈처럼 보일 수 있다. 이러한 경우 만약 안검하수가 심한 한쪽 눈만 교정한 후에 양쪽 모두의 이마근육을 덜 사용하면, 반대쪽 눈에 숨어 있던 안검하수가 나타나 수술 후 반대쪽 눈꺼풀이 처져 보이는 현상이 나타나기도 한다.

안검하수 수술은 이러한 점까지 예상하여 괜찮아 보이는 눈까지 미리 수술을 하면 좋지만, 사실 진단이나 수술 결정이 쉽지 않다. 반대쪽 눈이 처지는 현상은 모든 안검하수 수술 환자에게서 나타나지 않을뿐더러, 정상으로 보이는 눈까지 수술하라고 했을 때 환자나 보호자가 이를 이해하기 쉽지 않기 때문이다.

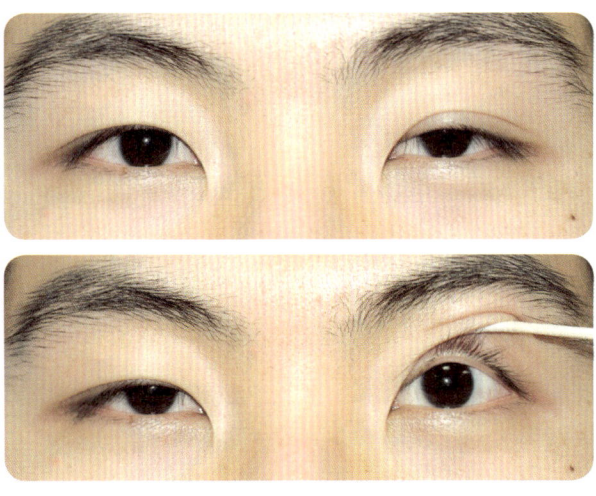

왼쪽 눈에 눈꺼풀 처짐이 관찰되나(위) 처진 눈꺼풀을 들어올리면 오른쪽 눈에도 눈꺼풀처짐이 나타난다(아래).

•• 아래 흰자위가 많이 보인다

안검하수가 있는 환자 중에 검은눈동자(각막) 아래 부분에 흰자위가 많이 보이는 경우가 있다. 어찌 보면 각막이 위로 둥둥 떠 있는 것처럼 보이기도 하며 졸려 보이기도 한다. 검은눈동자의 안쪽과 가쪽 그리고 아래쪽의 세 군데에 흰자위가 보인다고 하여 의학용어는 아니지만 '삼백안'이라고 부르기도 한다. 흰자위가 보이는 현상은 위를 쳐다볼 때 더 심해져서 아기의 눈이 이상해 보인다는 질문도 받는다.

이 현상의 원인은 정확히 밝혀지진 않았지만, 신경학적 이론으로 설명하는 학자가 많다. 즉, 시야가 가려지므로 더 잘 보기 위해

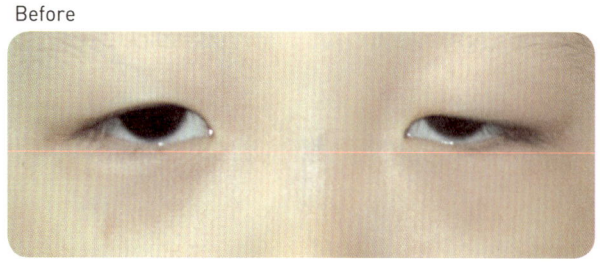

수술 전에 보였던 아래흰자위보임(위)이 안검하수 수술 후 소실된 모습(아래).

자신도 모르게 강한 신경자극이 위눈꺼풀 근육에 전달되고, 비슷한 구조를 가진 아래눈꺼풀에도 강한 신경자극이 동시에 전달되어 아래눈꺼풀이 아래로 이동되기 때문에 흰자위가 많이 보인다는 것이다.

필자는 이러한 현상을 규명하고 안검하수 수술 후 흰자위가 보이는 현상이 감소하였다는 연구 논문을 2013년 미국의학협회 학술지 〈JAMA Journal of American Medical Association Ophthalmology〉에 발표하였다.

ㆍㆍ 위를 볼 때 눈 모양이 이상하다

안검하수 환자는 위를 볼 때 눈 모양이 이상하다. 정상인 눈은 위를 쳐다볼 때 눈꺼풀이 따라 올라가지만, 안검하수인 눈은 눈꺼풀올림근의 힘이 부족하여 눈꺼풀이 따라 올라가지 않는다. 이때 두 눈의 눈꺼풀올림근 기능의 차이가 눈에 띈다. 또한 눈을 못 뜨는

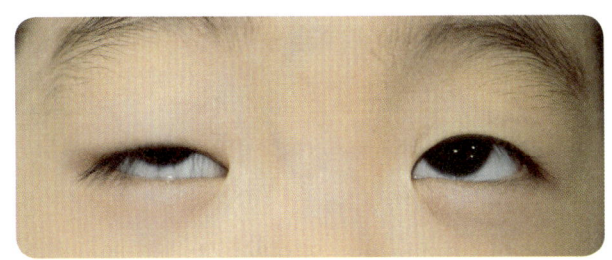

안검하수 환자는 위를 볼 때 아래흰자위보임이 더욱 두드러져 보인다.

것을 극복하기 위해 과도한 신경자극이 위눈꺼풀에 전달되고, 이 자극이 아래눈꺼풀에도 전달되기 때문에 위를 쳐다볼 때 흰눈동자가 더 뚜렷하게 보이기도 한다.

그래서 다음과 같은 증상을 호소하는 어머니들을 만날 수 있다.

아이가 가끔 눈동자가 흐려지는 현상이 있어요. 위를 봤을 때 오른쪽 눈은 정상으로 위를 보고 있는 것 같으나 왼쪽 눈은 검은눈동자가 사라지고 흰자위만 보여 부모로서 걱정이 많이 되어 수술을 진행하려 합니다.

(수술 후에) 이제 평소에는 눈 크기가 많이 차이 나진 않거든요. 그런데 아이가 장난친다고 가끔씩 눈을 위로 치켜뜨면 그쪽 눈동자가 위로 휙 올라가버립니다.

수술 후에도 이러한 증상은 계속된다. 안검하수 수술이 눈을 뜨는 근육의 기능을 회복시켜 눈 모양을 정상화시키는 것이 아니라 눈꺼풀올림근을 당겨주거나 눈꺼풀을 이마 쪽으로 위로 당겨주어 정면에서 보았을 때 모양이 좋아지도록 하는 수술이기 때문에 위를 쳐다볼 때는 눈꺼풀이 위로 올라가지 않아 이상하게 보일 수 있다. 하지만 일상생활에서 위로 쳐다보는 일이 별로 없기 때문에 큰 문제가 되지 않는다. 꼭 위로 쳐다볼 일이 있으면 고개를 살짝 들어주면 된다.

▪▪ 아래를 볼 때 눈을 더 뜬다

정상적인 눈은 아래를 볼 때 위눈꺼풀이 따라 내려가 눈을 감은 듯 보이지만, 선천안검하수인 눈은 위눈꺼풀이 덜 내려가 눈을 뜬 것처럼 보인다. 이는 선천안검하수인 눈의 눈꺼풀올림근은 탄력성이 떨어져, 아래를 볼 때 덜 이완되어 위눈꺼풀이 제대로 내려가지 못하기 때문이다. 선천안검하수 수술 때 눈꺼풀올림근의 섬유화로 인해 딱딱해진 경우를 자주 본다. 근육이 딱딱해지면 눈을 잘 뜨지 못하고, 아래를 볼 때도 충분히 감기지 않는 것이다.

수술 후에는 이러한 증상이 조금 더 심해진다. 눈꺼풀을 위로 당겨놓는 수술이므로 아래로 볼 때 눈꺼풀이 따라 내려가지 못하기 때문이다.

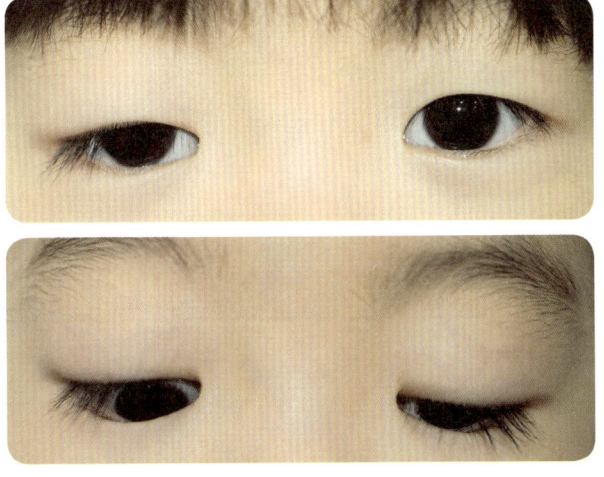

아래쪽을 바라볼 때 눈꺼풀이 따라 내려가지 않는 눈꺼풀내림지연 현상.

●● 눈이 부시다

안검하수 어린이가 햇빛을 보면 안검하수인 눈을 찡그리며 눈부셔 한다는 이야기를 진료실에서 자주 듣는다. 눈부심 증상은 주로 사시 환자에서 잘 나타나는데, 물체가 두 개로 보이는 복시 현상을 줄이기 위해 환자가 본능적으로 한쪽 눈을 감기 때문이다.

안검하수에서 눈부심 증상의 원인은 정확히 규명되지 않았다. 사시와 비슷하게 한쪽 눈이 처지면서 물체가 어른거리거나 뚜렷이 보이지 않아 한쪽 눈을 찡그리는 것이라고 예측할 수 있다. 이 현상을 없앨 수 있는 특별한 치료가 있는 것은 아니며, 수술 후까지 지속되기도 한다.

●● 눈꺼풀처짐으로 인한 스트레스

선천안검하수는 단순히 눈꺼풀이 처지는 외관상의 문제를 넘어 시력 발달에 좋지 못한 영향을 주고, 환자인 어린이와 부모는 정서적으로 많은 스트레스에 시달린다.

많은 환자나 부모가 느끼는 증상이나 고충을 필자가 운영하는 온라인 카페에 올라온 이야기를 빌려 소개하고자 한다. 이를 통해 안검하수 환자와 그 가족이 얼마나 고통받는지 짐작할 수 있다.

고등학생이 된 후로는 멍 때리는 것 같다거나 퀭해 보인다는 말을 많이 들었습니다. 대학생이 되고부터는 엄마에게 눈에 힘 좀 주고 다니라는 말을 들었고요. 단체 사진을 찍을 때도 분명 눈을 크게 떴는데 사진을 보면 눈동자는 올라가 있고 흰눈동자가 많이 보여서 정말 속상합니다.

30대 중반의 여성입니다. 눈이 작고 눈꺼풀이 눈동자를 제법 덮는데 그런 증상을 안검하수라고 하더라고요. 눈을 크게 뜨기 위해 이마에 주름이 가 있고요. 저도 모르게 턱이 늘 들려 있습니다. 지금까지 외모에 그다지 신경 쓰지 않고 살다가 눈꺼풀이 처진 눈이 답답해 그냥 가볍게 쌍꺼풀 수술 한번 해볼까 생각했는데, 검색을 해보니 안검하수의 경우 쌍꺼풀 수술만으로는 안 된다고 하는 글이 많아서 문의드립니다.

안검하수로 평생 고생하는 47세 주부입니다. 선천적으로 한쪽 눈꺼풀처짐이 심해 고등학교 때 아버지께서 수술을 시켜주셨는데 수술 후에도 여전히 짝눈으로 살아갑니다. 평생 남과는 눈을 마주치지 못하고 사람들 앞에 나서기가 힘듭니다. 재수술을 하더라도 쌍꺼풀이나 눈 모양이 짝눈이 되어 또 고생만 하고 끝날까봐 엄두를 못 냈어요.
그러다 이렇게 용기를 내어 문을 두드립니다. 저도 많은 사람 앞에 서 당당히 서고 싶어요. 남편도 모르는 안검하수를 그저 숨기고 사느라 하루도 마음이 편할 날이 없네요. 평생 눈 때문에 움츠리고 살아요. 저도 수술을 하면 당당하게 나설 수 있을까요?

제가 좌우 눈동자의 높이가 다르거든요. 평소에 봐도 안검하수 있는 쪽의 눈동자가 좀 더 위에 있는데 증명사진 같은 걸 찍으면 아무래도 턱을 좀 더 아래쪽으로 당겨서 찍잖아요? 그러면 안검하수 쪽 눈의 눈동자가 다른 쪽 눈동자보다 더 많이 위로 올라가서 흰자위가 많이 보여요. 그래서 항상 사진 찍는 게 콤플렉스였습니다.

안검하수는 엄마나 아이에게 마음의 병을 주는 것 같아요 지금 저희 아이는 사회생활 부적응 등 많은 고생을 한답니다. 또래와 어울리지 못하고, 진학이 힘들 정도예요. 이제 40개월이지만 자기 눈이 다른 아이와 다르다는 걸 알아요. 여기 수술을 기다리는 사람이 다 저와 같은 마음으로 수술 일자만 손꼽아 기다린다는 거 잘 압니다. 저희 아이는 결국 유치원 입학을 보류하고 심리 치료를 받기로

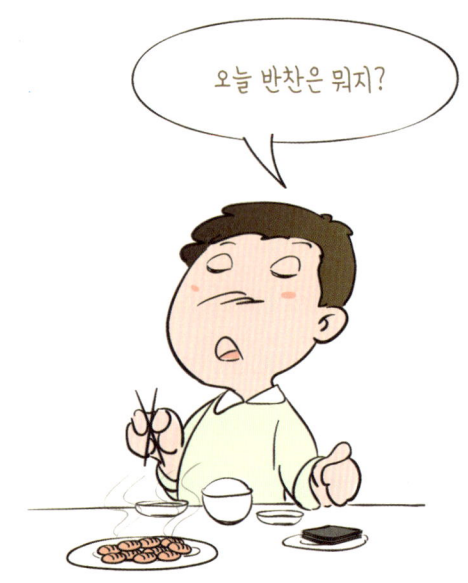

했습니다.

자라면서 어렸을 때 놀림을 많이 받았습니다. 현재 대학교의 평생 교육원에서 학생을 지도하는 강사로 일하면서 아이들을 많이 접하는데, 아이들에게 불편함을 주고 있는 것 같습니다. 불편한 표정과 눈의 움직임 때문에 저 혼자 아이들에게 미안해지고 안타까워 곤란할 때가 많습니다. 아이의 눈은 매의 눈이라고 하잖아요. 정확할 때가 너무 많아 직업상 밝은 이미지와 정돈된 페이스여야 하는데 눈 때문에 힘들어요.

어린이의 행동이나 정서적 반응

안검하수가 있는 어린이의 행동이나 정서적 반응을 보면 우리가 생각하는 것 이상으로 많은 차이를 보인다.

자기표현을 못 하는 아기 때는 시야를 확보하기 위해 본능적으로 고개를 들거나 이마를 써서 눈을 크게 뜨기도 한다. 이런 과정에서 신경이 날카로워질 수 있는데, 실제로 수술을 하고 나니 떼를 쓰던 아기가 짜증을 덜 부리고 덜 운다는 어머니의 이야기를 들었다. 안검하수 아기를 둔 후배 안과 의사도 수술 후에 아기의 짜증이 없어졌다고 좋아한 적이 있다.

수술 후에 아기의 행동 변화가 드라마틱한 경우도 많다. 안검하수인 아기가 혼자 서고 걷는 데 오래 걸리고 발달이 늦다가 수술 후에 금방 걸음마를 뗐다고 좋아하는 어머니가 있었다. 또 아기가 너무 잘 웃고 쾌활해졌다는 경우도 있고, 너무 활동적이 되어 감당이 잘 안 된다고 웃으면서 불만 아닌 불만을 터트리기도 한다.

어린이집에 갈 즈음의 아이는 자신의 모습이 또래 아이와 다르다는 것을 인지한다. 이때 예민한 아이는 상처를 받을 수 있다. 어머니가 아이의 위축된 모습을 느낄 수도 있다. 그렇게 거울을 보거나 사진 찍는 것을 싫어하던 아이가 수술 후에는 거울을 자주 들여다본다는 말도 들었다. 어머니가 올린 글을 보면 아이의 변화를 쉽게 이해할 수 있다.

수술 후에 아이 상태가 너무 좋아졌어요. 그전엔 위축된 것 같은 모습도 보이고 특히 사진 찍는 것을 싫어해서 카메라를 보지 않던 아이인데 이제는 사진도 잘 찍어요. 자신감이 상승한 것 같아요. 홀가분해요. 아이가 좋아하니 저도 좋아요.

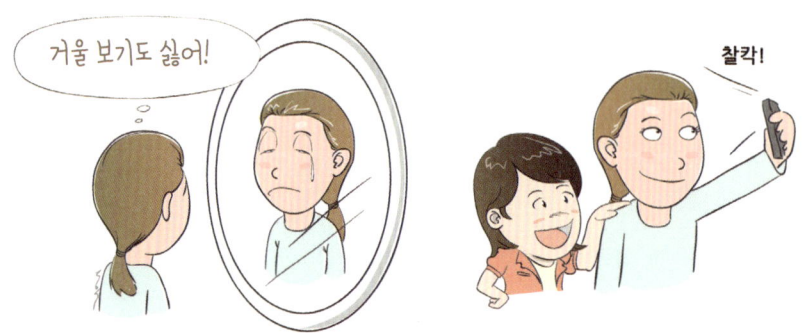

수술 후에 달라진 것을 아이 스스로 느끼는 것 같아요. 성격도 더 활발해지고 웃음도 늘고, 무엇보다도 거울을 보며 좋아하네요. 이유식 먹을 때나 눈맞춤 할 때 고개를 뒤로 젖혀 보던 불편함은 싹 사라지고 없네요.

안검하수 수술이 어린이에게 미치는 긍정적 영향

필자가 연세대학교 세브란스 병원 재직 시절 김성은 교수와 함께 안검하수 수술 전후 아기의 행동과 정서 변화에 대한 연구를 한 적이 있다. 그 내용을 간단히 소개하고자 한다.

선천안검하수 환자의 수술 시기에 관해서는 논란이 많은 실정이다. 시력 발달에 영향이 없거나 다른 기능상의 이상이 없다면 만 3~5세까지 기다렸다가 수술하는 것이 일반적이다. 그러나 눈꺼풀처짐으로 인하여 약시의 위험이 있거나, 머리를 뒤로 젖히는 등의 머리 위치 이상을 유발할 경우, 조기에 수술 치료를 시행하는 것도 고려해야 한다.

환자를 진료하는 과정에서 이렇게 조기에 안검하수 수술을 시행한 결과 아이의 성격이 더 밝아지고 활발해졌다는 이야기를 자주 들었다. 이에 본원(세브란스 병원)에서 1세 이전에 이마근걸기술로 안검하수 수술을 시행한 31명의 어린이를 대상으로 수술 전과 수술 1개월 후의 성격 변화를 조사해본 결과, 안검하수 수술이 어린이의 성격에 긍정적인 영향을 미친다는 결과를 얻었다.

연구 결과 접근성 영역, 조절 영역, 감수성 영역, 그리고 개방성 영역 모두에서 어린이 환자의 반응이 개선되는 것으로 나타났다.

접근성 영역에서의 개선은 기분이 좋으면 신나서 큰소리로 웃는다든지, 좋아하는 장난감을 보여주면 흥분해서 소리를 지르는 등의 긍정적 정서 표현이 늘어났음을 의미한다.

조절 영역은 감정 회복 능력과 주의력 영역을 나타낸다. 이는 울거나 보챌 때 달래주면 기분이 금방 좋아지는 등 감정 회복 능력이 향상되는 경향을 보임을 뜻한다. 또한 주의집중 또는 주의지속 능력이 향상되었음을 의미한다.

감수성 영역은 주위 사람의 감정에 반응하고, 감정을 상호교환하는 공감능력과 친화력이 좋아짐을 의미한다. 새로운 가구나 물건이 보이면 금방 알아차리는 등 미세한 변화에 대한 지각 능력 역시 향상됨을 의미한다.

개방성 영역에서는 호기심의 유의미한 증가를 확인할 수 있었다. 이는 어린이가 수술 후 새로운 자극에 대해 관심을 갖고 알려고 하는 호기심이 증가한다는 것을 의미한다.

연구에서 밝혀진 수술 후 어린이 기질의 이러한 긍정적인 변화는, 안검하수로 인한 불편을 해소시켜주는 것이 아이가 더욱 적극적이며 밝고 사회성이 좋은 아이로 성장하는 데에도 도움을 준다고 해석할 수 있다.

●● 어머니의 상처

안검하수 아이를 둔 어머니는 안팎으로 시달린다. 아이가 수술을 받아야 한다는 사실 때문에 아기에게 미안해하며 죄책감을 갖는 경우도 있다. 혹시 임신 중에 무언가 잘못해서 아기에게 이런 질환이 생긴 건 아닌지 스스로를 탓하기도 하며, 시댁에 죄스러워 얼굴을 못 들겠다는 어머니도 있었다. 하지만 대부분의 선천안검하수는 원인을 규명하기 어려우며 유전 질환도 아니기에 이러한 생각을 가질 필요는 없다.

아기를 데리고 밖을 다닐 때 "아기가 졸린가 봐" "모기에 물렸나 봐" 등과 같은 말을 들으면 스트레스를 받는다고 한다. 이런 이야기를 들으면 우리나라에는 이웃의 일을 그냥 두고 보지 못하고 참견하길 좋아하는 사람이 많은 듯하다. 이런 상황이니 아기를 남에게 보이기 싫어지고, 마음속으로는 '당당해야지' 하면서도 어쩔 수 없이 위축되는 자신을 느끼고 속상해한다. 가끔은 철없는 아이들이 "쟤는 눈이 이상해"와 같은 아무 생각 없이 던지는 말에 큰 상처를 받기도 한다. 안검하수인 한 아기 어머니의 이야기를 소개하고자 한다.

아가가 태어난 지 이제 2주 되었어요. 출산의 설렘에 행복해할 겨를도 없이 아기가 안검하수인 것을 알았어요. 출산 9일째 조리원에서 아기를 안고 얼마나 울었는지. 지금은 다른 분들 후기도 읽고 글도 읽으며 위로받고 단단해지기로 마음먹었는데, 첫 고비가 온 것 같아요. 아직 아무한테도 얘기를 못했어요. 당당해지려 하는데 아직은 마음의 준비가 안 돼서 그런지 친구들 전화도 받기 싫고 가족이 오는 것도 반갑지 않고 이런 걱정하는 것도 아가한테 미안하고 위로의 말 듣는 것도 자신이 없네요. 다들 처음에 이런 마음이었겠지요. 어떻게 이겨낼 수 있을까요? 눈물을 억지로 참는데 마음이 너무 아프네요.

대부분의 어머니가 받는 상처를 잘 표현한 글인 것 같다. 하지만 걱정이 지나치면 아기에게도 이러한 마음이 전달되지 않을지 걱정스럽다. 가능한 남의 말에 너무 신경 쓰지 말고 긍정적인 생각을 가지고 아기를 예뻐하고, 적절한 치료 시기나 수술 방법에 대해 전문가와 의논하는 것이 좋다.

턱-윙크 증후군

입이나 턱을 움직일 때마다 눈꺼풀이 깜박이는 모습이 동반되는 연합운동성 질환을 마르쿠스건 턱-윙크 증후군Marcus Gunn jaw-winking syndrome이라고 한다. 원인은 눈꺼풀올림근의 운동을 지배하는 눈돌림신경과 입 주변 근육의 운동을 지배하는 삼차신경의 비정상적인 연결 때문이다. 이로 인해 입 주변 근육이 움직일 때마다 눈꺼풀이 깜빡인다.

1883년 마르쿠스 건Marcus Gunn이 15세 소녀가 턱을 움직일 때마다 윙크하는 모습의 움직임이 동반된 특이한 선천안검하수의 유형을 최초로 보고했다. 이후로 이러한 연합운동성 턱-윙크 현상을 보이는 안검하수를 마르쿠스건 턱-윙크 증후군(줄여서 '턱-윙크 증후군')이라고 부른다.

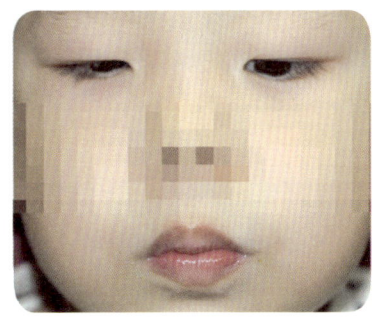 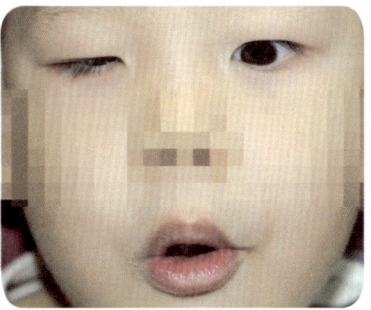

턱-윙크 현상으로 입을 움직일 때 왼쪽 눈이 커진다.

원인

턱-윙크 증후군의 원인은 아래턱의 운동신경과 위눈꺼풀의 눈꺼풀올림근에 분포하는 눈돌림신경 사이에 없어야 할 비정상적인 신경 연결이 있기 때문으로 추측된다. 하지만 이러한 비정상적 신경 연결이 이루어지는 부위가 뇌인지 얼굴인지는 아직 명확히 밝혀지지 않았다.

 턱-윙크 증후군은 대체로 산발성으로 발생하지만, 2% 내외로 드물게 불규칙한 상염색체 우성 유전으로 발생하기도 한다.

증상

선천안검하수 중 턱-윙크 증후군의 빈도는 2~13%로 다양하게 보고되나, 일반적으로 3~5%를 차지한다고 알려져 있다. 여자에게 더 흔하고, 좌안에 더 흔히 발생한다는 보고도 있으나, 성별이나 좌우안의 차이는 크게 없는 편이다. 턱-윙크 증후군을 가진 환자는 대부분 단안에 나타나지만 드물게 양안에 나타나기도 한다. 안검하수가 동반되지 않고 나타나기도 하지만, 경미한 안검하수부터 심한 안검하수까지 다양하게 나타난다.

턱-윙크 현상은 턱을 반대편으로 움직이거나 입을 벌릴 때 눈꺼풀이 올라가는 경우가 가장 흔하다. 그 외 턱을 앞으로 내밀 때, 씹을 때, 웃을 때 또는 젖을 빨 때 잘 나타나며, 아래를 쳐다보면서 턱을 움직이면 더욱 뚜렷하게 나타난다. 따라서 젖병을 빨거나, 모유를 먹일 때 턱-윙크 현상이 쉽게 관찰되므로 어머니가 조기에 알아채는 경우가 많다.

나이가 들면서 감소한다는 보고도 있으나, 실제로 감소할 가능성은 낮다. 단지 나이가 들면 자신의 눈 모습을 인지하여 턱의 위치나 입 모양을 조절하여 턱-윙크 현상을 줄이는 방법을 터득하기 때문에 줄어든다고 느끼는 듯하다.

어릴 때는 잘 모르지만 성장하면서는 자신의 턱-윙크 현상을 인식하고, 심하면 다른 사람이 이해하지 못할 정도로 과하게 신경 쓰기도 한다. 어떤 환자는 사회생활을 하면서 타인과 눈을 맞추지 못할 정도로 스트레스를 많이 받는다고 한다. 다음은 환자가 받는 스트레스를 표현한 글이다. 이를 보면 턱-윙크 현상을 가진 환자가 갖는 심리적 부담이 얼마나 큰지 알 수 있다.

저는 여대생입니다. 언젠지는 모르겠지만, 10살쯤에 병원에 갔던

기억이 나는 것을 보면 10살보다 어렸을 때부터 마르쿠스건 증후군을 앓았던 것 같아요. 음식을 씹을 때마다 제 왼쪽 눈이 깜빡거리거든요. 엄마 말을 들어보니 당시에 병원을 갔을 때 신경을 건드리는 식의 치료를 해야 하니 큰 문제가 없으면 수술하지 말라고 했답니다. 병의 원인이나 그런 건 모르겠다고 했고요.

이 증상으로 지속적인 스트레스를 받아오다가 최근에 제 증상이 마르쿠스건 증후군이라는 것을 알게 됐어요. 제가 스트레스 받는 건 밥 먹을 때 사람들이랑 얼굴을 마주보고 음식을 먹으면 다들 알아챈다는 거예요.

학생 때도 친구들이 놀리거나 하진 않았지만 다들 놀라서 제가 일일이 설명해줘야 했고 그래서 어느 순간부터 밥 먹을 때 음식을 씹는 순간에는 고개를 숙여요.

이 과정에서 터득한 게 있는데 이상이 있는 눈은 왼쪽인데, 오른쪽으로 씹으면 눈 깜빡거리는 게 매우 심하고 왼쪽으로 음식을 씹으면 증상이 덜 하더라고요. 그래서 수년간 왼쪽으로만 음식을 씹었더니 왼쪽 치아만 무리를 했는지 치아가 안 좋아져서 요즘은 다시 오른쪽 치아를 사용해요.

외모만 봤을 때는 안검하수 증상도 전혀 없는데 눈 깜빡임 증상이 너무 심해요. 아무튼 이것 때문에 대인관계에도 신경 쓰이고 불편한 점이 많아요. 어떻게 좀 하고 싶은데 방법이 있을까요? 그리고 원인도 알고 싶어요.

●● 동반 질환

턱-윙크 증후군에 관한 최근 보고에 따르면 40% 내외로 사시가 동반된다고 하며, 약 25%는 양쪽 눈의 굴절이상이 차이가 나는 부등시(두 눈의 굴절이상 차이가 큰 상태)가 나타난다고 한다. 약시의 빈도는 20~30% 정도로 단순 안검하수 환자보다 높게 보고되는데 약시는 안검하수보다 사시나 부등시와 좀 더 연관이 크다는 보고도 있다.

●● 진단

턱-윙크 증후군의 진단은 그렇게 어렵지 않다. 태어난 직후에는 아기가 눈을 감고 있는 시간이 길어 잘 나타나지 않지만 수개월이 지나면서 젖을 빨거나 입을 움직이면 눈꺼풀이 깜빡이는 모습을 보고 쉽게 알 수 있다. 간혹 담당의가 이러한 현상이 동반되는 줄 모른 채 단순 안검하수 수술을 하는 경우도 있으니 유의해야 한다.

병력 청취

환자의 증상은 많은 경우가 수유 중에 나타나기 때문에 어머니에 의해서 처음 발견되는 경우가 많으며, 눈꺼풀처짐과 턱-윙크 현상의 심한 정도는 다양하게 나타난다. 증상이 심하지 않은 경우는 성장할 때까지 잘 모르고 지나가기도 한다. 선천안검하수 환자의 턱-윙크 현상을 인지하지 못하고 안검하수만 교정하면 턱-윙크 현상이 심해질 수 있으므로 반드시 병력 청취를 통해 확인해야 한다.

안과 검사

일반적인 안과 검사가 우선 시행되어야 하며 특히 약시나 사시 가능성을 염두에 두고 시력과 굴절검사, 눈 운동 검사를 시행해야 한다. 눈 운동 검사에서는 눈을 위로 들어올리는 근육인 상직근마비나 눈꺼풀올림근과 상직근이 같이 마비되는 양올림근마비 등의 가능성에 주의하여 검사를 시행하고, 눈을 감을 때 안구가 위로 올라가는 벨Bell 현상이 있는지 확인해야 한다. 머리의 위치도 중요한데, 안검하수 환자는 시야가 가려지는 것을 해소하기 위해 고개를 드는 경향이 있으므로, 만약 눈꺼풀처짐이 있는 환자가 고개를 들지 않는다면 약시 가능성을 고려해야 하기 때문이다.

눈꺼풀 움직임의 연합운동을 확인하는 것이 중요한데, 아기의 경우에는 젖병을 빨게 하거나, 어린이의 경우에는 껌을 씹거나 사탕을 빨도록 시켜볼 수 있다. 협조가 가능한 환자의 경우에는 입을 벌리거나, 턱을 좌우로 움직이거나 앞으로 내밀도록 하여 눈꺼풀의 움직임을 확인한다.

눈꺼풀틈새축소증후군

실눈증이라고도 불리는 눈꺼풀틈새축소증후군blepharophimosis이란 눈꺼풀의 수평 길이가 비정상적으로 짧고, 눈꺼풀틈새가 매우 작은 눈꺼풀틈새축소가 주증상으로 나타나는 질환을 말한다. 외관상 눈이 심하게 작아 보이는 이상이 나타나기 때문에 환자 당사자뿐 아니라 부모도 많은 걱정을 한다.

안검하수의 정도는 다양하지만 심한 경우가 대부분이기 때문에 시력에 많은 지장을 줄 수 있다. 한국인의 눈구석주름은 주로 위에서 아래로 향하는데, 축소증 환자의 눈구석주름은 아래눈꺼풀로부터 위쪽, 즉 반대 방향으로 향하는 거꿀눈구석주름이 주된 증상이다. 또한 눈 사이가 멀어 보이는 눈구석벌어짐이 심하게 나타나기 때문에 눈이 안으로 몰려 보이는 가성 내사시가 나타나며, 아래눈꺼풀이 밖으로 벌어지는 안검외반이나 미간이 넓어 보이는 증상을 동반하기도 한다. 그 외에 눈물점 이상, 소안구증, 사시,

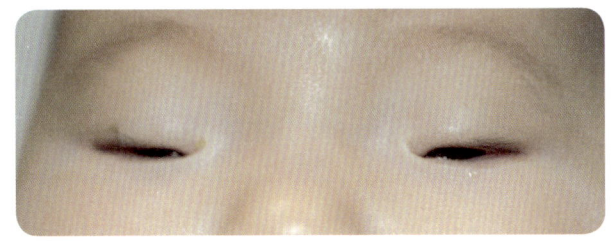

눈꺼풀틈새축소증후군 환아의 모습.

약시 등도 동반될 수 있으며 수술이 어렵고 그만큼 만족스럽지 못한 결과가 나오는 경우도 많아 정말 곤혹스러운 이상이라고 아니 할 수 없다.

눈꺼풀틈새축소증후군의 사시 발생률은 약 20%로 일반인의 사시 발생률 2~4%보다 높다. 눈꺼풀틈새가 작아서 사시를 발견하고 평가하는 것이 어렵기 때문에 사시 여부를 진단하는 것은 안과 의사에게 상당한 노력이 필요하다. 환자의 약시 비율도 연구자에 따라 차이가 많지만 39~64%로 높게 나타난다.

원인

눈꺼풀틈새축소증후군은 상염색체 우성 유전 또는 산발적으로 발생하는 드문 유전 질환이다. 염색체 3q23에 위치한 FOXL2 유전자 돌연변이가 일으키는 것으로 알려져 있고, 국내에서 눈꺼풀틈새축소증후군 환자를 대상으로 한 FOXL2 유전자 조사에서는

3q23 이외의 다양한 위치에서 돌연변이가 발견되었다.

눈꺼풀틈새축소증후군을 보이는 환자의 75% 정도가 FOXL2 돌연변이를 가지나, 25%는 아무런 돌연변이가 없는 것으로 알려져 있다. FOXL2 유전자는 태아 발생 과정 중 세포 분화에 관여하는 유전자로써, 태아에서 초기 눈꺼풀의 형성과 난소의 발달 및 기능에 매우 중요한 역할을 한다고 추정되지만 아직 그 기능이 명확히 밝혀지지는 않았다.

두 가지 유형

눈꺼풀틈새축소증후군은 1형과 2형의 두 가지 형태로 분류된다. 1형은 눈꺼풀의 기형과 함께 여성의 경우 일찍 난소 기능이 없어지는 것이 특징이며, 2형은 눈꺼풀 기형만 나타날 뿐 난소 기능 상실은 없는 경우로 1형이 2형보다 더 흔히 나타난다. 조기 난소 기능 상실 및 불임이 동반되는 1형 여성 환자의 경우 정상적으로 초경을 시작하지만 생리불순을 보이다가 폐경이 일찍 찾아온다. 출산이 가능하긴 하지만 난소 기능 부전으로 불임에 이를 수도 있다. 또한, 2형 여성 환자 중에서도 종종 월경 이상과 수정 능력이 감소되었다는 보고도 있어 2형의 가계에서 이환된 여성에서도 주의 깊은 난소 기능 검사가 필요하다.

환자의 불임 여부나 가임기 환자의 유전 상담을 위해서도 눈꺼풀틈새축소증후군의 유형을 구별하는 과정은 매우 중요하다.

상직근 약화의
동반

안검하수와 함께 안구를 위로 쳐다보게 하는 근육인 상직근 기능의 약화가 동반된 경우를 말한다. 눈꺼풀올림근과 상직근은 같은 구조에서 발생하고, 같은 신경의 지배를 받으며, 구조상 같은 막으로 쌓여 있기 때문에 근육의 힘이 같이 약해지는 경우가 있다. 선천안검하수 환자 중 3~5%에게 나타나며, 안검하수의 심한 정도는 중증 이상인 경우가 많다.

수술은 일반적인 수술 원칙을 따르되 눈을 보호하는 벨 현상이 약하기 때문에 수술 후 토안으로 인한 건성안 및 각막 손상의 위험이 상대적으로 높은 점에 유의하여 수술 계획을 세우는 것이 좋다.

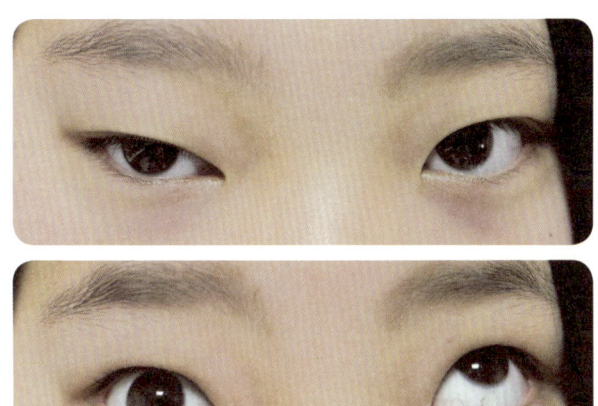

오른쪽 눈에 상직근 약화가 동반된 안검하수 환자(위). 위를 쳐다볼 때 안검하수가 있는 오른쪽 눈은 거의 움직이지 않는다(아래).

선천안검하수와 시력

안검하수 환자를 자녀로 둔 부모의 가장 큰 걱정 중 하나는 아이의 시력이 제대로 발달하는지의 여부다. 안검하수로 눈꺼풀이 처져 동공을 가리면 시력 발달에 장애를 가져와 시력이 잘 나오지 않는 약시 상태에 빠질 수 있기 때문이다.

시력 발달이 얼마나 잘되는지는 수술 시기와도 밀접한 연관이 있다. 진료실에서 많은 환자를 만나다 보면 어떤 부모님은 시력이 정상적으로 발달하고 있으면 수술을 최대한 늦추기를 희망하고, 또 다른 분들은 시력에 영향이 있을 것 같아 빨리 수술받기를 희망하기도 한다.

안검하수 자녀를 가진 부모가 아이의 시력이 정상적으로 발달하는지 여부에 촉각을 곤두세우는 것은 당연하다. 그중에는 특수한 장비를 이용하여 눈에 빛을 쏘면 정확한 시력을 측정할 수 있을 거라 생각하는 분도 있지만 실제로 이런 검사나 장비는 없다.

정확한 시력은 환자가 시력표를 보고 읽어주어야만 측정할 수 있다. 따라서 의사표현을 못하는 아기는 시력 발달 정도를 정확히 측정하기 힘들며, 아이마다 차이는 있지만 만 3세 전후가 되어야만 시력을 측정할 수 있다. 여러 가지 전기생리검사나 특정 무늬가 있는 도표에 반응하는 모습을 보고 시력을 측정하는 방법이 있으나 정확한 방법은 아니다. 어린이가 사물을 보는 행동이나 줄무늬가 있는 검사표를 보고 반응하는 행동을 보고 시력을 추측하는 정도에 불과하다. 단지 시력이상이 생길 수 있는 확률이 얼마나 있는지를 그간의 연구 통계를 통하여 추정할 수 있을 뿐이다. 중요한 것은 수술을 하기 전까지 어린이가 물체를 주시하는 행동 양식을 관찰하고 주기적으로 안과에서 검사를 받는 것이다.

안검하수 어린이가 성장한 후에 시력을 측정해보았더니 시력이 정상적으로 발달하지 않은 약시 비율이 정상안보다 더 높았다

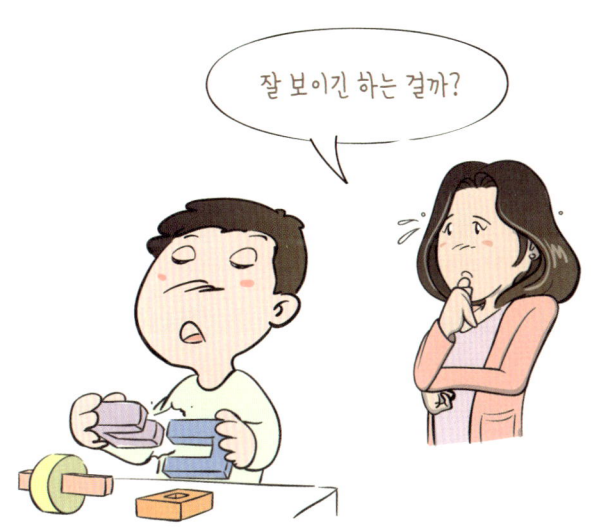

는 연구 결과가 발표되었다. 이처럼 안검하수의 정도가 심하거나, 근시, 난시 등의 굴절이상의 정도가 심하거나, 혹은 사시와 같은 다른 질환이 동반되면 시력 발달 이상이 생길 확률이 더 올라가기 때문에 진료실에서는 굴절이상 유무나 다른 질환이 동반됐는지를 검사한다.

여기서는 아이의 시력 발달과 안검하수 환자의 시력장애에 관해 정리하고자 한다.

어린이의 굴절 상태

근시, 원시, 난시와 같은 굴절이상은 아기가 출생하고 성장하면서 변하게 된다. 출생 시 정상 신생아의 75%는 심하지 않은 원시가 있는 눈이다. 그 후 7세까지 원시가 감소하다가 7세 이후부터 성인이 되기까지 점차적으로 근시로 바뀌는 경향을 보인다. 이렇게 근시로 진행하는 이유는 유전과 환경 요인이 모두 작용하는데, 최근에는 밝은 낮의 야외 활동이 줄고, TV, PC, 스마트폰과 같이 근거리에서 화면을 보는 일이 많아져 근시가 증가한다고 알려져 있다. 부모가 정상 굴절 상태이면 건강한 자녀의 경우 8~10%가 근시가 생기고, 부모 모두 근시일 경우에는 자녀의 50% 이상이 근시가 발생한다는 보고도 있다. 하지만 우리나라 자녀의 경우 과도한 학업으로 인해 근시 발생이 더 높은 경향이 있다.

신생아 중에는 난시도 나타날 수 있지만 정도는 그렇게 심하지 않으며, 부모가 난시가 심하면 자녀도 비슷할 가능성이 높다.

∙∙ 정상 시력 발달

출생 직후에는 뇌와 망막이 아직 불완전한 상태이므로 아주 희미한 정도의 시력을 가진다. 대부분의 시간을 눈을 감고 지내지만 빛은 감지한다. 엄마의 얼굴을 바라볼 때도 출생 직후에는 단순한 윤곽 정도만 알아보다가 성장하면서 점차 엄마의 이목구비를 세밀하게 식별할 수 있다.

신생아 시력은 출생 후 첫 2~3개월간이 가장 빠르게 발달하는 민감기이다. 출생시 시력은 대략 0.03 정도이며, 100일쯤에 시력 0.15 정도까지, 첫돌쯤에는 0.3 정도까지 발달한다. 3세가량이 되어서는 0.6~0.7 정도의 시력에 도달하고, 3~5세에 보통 정상 시

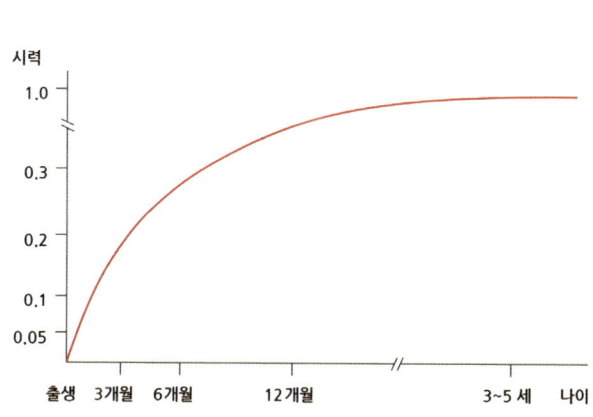

정상 시력 발달 과정

력이라고 할 수 있는 1.0에 도달한다. 7~8세까지 시력이 계속 발달할 수 있지만, 만약 이 시기 동안 망막에 상이 잘 맺히지 않거나 안검하수나 사시 등의 원인으로 적절한 시각 자극을 받지 못하면, 뇌의 시각 중추에 손상을 입어 약시가 발생한다. 결국 정상 시력으로 발달하지 못하는 경우가 생긴다.

아기의 시력이 발달하면서 나타나는 정상 행동 발달 과정을 살펴 보면 생후 6~9주쯤 고정된 물체를 주시하고, 2~3개월에는 움직이는 물체를 따라 보며, 엄마를 쳐다보고 웃을 수 있다. 4개월에는 움직이는 물체를 손으로 잡을 수 있고 6개월에는 물건을 들고 놀 수 있으며 생후 1년이 지나면 물건을 가리킬 수 있다. 아이의 행동을 관찰하면서 시력이 정상적으로 발달하는지 아니면 문제가 있는지 추정할 수 있다.

시력 외에 물체에 대해 멀고 가까움을 입체적으로 볼 수 있는 기능은 생후 3~6개월쯤에 형성되며, 시야의 성장은 10세경까지 천천히 발달한다.

시력검사

어린이의 시력이나 굴절검사는 숙련된 기술은 물론 검사자의 인내를 필요로 한다. 검영기라는 검사 기구를 사용하여 어린이의 눈에 빛을 비추면서 생기는 그림자를 보면서 굴절 상태를 파악한다. 조절마비제 안약을 눈에 넣어 동공을 크게 하여 굴절 상태를 검사

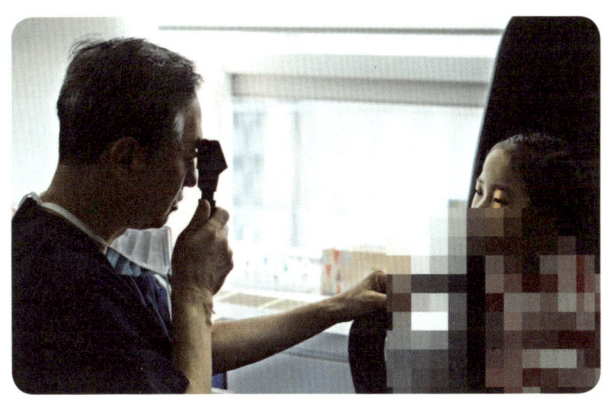

검영기를 이용한 굴절검사.

하면 더 쉽게 검사할 수 있다. 신뢰할 만한 결과를 얻기 위해서는 반복 검사를 해야 하므로 어린이의 협조가 필요하다.

이처럼 어린이의 시력을 측정하기란 그렇게 쉬운 일이 아니다. 또한 18개월에서 3세까지 시력검사는 어린이의 식별 능력에 따라 차이가 많이 나며, 검사 방법이나 검사자에 따라서도 영향을 받는다. 3~4세에 시력이 0.4 이하이거나, 5~6세에 시력이 0.5 이하일 때, 또는 두 눈의 시력이 차이가 날 때 정밀한 검사가 필요하다. 글자를 모르는 어린이는 그림을 이용하여 시력을 측정하지만, 그림 종류에 따라 어린이가 이해를 못 할 수 있다는 단점이 있다.

주시선호검사라고 줄무늬가 있는 카드를 주시하는 행동을 관찰하여 시력을 간접적으로 측정하는 방법도 있으나 어린이의 협조 정도와 검사자의 숙련도에 따라 결과가 다를 수 있다.

흘러가는 무늬의 시각 자극을 주어 눈의 떨림 반응을 보는 눈떨림검사OKN나 시표를 보면서 뇌의 반응을 기록하는 전기생리검사도 있지만 검사가 쉽지 않고 실제 시력과 차이가 있을 수 있기 때문에 단순 안검하수 환자에게 꼭 필요한 검사는 아니고 시력에 심각한 문제가 있을 것이라고 예상되는 질환이 있는 환자에게 적용하는 검사이다.

안저검사

안저는 우리 눈에서 카메라의 필름에 해당하는 망막과 시신경이 있는 부분으로 안구의 뒤쪽에 위치해 있다. 우리 몸에서 실제로 혈관과 뇌신경을 직접 볼 수 있는 유일한 구조로서 시력과 직결되어 있다. 안저검사는 검안경 등의 기구로 이 구조에 이상이 있는지 살펴보는 것이다.

어린이가 눈 검사를 할 때 망막을 포함한 정밀 검사가 언제나 필요하지는 않다. 하지만 시력에 이상이 나타나거나 시력을 측정하지 못하는 신생아의 경우 행동을 유심히 살펴서 사물을 보는 기능에 이상이 예상되면 반드시 검사해야 한다. 하지만 검사 과정에서 불빛이 밝아 아이가 싫어하고 거부하므로 잠을 재우는 진정제를 투여해야 하는 경우가 많다.

단순 안검하수 환자를 상대로 진정제를 투여하여 잠을 재우면서까지 정밀 망막검사를 해야 하는지는 의사마다 다른 의견을 갖고 있다. 이 검사를 항상 하는 병원이 있는가 하면 필자처럼 진료 때 진정제를 투여하지 않고도 할 수 있는 검사를 하고 더 정밀한 검사는 수술하기 위해 마취했을 때 동시에 하는 경우도 있다.

어느 방법이 옳은지에 대해서는 누구도 말할 수 없으며 의사 개개인의 생각에 따라 다르다고 보면 된다.

안검하수와 사시

일반인의 사시 빈도는 1~5%인 반면, 안검하수 환자 중 사시의 빈도는 더 높은 편이다. 선천안검하수가 있는 환자의 6~32%에서 사시가 동반되었다는 연구가 있으나 국내의 연구는 6~15%로 외국에 비해서는 낮은 결과치가 나왔다.

동반된 사시는 약시를 유발할 수 있으므로 정확한 눈 운동 및 사시 유무를 진단할 필요가 있다. 수평사시의 경우는 안검하수 수술과 동시에 시행할 수 있다. 수직사시의 경우에는 눈꺼풀처짐의 정도를 정확히 알 수 없으며, 사시 수술로도 눈꺼풀 위치가 달라질 수 있으므로 안검하수 수술에 앞서 사시 수술을 먼저 하는 것이 좋다.

눈을 위로 쳐다보게 하는 상직근은 눈꺼풀올림근과 같은 근육막으로 이루어져 있기 때문에 선천안검하수 환자 중 약 3~5%가 상방으로 안구운동장애가 동반되기도 한다.

●● 안검하수와 약시

약시amblyopia의 뜻은 'dullness of vision'으로, 그 어원은 그리스어로 amblydull와 opsvision가 합성된 말이며 서구권에서 흔히 게으른 눈lazy eye이라고 표현한다. 안과 검사를 통해 시력이 낮게 측정되었지만 안경으로는 시력 교정이 되지 않고, 양쪽 눈의 시력이 기준 이상 차이가 나며, 눈이나 시신경 혹은 뇌에는 이상이 나타나지 않는 상태를 뜻한다.

약시는 어린이의 시력 저하의 가장 흔한 원인이다. 유병률은 전 인구의 2.0~2.5%로 추정되나 정확한 빈도는 연구가 부족한 상태이다. 다른 연구에서는 1~2세 사이에 약시와 위험 인자에 대해

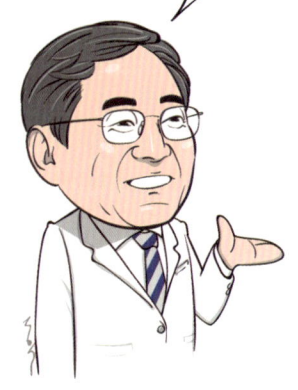

약시란 시력이 낮은데도 안경이나 콘택트렌즈 등 어떠한 방법으로도 시력이 정상으로 교정되지 않는 상태를 말합니다.

검진을 받았던 어린이의 약시 발생 빈도는 현저히 낮아진다고 보고된 바 있다. 그러나 많은 어린이가 5세가 될 때까지 약시 진단을 받지 못했다는 안타까운 현실을 접하면 어른들이 좀 더 각성해야겠다는 생각이 든다.

약시의 원인은 사시, 부등시, 혹은 시각 차단 등이 있으며, 원인이 나타나지 않는 경우도 있다. 시각 차단에 의한 약시란 각막 혼탁, 백내장, 안구내출혈, 혹은 심한 난시, 근시, 원시 등의 질환으로 인해 눈으로 빛이 제대로 들어오지 못하여 시력이 발달하지 못하는 경우를 뜻한다. 선천안검하수도 약시의 원인에 속한다고 할 수 있다.

안검하수에서 약시가 나타날 확률

안검하수가 있는 환자에서 약시가 나타나는 확률은 14~23% 정도라는 연구 결과가 있지만, 약시의 원인에 대해서는 논란이 있다. 안검하수 때문에 직접 영향을 받아 약시가 발생하기도 하지만, 양쪽 눈의 굴절 상태의 차이가 많이 나는 부등시가 동반되어 이로 인해 더 많이 발생한다는 연구도 있다.

부등시 중에서도 특히 난시에 의한 약시 발생이 높은 것으로 알려져 있다. 선천안검하수 환자 중 12~30%는 부등시가 있으며, 특히 37~58%는 난시가 나타나 정상인에 비해 유병률이 높다. 선천안검하수 환자 중 2.5디옵터 이상의 높은 난시를 가지고 있는 환자의 비율이 높은 것은, 눈꺼풀이 처지면서 중력으로 각막을 누르기 때문으로 생각된다. 그래서 난시가 안검하수 환자에게 약시가 발생하는 원인으로서 중요한 역할을 하고 있는 것으로 여겨진다. 안검하수 수술 후 난시가 발생하는 경우도 보고된 바 있다. 그러므로 특히 6세 미만 선천안검하수 어린이는 난시로 인한 약시를 예방하기 위해 정기적인 시력검사를 해야 한다.

　이를 종합해보면 안검하수로 눈이 가려지는 것이 약시의 원인이 될 수 있고, 눈꺼풀이 처지면서 안구를 눌러 난시가 정상 눈보다 많이 나타나는 것 역시 약시의 위험이 커지는 원인이 된다 하

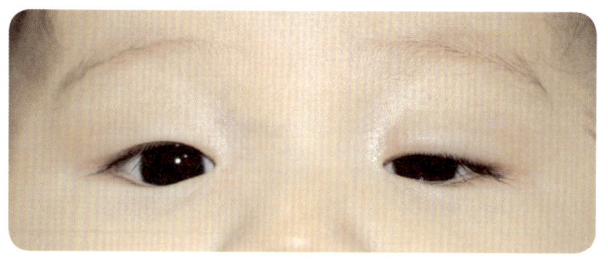

오른쪽 눈은 각막 중앙에 하얀 동공반사가 보이지만 왼쪽 눈은 눈꺼풀이 처져 동공반사가 보이지 않는다. 이때 고개를 바로 하면 아기가 왼쪽 눈으로 사물을 볼 수 없어 불편하기 때문에 자꾸 고개를 들려고 한다.

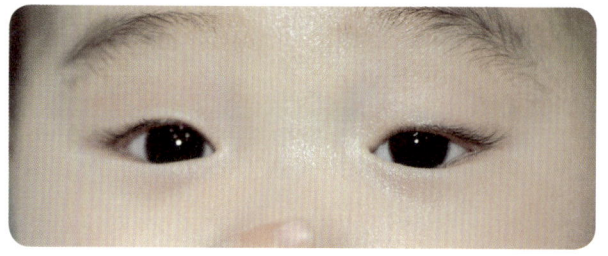

경미한 안검하수 환아의 모습. 두 눈의 동공반사가 다 보인다.

겠다.

안검하수의 수술 시기에 대해서도 논란이 많다. 약시 예방을 위해 조기 수술을 권하는 사람과 안검하수로 인해 직접 약시가 발생할 가능성은 낮으므로 수술 시기를 늦추는 것이 좋다는 주장이 엇갈리고 있다. 하지만 일정 비율의 약시가 분명히 나타나고 한번 약시에 빠지면 정상 시력으로 회복하기가 쉽지 않다는 점도 수술 여부나 시기를 결정할 때 참고해야 한다.

안검하수가 심하여 시야가림이 있는 경우 이마근육을 사용하여 눈썹을 치켜뜨거나 턱을 위로 들어 시야가림을 해소하지만, 한쪽 눈만 안검하수가 심하여 동공을 많이 가리면 약시에 빠질 위험이 더 높을 수 있다. 특히 고개를 잘 들지 않는 어린이는 동공을 가려 약시에 빠질 위험이 더 높다는 것을 감안하여 조기 수술을 고려해야 한다.

가정에서 할 수 있는 약시 예방 치료

테이핑

눈꺼풀이 많이 처져 아기가 불편함을 느끼고 시력 발달 장애가 예상되는 경우 반창고를 눈꺼풀에서 이마 쪽으로 당겨 붙여 눈꺼풀을 강제적으로 뜨게 하는 방법이다. 이때 자극이 적은 종이 반창고를 사용하는 것이 좋다.

하지만 종이 반창고도 아기에게는 자극적일 수 있어 간혹 피부

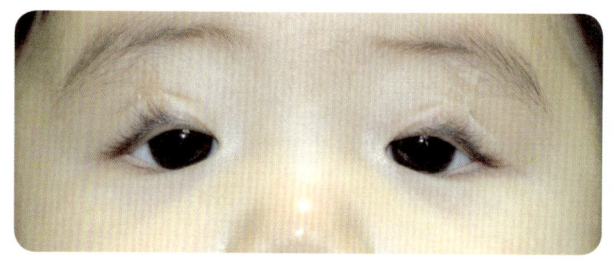

자극이 적은 종이 반창고를 사용하여 눈꺼풀을 위로 당겨준다.

가 발갛게 짓무르기도 한다. 팔을 자유롭게 움직일 수 있는 시기의 아이는 스스로 떼어버리기 때문에 오래 지속하기가 쉽지 않다.

안경 교정

근시, 난시, 원시와 같은 굴절이상을 동반하는 경우 굴절검사 후 적절한 도수의 안경을 착용하여 망막에 선명한 상이 맺히도록 해주어야 한다. 특히 아이는 굴절 상태의 변화가 클 수 있으므로 약시 치료에 반응을 보이지 않더라도 주기적으로 검사하여 안경 도수를 조정해주어야 한다.

하지만 안경으로도 시력이 잘 교정되지 않으면 가림 치료를 추가하는 것이 더 효과적이다.

가림 치료

가림 치료는 정상안을 가리고 약시안을 강제로 사용하는 방법이다. 또 가림은 두 눈을 뜨고 있을 때 약시안에 작용하는 시력 발달을 억제하는 자극을 제거하는 효과도 있다. 이 방법은 약시 치료

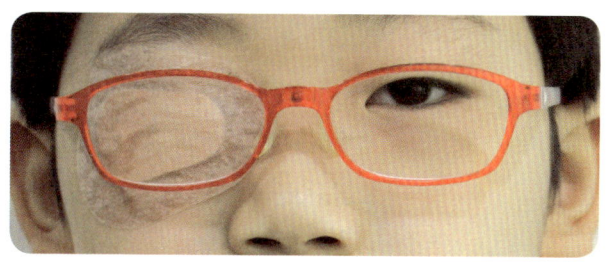

약시 치료를 위한 가림 치료 모습. 좋은 시력을 가진 눈을 가려주어 약시인 눈의 시력 발달을 도와준다.

에 가장 효과적인 방법으로 언뜻 보기에는 간단하고 쉬워 보이지만, 실제 어린이에게 시행하는 것은 어렵고 인내를 필요로 하며 환자와 보호자의 협조가 절실히 필요한 치료이다.

아이는 눈을 가리면 답답해서 신경질적으로 떼어버리거나 하지 않겠다고 억지를 부리는 경우가 흔하다. 지속적으로 가림 치료를 한다는 것은 그만큼 쉽지 않다.

가림 치료를 하기 전에 시력검사를 철저히 하여 약시를 진단하고 사시, 망막이나 시신경 등에 다른 질환이 없는지 기본적으로 확인해야 한다.

◁ **가림 치료 시작 연령**

약시가 진단되면 지체 없이 가림 치료를 시작해야 한다. 치료 시작 연령이 낮을수록 또 발병 후 빨리 치료할수록, 시력 회복 예후가 좋고 치료 기간을 단축할 수 있다. 보통 7~8세 정도가 되면 치료 효과가 떨어지는 것으로 알려져 있지만, 그 이후에도 효과가 있다는 주장도 있다.

◁ 가림 방법

눈을 효과적으로 가리기 위해 정상안 위에 직접 부착하는 안대 제품이 상품화되어 있다. 가림 안대는 눈을 완전히 가리기 위해 반창고처럼 안대 주변에 접착제가 붙어 있기 때문에 장기간 착용하면 피부 발적이나 알레르기 등의 자극 증세가 나타나기도 한다. 하지만 가림 안대 없이 안경 위를 가리면 안경 주변부를 통해 본다든지, 보호자가 없을 때 안경을 벗기가 쉽기 때문에 충분한 치료 효과를 얻기가 힘들다.

가림 치료를 하면 잘 보이는 눈을 가리고 잘 보이지 않는 약시안으로만 보기 때문에 아이가 싫어하고, 또한 남의 시선을 의식하여 오랫동안 지속하기 힘들기도 한다. 이처럼 평소 안경을 쓰는데 가림 안대를 붙이는 것을 싫어하는 아이를 위한 대안이 있다. 민병무 전 충남대학교 의과대학 안과 교수가 고안한 '민스 안경Min's glasses'이라는 것이다. 이 안경은 한쪽의 안경렌즈 내면에 미세 굴곡을 만들거나 굴절률이 다른 코팅 재료로 혼합하여 코팅함으로써 안경을 쓴 아이가 볼 때는 안대를 착용한 것과 같이 앞이 잘 보이지 않으나, 상대방이 아이를 볼 때는 정상적인 안경처럼 양쪽 눈이

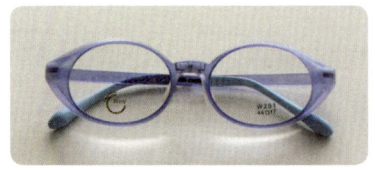 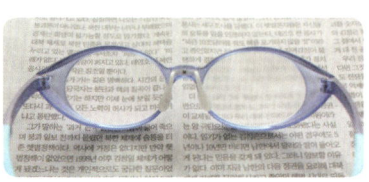

민스 안경의 모습. 바깥쪽에서 본 모습은 보통 안경과 비슷하나 쓰는 사람의 입장에서 오른쪽 눈은 잘 보이지 않는다.

잘 보이는 안경이다.

가림 치료는 굴절이상을 교정한 다음에 시작한다. 가림 방법은 종일 가림과 부분 가림으로 나누어지며 선택은 치료하는 의사에 달려 있다.

◁ 종일 가림과 부분 가림

약시 치료를 할 때 매일 몇 시간씩 가려주는 부분 가림보다 하루 종일 가리는 종일 가림이 더 효과적이라고 알려져 있지만, 부분 가림이 종일 가림에 비해 치료 효과가 떨어지지 않는다는 주장도 많아 어떤 선택이 좋은지는 논란이 되고 있다.

약시 치료의 시작은 의사에 따라 다를 수 있지만, 일반적으로 부분 가림은 약시가 회복된 후 시력 유지를 목적으로 많이 사용된다. 약시의 정도가 심하지 않을 때는 초기에 사용할 수 있다. 보통 하루에 4~6시간 유지하지만 약시 정도에 따라 시간을 달리할 수 있다. 최근 소아안과의 연구에서는 7세 이하의 심한 약시에서 하루에 6시간 시행하는 부분 가림은 종일 가림과 같은 효과가 있었으며, 중등도 약시에서는 하루 2시간 가림이 6시간 가림과 같은 효과를 보였다고 보고되었다.

가림 치료를 하는 도중에 오히려 정상안 시력이 감소하기도 하는데, 이를 가림 원인 약시라고 한다. 대부분 가림 치료를 중단하면 금방 회복되지만 늦게 발견되면 회복이 안 되는 경우도 있으니 주기적인 검사가 필요하다.

평생 좋은 시력을 유지하려면

우리 몸 중에서 어느 한 부분 중요치 않은 부분이 있겠느냐마는 눈의 중요성은 그 누구도 부인치 않으리라 생각한다. 평소 우리 생활에서 '보는 것'은 너무나 일상적이기 때문에 대수롭지 않게 여길 수 있다. 하지만 현대에 접어들면서 엄청난 양의 정보가 눈을 통해 들어온다는 사실을 생각하면 눈에 대해 경외심을 가져도 과하지 않다.

눈에 질환이 생기거나 사고를 당해 시력을 잃어가는 환자의 공포감은 그 무엇과 비교할 수 있을지 상상조차 어렵다. 필자가 장애인올림픽 출전 선수의 시력검사를 할 때 한 어린 여학생이 시력표의 가장 큰 글자를 가까이 와서 겨우 읽으면서 이것도 점차 보이지 않는다고 하면서 한숨을 짓던 모습을 잊을 수가 없다. 너무 안타까워 보였으며 안과 의사로서 아무 것도 해줄 수 없어서 자괴감도 들었다.

우리의 시력을 보호하여 건강한 삶을 유지하도록 하기 위해서는 개인이나 안과 의사의 노력도 중요하지만 사회의 노력도 그 이상으로 중요하다. 국민의 눈 건강에 위해가 되는 주변 환경을 미리 제거하고 필요한 법적, 제도적 장치를 마련하는 것은 건강한 사회를 만들기 위해 필수적으로 추구되어야 할 것이다.

여기에서는 사람이 태어나서 죽을 때까지 주변에서 발생할 수 있는 대표적인 눈 건강을 위한 요소들을 정리해보면서, 안과 의사와 우리 사회의 역할에 대해 한 번 더 생각해보고자 한다.

태어나서 유치원을 다니는 시기는 시력이 발달하는 중요한 기간으로, 이때 시력이 잘 발달되지 않으면 안경이나 수술 등 어떤 방법으로도 시력을 개선시킬 수 없는 약시에 빠진다. 대표적인 질환은 원시, 난시 등의 굴절이상, 사시, 안검하수 등이 있으며, 이 질환들은 조금만 노력과 관심을 기울인다면 얼마든지 치료가 가능하기에 유치원에 들어가면 시력에 관한 검사를 반드시 받도록 하는 제도적 장치가 필요하다. 가정에서는 어린이의 이상 행동, 즉 가까이 다가가서 TV를 본다거나, 사물을 볼 때 눈을 찌푸리거나 고개를 기울이는 모습을 보일 때 한 번쯤은 시력이 좋지 않을 가능성에 대해서도 생각해보는 것이 좋다.

또 자라면서 눈 건강에 결정적으로 위험한 것이 우발적인 사고이다. 아직 인지 능력이 떨어지는 어린이에게 사고는 순식간에 일어나기 때문에 미리 위험한 물체들을 주변에서 제거해야 한다. 주변에 뾰족한 물체가 있는지, 장난감도 혹시 잘못하여 눈을 찌를 수 있는지, 또 형제끼리 장난치다가 눈을 다치게 할 만한 것이 있는지 어른들은 잘 살펴야 한다.

혈기 왕성한 청년기에는 무엇보다도 중요한 것이 사고를 예방하는 것이다. 일터에서 벌어지는 산업재해, 언제든 일어날 수 있는 교통사고, 또 음주로 인한 폭행 사고 등 많은 돌발 요인이 시력을 떨어뜨리게 만드는 위험이 될 수 있다.

산업 환경에서는 보호 장비를 반드시 착용하는 습관을 들이고, 자전거나 오토바이를 탈 때는 헬멧을 쓰면 눈뿐만 아니라 목숨도 지킬 수 있다. 선진국에서는 자전거를 타더라도 헬멧 없이 타는 사람을 볼 수 없는 것을 보면 우리의 인식 변화와 법적, 제도적 뒷받침이 필요하다. 이러한 환경에 대해서는 무엇보다도 사회의 책임이 중요하다고 생각한다. 항상 안전을 우선시하고 위험 요인이 어디에 있는지 찾는 노력은 개인이 우선해야겠지만 사회적 차원의 인식도 바뀌어야 한다.

중년 이후의 눈 건강은 다르게 관리되어야 한다. 요즘 80세의 나이라도 늙었다고 하기 힘든 세상이다. 좋은 음식과 질 높은 의료의 도움으로 장수 시대에 돌입했지만 건강이 뒷받침되지 않으면 장수가 재앙이 될 수 있다는 것은 모두가 공감하리라 생각한다. 그중에서도 만물을 보는 기능인 시력의 중요성은 아무리 강조해도 지나치지 않다. 하지만 40세를 넘어서면 신문을 멀리해야 잘 보이는 노안이 생기며, 인체의 면역 기능이 떨어지면서 질환이 한두 가지씩 생기기 시작한다. 이때 '내가 나이가 드는구나'라는 생각이 든다.

중년 이후부터 시력을 위협하는 주요 눈 질환을 정리한다. 이를 통해 건강한 노후를 보내는 데 도움이 되었으면 한다.

나이가 들면서 가장 많이 생기는 눈 질환이 백내장이다. 백내장은 카메라의 렌즈에 해당하는 수정체에 혼탁이 생기는 질환이다. 원래 수정체는 투명하여 빛이 눈 속으로 잘 들어가도록 하는 구조를 갖고 있으나 어떤 원인으로든 혼탁이 생기면 부옇게 보인다. 정확한 원인은 밝혀지지 않았지만 자외선이 영향을 끼치는 것으로 알려져 있다. 그래서 자외선이 강한 곳에서는 선글라스나 자외선 차단 안경을 착용하는 것이 도움이 된다. 백내장은 다행히 수술로 시력 회복이 가능하고, 수술 장비나 기법도 많이 발전했기 때문에 환자는 과거보다 훨씬 편하게 수술받을 수 있다.

다음 눈 질환은 녹내장으로, 환자가 시력이 회복 불가능한 상태까지 증상을 눈치채지 못할 가능성이 큰 질환이기 때문에 더 위험하다. 녹내장은 눈의 압력인 안압이 높아지거나 눈으로 들어오는 혈액 공급이 방해를 받아 시신경이 손상되는 질환이다. 시력 손상이 서서히 생기기 때문에 환자가 잘 느끼지 못한다.

그래서 40세 이후의 건강검진에서 안압 측정과 시신경 검사를 하는 것이 필수다. 시신경이 손상되기 전에 미리 관리하여야 한다. 고혈압이나 당뇨병 같이 치유 개념보다는 지속적으로 관리가 필요한 질환이다. 시신경은 한 번 손상되면 회복이 안 되기 때문에 위험하지만 다행히 조기에 치료하면 눈의 손상을 막을 수 있어 조기 진단이 무엇보다 중요하다. 과거에는 실명까지 가는 경우가 많았지만 요즘은 약물치료가 많이 개발되어 있기 때문에 미리 시력 손상을 막을 수 있으며 치료도 그렇게 힘들지 않다.

나이가 들면서 망막 질환에 시달리기 쉽다. 당뇨병을 오래 앓고 있으면 망막에 이상이 생기는 당뇨병성망막증이 생긴다. 당뇨병은 전신 질환이기 때문에 적극적인 치료를 해야 한다. 그러므로 주기적인 검사를 통하여 시력 손상을 사전에 예방해야 한다. 치료는 레이저 치료나 눈 속 주사와 같은 치료가 좋은 경과를 보인다.

또 다른 질환은 황반변성이다. 황반이란 망막의 한가운데에 위치한 부분으로 이곳이 손상되면 신생혈관이나 염증 부산물이 쌓여 시야의 한가운데가 잘 보이지 않는다. 어디를 보아도 한가운데가 보이지 않으니 답답하기 이루 말할 수 없다. 곧게 뻗은 직선이 비뚤어져 보이는 것으로 자가 진단을 할 수 있다. 이 질환은 실명을 일으키는 가장 흔한 원인으로 알려져 있지만 최근 개발된 약제의 도움으로 많은 환자가 도움을 받고 있다. 그 외에 균형 잡힌 영양 섭취와 종합 비타민제 등이 도움이 된다.

어느 질환이든 그렇듯이 조기 진단 및 치료로 시력 손상을 최소화할 수 있다는 것을 다시 한 번 강조하며, 적절한 치료로 평생 건강한 시력을 유지했으면 한다.

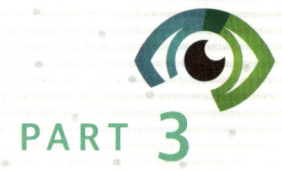

PART 3

후천안검하수

후천안검하수의 원인

성인에게 나타나는 안검하수는 어린이의 선천안검하수와는 많은 차이를 보인다. 성인 안검하수는 선천안검하수와 같이 태어나면서 나타난 안검하수가 아니라 성장하면서 생긴 후천안검하수에 해당한다. 선천성은 대부분 특별한 원인 없이 눈꺼풀올림근의 발달 이상으로 인해 생기지만 후천성은 어떤 원인에 의해 안검하수가 나타나기 때문에 치료에 앞서 안검하수의 원인을 밝히는 노력이 필요하다. 안검하수의 진단 과정이나 치료를 위한 수술 과정도 어린이와는 많이 다르기 때문에 이에 대한 이해가 필수이다.

성인이 후천적으로 나타난 안검하수로 안검하수 클리닉을 방문하면 먼저 원인을 검사한다. 어떤 경우는 원인을 찾을 수 있지만 그렇지 않은 경우도 많다. 원인이 있으면 원인 질환을 치료하고, 원인이 없는 경우는 병력에 따라 치료 방침이 달라진다. 안검하수가 된 지 오래됐다면 수술을 해도 괜찮겠지만 눈꺼풀이 처진

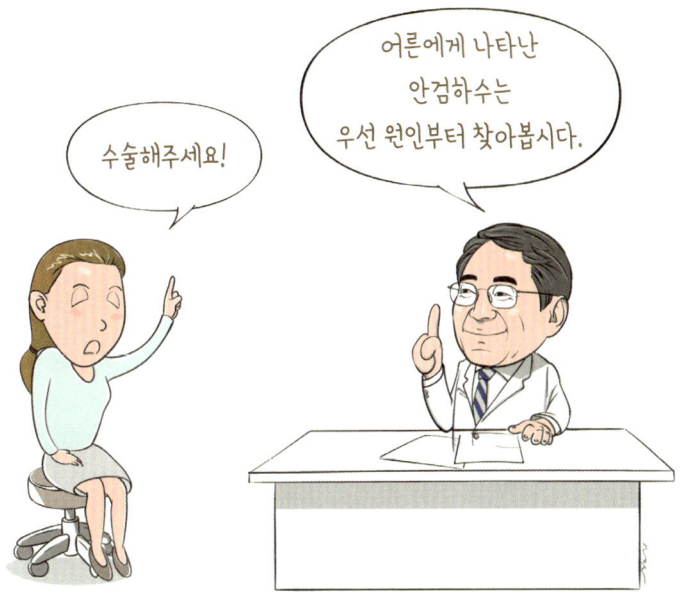

지 얼마 되지 않았다면 안검하수의 정도가 변하거나 나중에야 원인 질환이 나타날 수 있기 때문에 조금 더 지켜볼 필요가 있다.

퇴행성 안검하수

퇴행성 안검하수는 눈꺼풀올림근이 눈꺼풀판에 붙는 부착이 느슨해지거나 근육 자체가 얇아져 눈꺼풀을 들어올리는 힘이 약해져서 나타나는 눈꺼풀처짐으로 후천성 안검하수의 가장 흔한 형태이다. 대체로 나이가 들면서 중년 이후에서 잘 발병하기 때문에 노인성이라고도 한다.

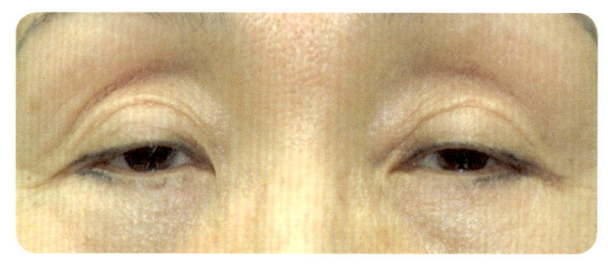

퇴행성 안검하수의 모습으로, 쌍커풀도 위로 올라가는 변화를 보인다.

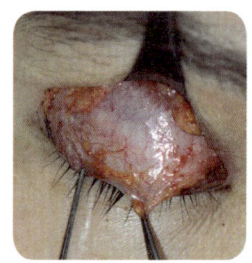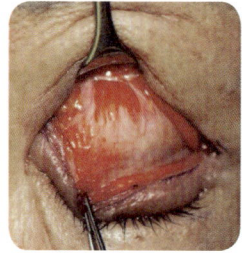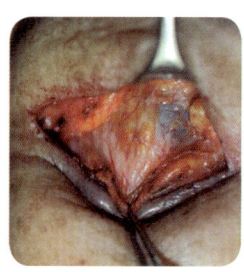

퇴행성 안검하수에서의 눈꺼풀올림근의 모습. 정상 구조(왼쪽)에 비해 지방이 침윤되고(가운데), 눈꺼풀판으로부터 떨어지거나 얇아진 모습(오른쪽)을 볼 수 있다.

최근에는 노인성 안검하수의 원인으로 근육의 눈꺼풀판 부착이상 외에도 눈꺼풀올림근 자체에 지방이 침윤되면서 근육섬유가 소실되는 것이 제시되어 설득력을 얻고 있다.

이런 경우에 눈꺼풀올림근의 힘은 많이 손상되지 않지만 눈꺼풀처짐의 정도는 경미하거나 심한 경우까지 다양하게 나타난다. 또 근육이 눈꺼풀판으로부터 떨어지면서 위로 이동하기 때문에 쌍꺼풀이 두꺼워지고 두툼한 눈꺼풀이 얇아 보일 수도 있다.

콘택트렌즈 장기 착용의 부작용

콘택트렌즈를 오래 착용한 사람에게도 안검하수가 나타날 수 있다. 요즘은 콘택트렌즈를 많이 착용하는데, 시력 때문에 착용하는 경우도 있지만 서클렌즈와 같이 멋을 내기 위해 착용하기도 한다. 한 보고에 의하면 젊은층에서 나타난 후천안검하수의 원인으로 콘택트렌즈 장기 착용이 가장 많았으며, 다음으로 외상이 흔하게 나타났다. 콘택트렌즈는 소프트렌즈보다 하드렌즈를 착용할 때 안검하수가 더 잘 발생하는 것으로 알려져 있다.

  콘택트렌즈를 착용했을 때 안검하수가 발생하는 원인은 렌즈를 착용하고 빼는 과정에서 위눈꺼풀에 반복적으로 물리적인 힘이 가해지면서 눈꺼풀올림근이 느슨해지거나 떨어지기 때문이다. 이러한 현상은 수술 도중에 종종 확인된다. 드물게는 콘택트렌즈 착용을 중단했을 때 눈꺼풀처짐이 호전되는 경우가 있어, 근육 분리 외에 콘택트렌즈로 인한 자극이나 눈꺼풀 부종도 안검하수의 원인임을 알 수 있다. 그래서 콘택트렌즈 장기 착용 환자에게 안검하수가 나타나면 수술 전에 콘택트렌즈의 착용을 중지하고 일정 기간 관찰해봐야 한다.

외상이나 눈 수술의 부작용

외상으로 인해 눈꺼풀올림근이 눈꺼풀판으로부터 떨어지거나 손상되면 안검하수가 생길 수 있다. 알레르기성 결막염처럼 눈이 가려운 질환에 걸렸을 때 눈을 계속 비비며 자극을 주는 것도 원인이 된다. 또 눈꺼풀이나 뇌에 큰 충격을 받아 눈꺼풀올림근에 분포하는 신경이 손상됐을 때도 안검하수가 나타날 수 있다.

백내장 수술, 각막이식술, 녹내장 여과수술, 망막 수술 등의 눈 수술을 받은 환자의 3~13%에서 수술 후 합병증으로 안검하수가 발생했다는 보고가 있다. 눈 수술을 할 때 수술 시야를 확보하기 위해 수술 기구로 눈을 크게 벌리는데 이때 눈꺼풀올림근에 물리적 스트레스가 작용하여 근육이 떨어지는 손상을 입어 안검하수가 나타나는 것이다. 수술 후 눈꺼풀 염증 반응이나 부종이 지속적으로 나타날 경우 근육이 쉽게 떨어져 안검하수가 잘 발생하며, 특히 나이가 많은 환자에게 더 잘 나타난다.

임신이나 갑상선 질환에 따른 안검하수

임산부에게도 분만 직후 안검하수가 발생할 수 있다. 안검하수의 원인은 정확히 밝혀지지 않았지만, 여성호르몬인 프로게스테론(황체호르몬) 수치가 높아 눈꺼풀 조직 내 액체 성분이 증가하고 분만으로 인한 육체적 스트레스 등에 의해 눈꺼풀올림근이 분리되어 발생한다고 알려져 있다.

흔치 않지만 갑상선 질환과 동반되어 나타나는 안검하수는, 갑상선눈병증 급성기 때 눈꺼풀 부종으로 인해 발생할 수 있다.

신경성 안검하수

눈을 뜨게 하는 근육인 눈꺼풀올림근에 분포하는 눈돌림신경이

나 뮐러근에 분포하는 신경인 교감신경의 장애로 인해 안검하수가 발생한 경우를 말한다. 외상, 종양, 전신 질환 등에 의해 신경이 손상되어 안검하수가 나타날 수 있다.

눈돌림신경이 마비되었을 때 나타나는 안검하수와 교감신경장애로 뮐러근이 마비되어 나타나는 안검하수가 대표적이다.

눈돌림신경마비

눈돌림신경의 대뇌 신경핵에서부터 눈꺼풀올림근까지의 신경 경로 중 어느 부위에서든 이상이 있으면 안검하수가 나타날 수 있다.

호르너 증후군

호르너 증후군에서의 안검하수는 교감신경장애로 인해 뮐러근이 마비되어 발생한다. 안검하수 외에도 아래눈꺼풀의 위쪽 이동, 동공의 축동, 같은 쪽 얼굴과 목에 땀이 나지 않는 무한증이 동반되며 같은 쪽 홍채에 탈색소 현상이 발생할 수도 있다.

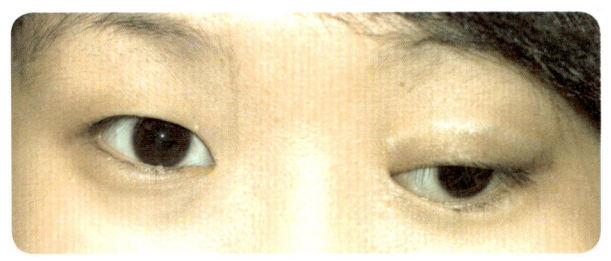

눈돌림신경마비 환자의 모습으로, 왼쪽 눈이 아래 바깥쪽으로 돌아가고 눈꺼풀이 처져 있다.

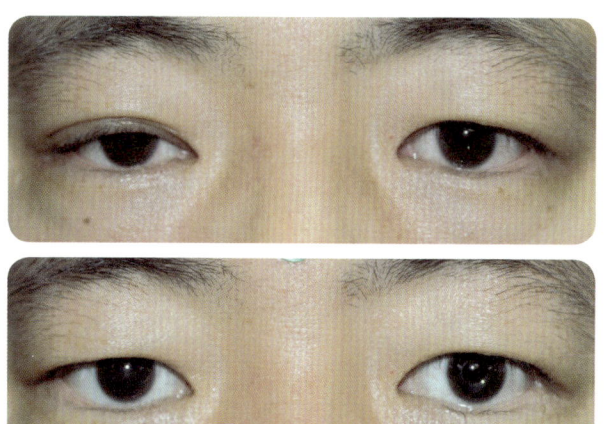

호르너 증후군 환자로, 오른쪽 눈에 안검하수와 동공이 축소된 모습(축동)이 관찰되는데(위), 이때 교감신경 자극제 안약을 넣으면 안검하수가 호전되는 것을 볼 수 있다(아래).

◁ 어린이 호르너 증후군

성인에게 나타나는 호르너 증후군과 마찬가지로 교감신경계의 장애로 나타나며, 안검하수, 동공 축동, 그리고 같은 쪽 얼굴에 땀이 나지 않는 전형적인 세 가지 증상이 나타난다. 원인 없이 나타나는 경우가 많으며, 출산 때의 외상이나 종양 그리고 혈관 기형으로 인해 나타나기도 한다.

안검하수의 정도는 그렇게 심하지 않으며 자랄수록 태어났을 때보다 조금씩 호전되는 경우도 있다. 따라서 수술은 서두르지 말고 지켜본 후에 하는 것이 좋다.

근육성 안검하수

후천적으로 눈꺼풀올림근이나 외안근뿐만 아니라 신체 다른 부위의 근육까지 침범해 전신적인 증상이 나타나는 질환을 말한다. 대표적인 후천적 근육 질환으로 중증근육무력증, 만성진행성외안근마비, 그리고 컨스-세르 증후군 등이 있다. 이에 대해서는 뒤에서 다시 다룬다.

가성 안검하수

눈꺼풀올림근 기능은 정상이고 실제로 안검하수가 없지만 안검하수처럼 보이는 경우를 말한다. 반대측의 눈꺼풀이 과도하게 당겨져서 올라가는 눈꺼풀뒤당김, 눈이 아래 방향을 향하는 하사시, 눈이 꺼져 들어가는 안구함몰, 반대측 안구의 돌출, 특수한 사시

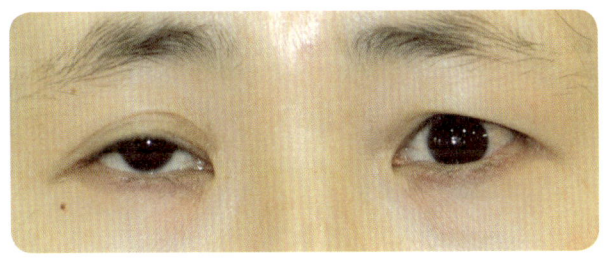

왼쪽 눈꺼풀이 비정상적으로 위로 당겨지면서 오른쪽 눈에 발생한 가성 안검하수.

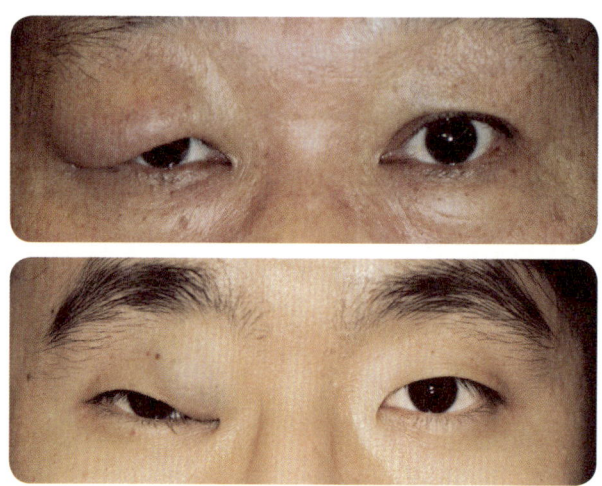

오른쪽 눈의 눈꺼풀늘어짐으로 인한 기계성 안검하수(위)와 오른쪽 눈의 안와혈관종으로 인한 기계성 안검하수(아래).

의 한 형태인 듀안안구후퇴증후군 등이 원인이다.

기계성 안검하수

눈꺼풀올림근에는 문제가 없지만 눈 주변의 구조 또는 눈꺼풀의 종양이나 염증 등으로 인한 중량이나 종괴 효과에 의해서 눈꺼풀 올림 기능에 문제가 생겨 발생하는 안검하수를 말한다.

Before

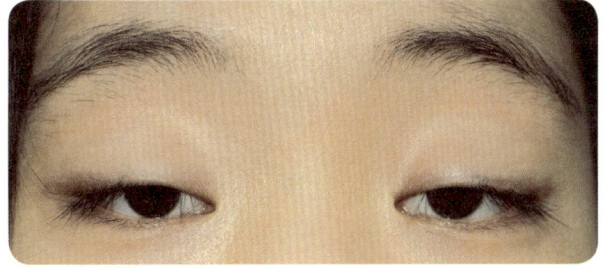

After

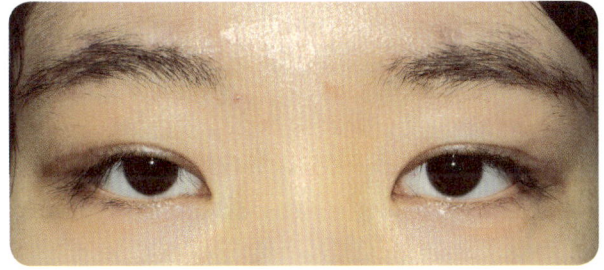

선천안검하수였으나 어릴 때 수술 시기를 놓치고 성인이 된 후 자가근막 이마근걸기술을 시술받은 모습(수술 1개월 후, 아래).

•• 치료하지 않은 선천안검하수

태어나면서부터 안검하수가 있었지만 수술하지 않은 경우이다. 경미한 경우는 안검하수인지 몰랐을 수도 있지만, 어떤 이유로 수술 시기를 놓친 경우도 있다. 오랜 세월 동안 안검하수로 인해 눈이 콤플렉스가 되었다는 환자의 말을 들을 때면, 얼마나 마음고생이 심했는지 느낄 수 있다. 치료는 선천안검하수에 준하여 한다.

성인 안검하수의 증상

어른이라 해서 어린이의 선천안검하수의 증상과 크게 다르지는 않다. 눈이 덜 뜨임으로 인한 불편은 어른에게도 나타난다. 필자에게 불편함을 호소하는 편지 내용의 일부를 소개하고자 한다.

눈꺼풀이 눈동자를 많이 가리고 눈을 뜨려면 힘을 엄청 줘야 하는데 잘 떠지지도 않습니다. 그러다 보니 인상을 쓸 때가 많아 사람들이 졸리냐, 피곤하냐고 많이 묻습니다. 안경을 맞추거나 증명사진을 찍으러 가도 계속 눈을 크게 뜨라고 합니다.

30대가 되고부터는 이마에 주름이 생겨 없어지지 않아 미관상으로도 고민이 됩니다. 가장 큰 불편은 알 수 없는 눈 주위의 거북함입니다. 명확히 힘들다고 불편을 호소할 만큼 심한 느낌은 아니지만 지속적으로 눈 주위가 스트레스를 받는 걸 느낍니다. 딱히 말할 수 없는 약한 강도지만 꾸준히 힘이 듭니다. 스트레스라는 말이 정확할 것 같습니다. 그 스트레스를 줄이려면 눈을 게슴츠레 뜨고 초점을 흐리멍덩하게 있어야 하는데 사회생활도 있고 성격상 멍하니 있는 게 참 힘듭니다.

눈을 뜰 때 자연스럽게 뜨면 멍 때리는 것 같은 눈이 되고요. 눈에 힘을 줘서 뜨면 눈썹이 들린다거나 이마에 주름이 생기고 두통도 가끔 있습니다.

위의 글을 읽어보면 안검하수가 있는 성인의 불편함을 충분히 이해할 수 있다. 정리해보면 미관상 좋지 않은 인상을 다른 사람에게 줄 수 있어 사회생활에 지장을 주고, 눈을 크게 뜨기 위해 이마나 눈꺼풀에 지속적으로 힘을 주어야 하기 때문에 눈이 피곤하

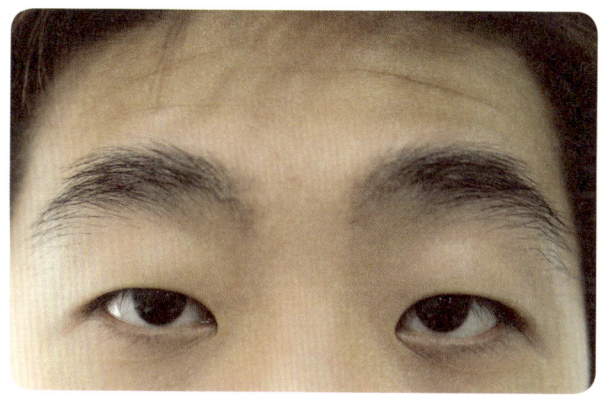

안검하수 환자가 이마 힘으로 눈뜨는 습관 때문에 나타나는 이마주름과 눈썹 올림.

고 심하면 두통까지 생길 수 있다.

요즘의 사회생활은 과거와 비교되지 않을 정도로 복잡하고 힘들다. 이러한 세상을 헤쳐 나가기 위해 자신감은 굉장히 중요한 자산이다. 자신의 불편함이나 외적인 차이를 극복할 수 있는 자신감을 모든 사람이 다 가질 수 있으면 좋겠지만 부족한 부분은 수술로 해결하는 것도 한 방법이다.

젊은층에서의 안검하수

최근 눈꺼풀이 처져 진료실로 찾아오는 젊은이가 늘고 있다. 경

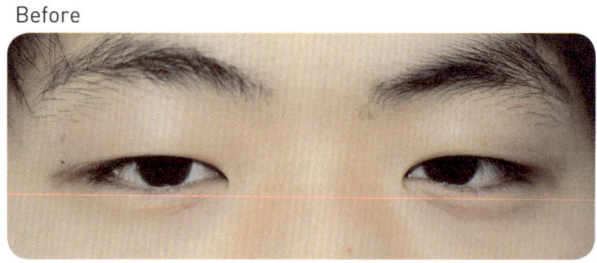

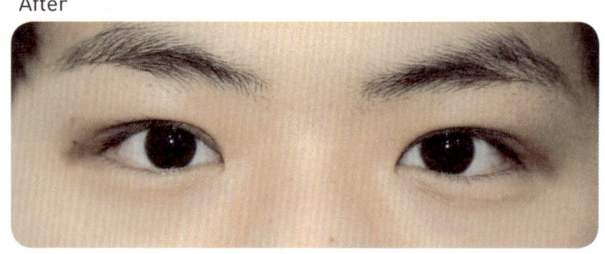

청년에게 나타난 안검하수. 수술 전(위) 답답해 보이는 모습이 수술 후(아래) 좋아졌다.

미한 안검하수와 함께 눈꺼풀이 두툼하여 부은 것 같은 모습이 일반적이며, 시야장애로 인한 불편 때문에 자신도 모르게 이마 힘을 써서 눈꺼풀을 올려 만성피로나 두통에 시달리기도 한다. 불편한 증상뿐 아니라 민감한 사춘기나 사회생활을 할 때 인상이 좋아 보이지 않아 고민하는 경우도 많다.

활발히 사회 활동을 하는 시기이므로 기능뿐만 아니라 미관상으로도 개선한다면 도움이 된다.

중증근육무력증

눈꺼풀을 올리는 운동은 뇌에서 시작한 신경 신호가 근육으로 전달되어 근육이 수축되면서 일어난다. 중증근육무력증MG; myasthenia gravis이란 신경과 근육이 연결되는 부위에서 신경 전달이 손상되어 근육에 피로가 쌓이고 결국 약해져서 생기는 질환이다.

신경에서 근육으로의 정보 전달은 신경-근육 접합부에서 신경 전달물질인 아세틸콜린에 의해서 나타난다. 운동신경의 끝부분에서 분비된 아세틸콜린이 신경-근육 접합부에서 근육세포로 이동해 근육세포의 수축이 일어난다. 중증근육무력증은 아세틸콜린에 대한 항체가 생기면서 아세틸콜린 농도를 감소시켜 근육의 기능을 차단하여 발병한다.

중증근육무력증은 과거 10만 명당 1명 이하에서 나타났으나 최근에는 10만 명당 14.5명가량으로 증가 추세를 보인다. 어느 연령에서도 나타날 수 있지만, 여자는 평균 28세, 남자는 평균 42세에 발병하며, 10세 이하나 70세 이후에 발생하는 경우는 흔치 않다.

첫 증상으로 안검하수나 안구를 움직이는 외안근마비로 인한 복시가 나타나며, 피로가 심해질수록 증상이 더 심해지는 특징이 있다. 초기에는 70~75%의 환자에게 안검하수와 복시 증상이 나타나며, 나중에는 90% 이상이 나타난다. 성인이 되어 후천적으로 나타난 안검하수 환자에게는 반드시 감별해야 할 중요한 질환이며, 진단과 치료에 있어서는 단순히 눈 문제를 떠나 호흡 곤란과 같이 생명을 위협할 만한 심각한 이상이 나타날 수 있기 때문에 전신적인 치료나 관리가 필요하다.

안검하수와 복시만 나타나는 중증근육무력증의 한 형태를 눈 중증근육무력증이라고 하며, 눈 이외 신체 다른 근육에도 이상이 있을 때 전신 중증근육무력증이라고 한다.

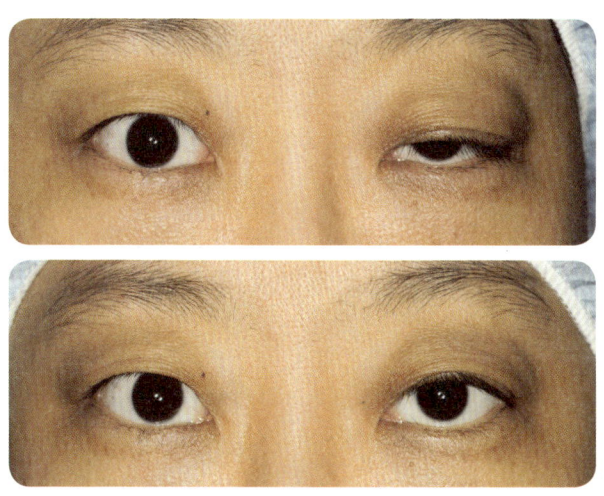

중증근육무력증은 눈꺼풀처짐의 정도가 변하는 것이 특징이다.

눈 중증근육무력증의 진행 경과

초기에 눈에만 증상이 나타난 환자의 80%는 2년 이내에 전신 증상이 나타날 수 있다. 1487명을 조사한 한 연구에서는 환자의 53%가 눈꺼풀처짐과 복시의 증상이 나타났으며, 평균 17년간 추적 조사한 결과 15%의 환자는 눈 중중근육무력증의 증상에 국한되어 나타났지만, 나머지 85%는 눈에만 국한되던 증상이 결국 다른 부위의 근육으로 침범하는 전신형으로 진행되는 예후를 보였다. 전신형으로 이행되는 환자의 절반 정도는 6개월 이내에, 80% 정도는 2년 이내에, 그리고 90% 정도는 3년 이내에 진행된다. 즉, 3년 이상 눈 증상만 지속될 경우 전신형으로 진행될 가능성이 낮다고 할 수 있다.

50세 이후에 발병하는 환자는 호흡 곤란이나 사망에 이르는 전신 질환으로 진행될 수 있는 고위험군에 속한다. 10~20% 정도는 자연적으로 완화되기도 하지만 대부분 일시적인 호전에 불과하며 증상이 다시 나타나기도 한다.

중증근육무력증의 원인

중증근육무력증의 정확한 원인은 모르지만 발병 원인은 자가면역 질환이라고 알려져 있다. 면역이란 외부에서 침입한 병균으로부터 우리 몸을 방어하는 작용을 말하며, 이러한 면역 기능을 담당하는 세포를 '면역세포'라고 한다. 자가면역 질환이란 면역 기능에 이상이 발생하여, 면역세포가 자기 몸의 장기나 조직을 공격하여 발생하는 질환을 말한다.

유전

대부분의 신생아 중증근육무력증은 아세틸콜린 합성에 이상이 있는 유전적 이상과 동반된다. 환자인 엄마에게서 태반을 통해 받은 근육무력증은 대부분 자연적으로 완화된다. 서양인에 비해 중국인에게 눈 중증근육무력증이 3배 더 많은 것으로 나타나 인종에 의한 유전적 소인이 있음을 방증한다.

중증근육무력증의 증상

운동을 지속적으로 하면 근육의 반복적인 수축으로 힘이 점점 떨어지는 증상이 나타나지만 휴식을 취하면 어느 정도 힘이 회복되는 것이 중증근육무력증의 전형적인 증상이다. 복시와 안검하수가 가장 흔히 나타나며 그 외에 외안근, 얼굴근육 그리고 입 주위 근육에 침범한다.

안검하수

몸이 피곤하거나 오후가 되면 안검하수가 심해지는 것 역시 중증근육무력증의 전형적인 증상이다. 이런 증상과 함께 눈꺼풀이 처지는 정도가 자주 변하고 일정하지 않게 나타나는 양상을 보이면 우선 중증근육무력증을 의심해야 한다. 보통 사람도 많이 피곤하면 눈꺼풀에 힘이 없어지고 처지는 모습을 보이기 때문에 진단하기가 쉽지 않은 경우도 있다.

중증근육무력증으로 인한 안검하수를 진단하는 방법은 먼저 환자의 눈 상태를 잘 살피는 것이다. 눈꺼풀 피로 검사는 눈꺼풀의 피로를 유발하여 안검하수의 발생이나 심해지는 경과를 보는 방법으로, 중증근육무력증 환자에게 위쪽을 오랫동안 주시하도록 하여 눈꺼풀이 피로해져서 안검하수가 유발되거나 악화되는 것을 확인한다.

외안근마비로 인한 복시

우리 눈은 양쪽이 똑같이 움직여 두 눈으로 하나의 물체를 보더라도 둘로 보이지 않고 하나로 인식한다. 하지만 눈을 움직이는 근육인 외안근의 일부가 마비되어 똑같이 움직이지 않으면 물체가 두 개로 보이는 복시 현상이 나타난다. 외안근마비로 인한 복시는 눈중증근육무력증의 두 번째로 흔한 증상으로, 질환이 오래 지속될 경우 환자의 약 90%에서 나타나고, 일반적으로 안검하수가 동반된다.

내직근, 상직근의 마비가 흔히 나타나지만, 어느 외안근이든 침범될 수 있다. 지속적으로 옆을 쳐다보면 쉽게 피로해져 복시를 호소할 수 있다.

그 외 눈 증상

눈둘레근의 약화가 가끔 나타나기도 한다. 눈을 꼭 감았는데도 검사자가 눈을 벌리면 별 저항 없이 쉽게 눈이 떠지는 현상이다. 또한 눈을 가볍게 감으면 눈둘레근의 피로로 인해 저절로 실눈을 뜨는 현상도 나타날 수 있다.

눈깜빡임의 장애로 인한 눈물 흘림이나 눈둘레근의 피로로 인해 아래눈꺼풀이 밖으로 벌어지는 겉말림이 나타날 수도 있다.

신생아 중증근육무력증

신생아 중증근육무력증은 어른과는 다른 양상을 보인다. 중증근육무력증을 가진 어머니에게서 출생 즉시 일시적으로 발생하는 중증근육무력증이 가장 흔하다. 중증근육무력증이 있는 어머니에게서 출생하더라도 모든 신생아에게 나타나는 것은 아니며 보통 생후 12주 이내에 소실된다.

어린이 중증근육무력증

중증근육무력증은 주로 성인에게 나타나지만 어린이에게도 나타날 수 있다. 어린이 중증근육무력증은 어른에 비해 다양한 증상이 나타나며, 대부분 5세 이전인 2~3세경에 나타난다.

임상 양상으로 안검하수(90% 이상), 사시(80%), 안구운동장애(70%), 그리고 약시(20%) 등이 나타난다. 사시의 양상은 다양하지만, 눈이 바깥쪽으로 벌어지는 외사시가 가장 흔하고, 위아래로 벌어지는 수직사시가 같이 나타나는 경우도 많다. 복시를 호소하는 경우는 10% 정도로 많지 않다. 이는 어린이라서 복시를 잘 느끼지 못할 수도 있고, 혹은 뇌에서 두 개로 보이는 현상을 억제하는 작용 때문일 수도 있다. 전신 증상이 나타나는 경우는 7~15% 정도로 성인에 비해 높지 않지만, 호흡 곤란, 천식의 악화, 음식 삼킴 장애, 혹은 빈번한 낙상 등을 주의 깊게 살펴야 한다.

치료 방법으로는 약물치료로 피리도스티그민pyridostigmine을 주로 사용하며 스테로이드를 추가로 투여하기도 한다. 어른과 달리 눈에 나타나는 증상의 대부분이 안정되며, 완전한 치료가 잘되지 않는 어른과 달리 15~20%가 치료 후 중증근육무력증의 눈 증상이 나타나지 않는다.

●● 중증근육무력증의 진단

약물 반응 검사

아세틸콜린 성분의 약을 주사한 후에 처진 눈꺼풀이 호전되는지 여부를 확인하는 검사이다. 네오스티그민을 근육에 주사한 뒤 15분 간격으로 1시간 동안 눈꺼풀처짐의 정도와 눈꺼풀올림근의 기능을 검사한다.

얼음 검사

중증근육무력증환자가 눈꺼풀처짐 증상을 보일 때 얼음주머니를 눈꺼풀 위에 올려놓으면 눈꺼풀처짐이 호전되는 것을 볼 수 있다. 이는 낮은 온도에서는 아세틸콜린 분해 물질의 활성도가 낮아져 신경-근육 접합부에서 아세틸콜린의 양이 증가하기 때문이다. 장갑이나 비닐주머니에 얼음을 넣어 눈꺼풀 위에 올려놓고 2분간 기다린 후 2mm 이상 눈꺼풀처짐이 호전되면 중증근육무력증이라고 판정한다.

쉼 검사

환자로 하여금 2~5분 정도 눈을 감고 쉬게 하여 안검하수의 호전이 있는지 검사한다. 암실에서 30분간 눈을 감고 안정을 취하게

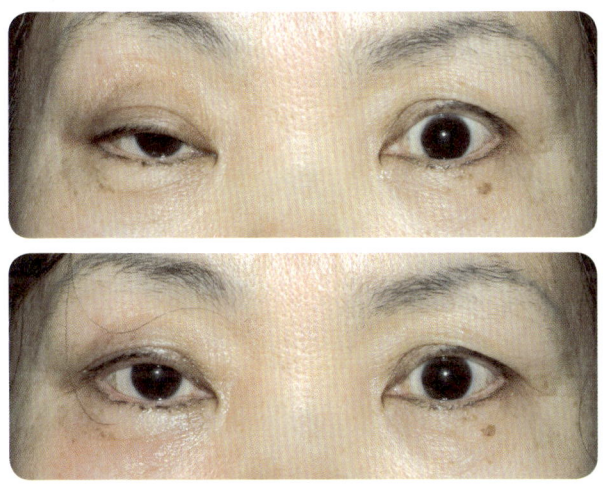

오른쪽 눈에 안검하수가 있는 중증근육무력증 환자(위)의 눈꺼풀에 얼음을 올려둔 후 오른쪽 눈의 눈꺼풀처짐이 호전된 모습(아래).

한 후에 눈꺼풀처짐이나 안구운동장애의 호전 여부를 평가하는 수면 검사도 있다.

신경학적 검사

반복신경자극검사나 단일섬유 근전도검사 등이 있으나 일반적으로 신경과에 의뢰하여 검사한다.

만성진행성외안근마비

만성진행성외안근마비CPEO; chronic progressive external ophthalmoplegia란 주로 눈을 뜨게 하는 눈꺼풀올림근과 안구를 움직이는 외안근을 침범하는 진행성 근육이상증이다. 눈꺼풀올림근과 외안근을 처음 침범하여 천천히 진행되며, 안검하수 증상과 함께 안구를 움직여 옆을 쳐다보지 못할 정도로 안구운동장애가 심해지는 증상을 보인다. 눈 뜨기도 힘들고 옆을 쳐다보기도 힘들어 일상생활에 어려움을 호소하는 환자가 많다. 가족 중에 이런 증상을 보이는 가족력이 있는 경우가 약 50%에 달한다.

주로 학생이나 청년기에 초기 증상인 눈꺼풀처짐과 외안근운동장애가 나타나 서서히 진행한다. 모든 외안근으로 마비가 진행되어 눈은 정면만 주시할 수 있고, 물체가 둘로 보이는 복시 증상은 대부분 없다.

증상은 시간이 지나면서 호전과 악화를 반복하며 진행되는데,

눈둘레근까지 침범하면 눈을 감기도 힘들어진다. 눈꺼풀올림근과 외안근 외의 근육, 특히 머리와 목 부위의 근육에 결국 침범해서 이마근육을 사용하기 힘들어지면 눈꺼풀처짐으로 인한 불편감이 더 심해질 수 있다. 일부 환자는 망막 질환도 동반하는데 망막에 광범위한 색소변성이 나타나며, 전신적으로는 안구진탕, 청력 소실, 소뇌 이상 증상, 그리고 지능 감퇴 등과 같은 신경이상이 나타날 수 있다.

만성진행성외안근마비를 약물치료와 같은 전신적인 치료로 호전시킬 수 있는 방법은 없다. 눈꺼풀처짐으로 인하여 생활의 불편이 심하면 적극적으로 안검하수 수술을 할 필요가 있다. 하지만 수술 후에 눈을 완전히 감지 못하는 증상이 나타나기 때문에 각막을 보호하기 위한 관리가 중요하다. 특히 이 질환의 특성상 눈을 보호하는 방어 기능이 약해지고 증상이 점점 심해지기 때문에 관리에 더 신경을 써야 한다.

수술 방법은 눈꺼풀올림근 기능이 좋은 경우에는 눈꺼풀올림근절제술을 실시할 수 있지만 대부분 기능이 나쁘기 때문에 이마

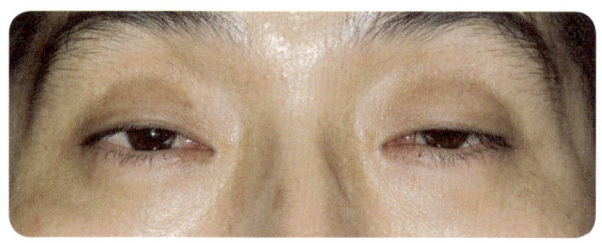

만성진행성외안근마비 환자의 모습.

근걸기술이 더 효과적이다. 이마근걸기술을 시행할 때는 수술 후 심각한 각막 손상을 대비하여 실리콘과 같이 신축성이 있고 제거가 용이한 합성물질을 걸기 재료로 사용하는 것이 좋다.

컨스-세르 증후군

만성진행성외안근마비 외에 망막색소변성, 심장차단의 세 가지 징후를 보이는 경우로 처음 보고자의 이름을 따서 컨스-세르 Kearns-Sayer 증후군으로 불린다. 심장차단은 안검하수가 나타난 지 수개월에서 30년 이후에도 나타나기 때문에 심전도에 이상이 나타나지 않는다고 해서 컨스-세르 증후군이 아니라고 할 수는 없다. 컨스-세르 증후군의 조기 진단은 심장이상으로 인한 문제를 예방하는 데 도움이 되기 때문에 중요하다. 치료는 만성진행성외안근마비에 준한다.

안인두근이상증

만성진행성외안근마비의 변형으로 양안 안검하수가 진행성으로 나타나며, 얼굴근육의 약화와 음식을 삼키기 곤란한 증상이 동반되는데 주로 30~40대에 많이 나타난다. 상염색체 우성 유전되며 프랑스에서 캐나다로 이민한 가계에서 특징적으로 나타난다. 눈꺼풀올림근의 기능은 만성진행성외안근마비보다 양호하며, 외안근의 손상도 심하지 않다.

근긴장성이상증

근육이 수축했다가 이완되지 않는 현상을 말한다. 눈을 꼭 감았다가 떴을 때 안구 위치가 위로 몰려 있는 증상을 보이는 경우가 근긴장증의 예이다. 눈꺼풀처짐 정도는 다양하며, 얼굴근육이나 눈둘레근이 약해지고 백내장이나 망막색소변성과 같은 안구 내의 다른 이상과 동반될 수 있다.

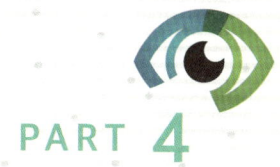

PART 4

안검하수의

수술

안검하수 수술

안검하수는 대부분 수술로 교정할 수밖에 없는 질환이다. 물론 중증근육무력증 때 동반되는 안검하수와 같이 약물치료를 해야 하는 경우나 외상 혹은 신경성 안검하수와 같이 상당 기간 기다려봐야 하는 예외도 있다. 안검하수의 수술 방법은 크게 복잡하지는 않지만 전신마취 상태에서 진행하는 어린이의 선천안검하수 수술은 결과를 예측하기가 매우 어려워 재수술 빈도가 높은 특징이 있다. 그래서 일부 안검하수에 관한 전문서적에서는 안검하수 수술을 '예측하기 힘든 수술unpredictable; least understood' 혹은 '불완전한 과학imperfect science'이라고 부르며 수술의 어려움을 표현하기도 한다.

안검하수 수술은 힘이 약한 눈꺼풀올림근의 기능을 정상으로 회복시켜 눈을 잘 뜨게 하는 수술이 아니라 눈꺼풀을 위로 당겨주어 정면에서 보았을 때 눈 모양이 개선되도록 하는 수술이다. 눈꺼풀을 위로 당겨 고정시켜놓으므로 눈을 완전히 감지 못한다거나 위아래를 쳐다볼 때 눈 모양이 어색해 보일 수밖에 없다는 부작용이 있다.

눈의 모양, 크기, 혹은 기능이 사람마다 다르고, 같은 사람이라도 오른쪽과 왼쪽 눈이 다르기 때문에 두 눈을 비슷하게 만드는 것은 정말 어려운 일이다. 특히 전신마취 상태에서 수술을 해야 하는 선천안검하수는 수술 중의 교정 정도와 수술 후 나타나는 교정 정도의 차이가 환자마다 달라 원하는 눈 크기가 되지 않을 수도 있다. 거기다가 정상적인 눈을 원하는 환자 혹은 보호자의 높은 기대를 만족시켜야 하니 집도의의 스트레스는 매우 높다. 미국 성형안과학회장을 역임한 기카와Don O. Kikkawa 교수는 한국에 방문했을 때 선천안검하수 수술을 '지옥hell'이라고 표현하면서, 환자의

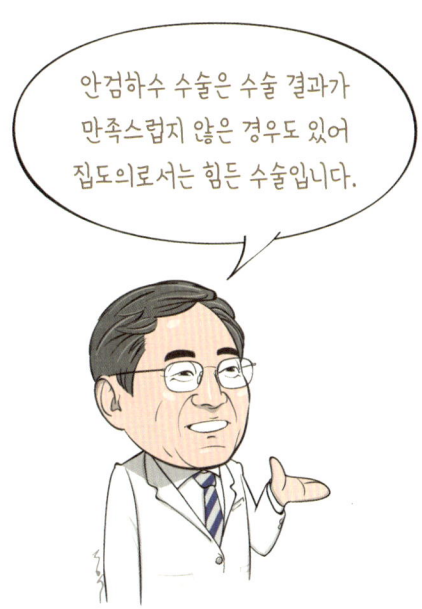

만족을 충족시키기 어려워 수술 후 더 어려운 상황에 처한다고 고충을 털어놓기도 했다.

　대부분의 안검하수는 수술 후 개선되지만 일부 환자의 경우 원하는 만큼 교정되지 않아 불만을 품는 경우도 있으며, 집도의는 늘 좋은 수술 결과를 제공할 수 없는 현실에 힘들어한다. 따라서 의사는 수술 전에 환자 혹은 보호자에게 수술 후 나타날 수 있는 문제점에 관해 충분히 설명해야 하며, 환자도 이 모든 것을 이해한 후에 수술을 진행해야 한다.

●● 아기의 첫 진료 시기

선천안검하수의 아기가 태어난 직후에는 눈을 거의 뜨지 못할 정도로 처진 경우가 많다. 아기가 한 달, 두 달, 성장하면서 눈꺼풀 처짐이 조금씩 좋아지고, 3~4개월이 되면 처음보다 제법 좋아진 눈을 볼 수 있다. 생후 6개월 정도까지는 조금씩 좋아질 수 있지만, 이후에는 큰 변화를 보이지 않는다.

　안검하수 아기를 둔 부모로부터 언제쯤 병원에서 첫 진료를 받으면 좋으냐는 질문을 자주 받는다. 언제라고 정해진 시기는 없지만 바깥나들이를 할 수 있고 눈을 뜨고 의사를 쳐다볼 수 있을 시기인 백일쯤이 좋다고 생각한다. 하지만 눈을 뜨지 못할 정도의 심한 안검하수인 경우는 좀 더 일찍 안과를 방문하는 것이 좋다.

⁍ 어린이 수술 시기

안검하수의 수술 시기에 관해서는 꼭 정해진 답이 있는 것이 아니다. 물론 아기의 눈이 너무 많이 처져 약시가 될 위험이 높을 경우에는 조기 수술을 고려한다. 조기 수술을 하는 경우와 경과를 지켜보다가 수술하는 경우 모두 장단점이 있다.

안검하수 환자의 수술 시기를 결정하는 데는 많은 요소를 고려한다. 어린이와 성인은 수술 목적이 각자 다르다. 어린이는 미용 문제 외에 시기능 발달 장애, 또는 머리 자세 변화를 동반할 수 있고, 정서적으로도 부정적인 영향을 미칠 수 있으므로 수술 시기를 결정하기가 까다롭다. 또한 약시나 사시 진단을 위한 시기능 검사가 어렵고 눈꺼풀올림근의 기능을 측정할 때 협조가 안 되는 경우가 많아 더욱 결정하기 어렵다. 전신마취하에서 수술을 해야 하는 점도 보호자의 수술 결정에 영향을 준다.

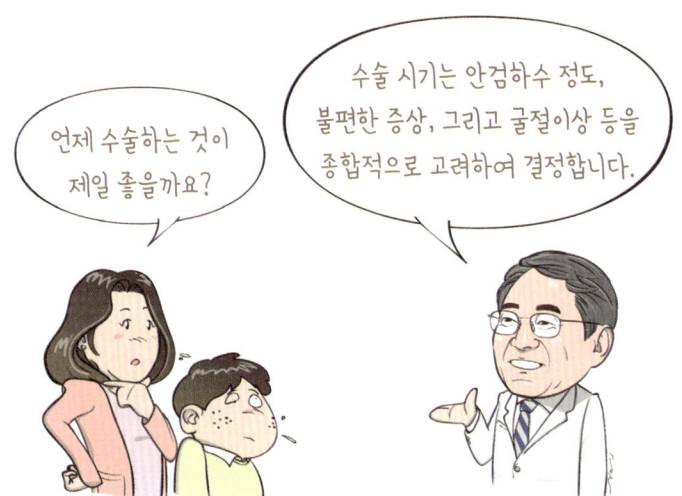

어린이의 수술 시기에 영향을 주는 요인

눈꺼풀처짐 정도

어린이의 안검하수 수술 시기를 결정하는 데 가장 큰 영향을 미치는 요소는 눈꺼풀처짐의 정도이다. 눈꺼풀이 동공을 완전히 가릴 정도로 심한 안검하수는 약시가 발생할 수 있으므로 수술 시기를 앞당기는 것을 고려할 수 있다. 사물을 볼 때 이상두위, 즉 고개를 들거나 눈썹올림과 같은 보상 기전이 있는 경우는 시야가 덜 가려지지만 고개를 들어 물체를 보는 불편을 겪는다.

안검하수의 심한 정도가 약시 발생과 관계가 있다는 연구와 그렇지 않다는 연구가 공존하지만, 안검하수가 심하면 심할수록 약시 발생 가능성이 더 높아진다는 데는 이견이 없다.

심한 눈꺼풀처짐 어린이의 약시 발생을 줄이기 위해서는 조기 수술이 가장 좋은 치료법이다. 수술로 처진 눈꺼풀을 올렸을 때 시야 확보가 좋아져 시력 발달에 도움이 된다는 것은 예측하기 어렵지 않다. 많은 연구와 보고서를 통해 안검하수 교정 수술 후 약시가 수술 전보다 호전되었고, 수술 후 새로이 약시가 발생하는 경우는 드물다고 밝혀졌으므로 안검하수가 심한 어린이에게는 조기 수술을 권한다.

반면 일부 연구에서는 선천안검하수 수술 후 난시의 증가로 약시가 발생하는 경우도 있어 안검하수의 수술 시기를 4~5세까지 늦추는 것을 제안하기도 한다.

눈꺼풀올림근의 기능

수술 방법을 결정할 때 가장 중요한 검사는 눈꺼풀올림근의 기능이다. 아래를 쳐다보다가 위를 쳐다볼 때 눈꺼풀이 올라간 거리를 밀리미터mm 단위로 측정하여 눈꺼풀올림근의 기능을 수치화

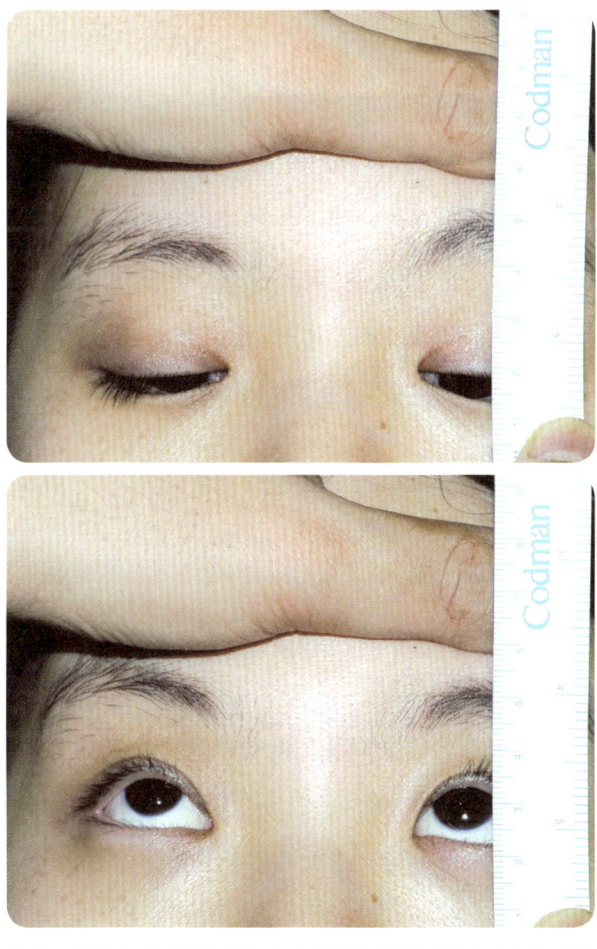

아래를 쳐다보다가 위를 보았을 때 눈꺼풀이 이동한 거리를 통해 눈꺼풀올림근의 기능을 측정한다.

한다. 눈꺼풀올림근의 기능이 5mm 이상이면 눈꺼풀올림근절제술을 시행하고, 이보다 낮으면 이마근걸기술을 시행하는 것이 수술의 기본 원칙이다. 그래서 어린이의 안검하수 수술은 눈꺼풀올림근의 기능을 정확히 측정한 후에 시행하는 것이 좋다. 눈꺼풀올림근의 기능 측정은 그렇게 어려운 검사가 아니나 일반적으로 30~36개월 정도가 되어야만 신뢰할 만한 검사 결과를 얻을 수 있다. 즉, 3세는 되어야 눈꺼풀올림근의 기능을 정확히 측정할 수 있고 이에 따른 가장 적합한 수술 방법을 선택할 수 있다.

하지만 안검하수의 정도가 심하면 대개 눈꺼풀올림근의 기능이 나쁘며, 눈꺼풀올림근의 기능을 측정하지 않더라도 고개 드는 모습 혹은 눈썹을 치켜뜨는 모습을 보면 어느 정도 나쁜지 짐작할 수 있다. 그래서 안검하수가 심한 어린이 환자는 눈꺼풀올림근의 기능을 측정하지 못해도 수술을 진행하는 데 무리가 없다.

약시

선천안검하수에서 동반되어 나타나는 시력 발달 이상은 수술 시기를 결정하는 데 가장 중요한 요소 중 하나이다. 실제로 많은 부모가 안검하수로 인해 약시가 생기는 것을 가장 걱정한다. 약시는 한 번 생기면 치료하기가 여간 까다롭지 않다. 그래서 약시 진행 여부를 알 수만 있다면 아무런 갈등 없이 수술을 결정할 수 있지만 나이가 어리면 시력을 정확히 측정하기가 어려워 약시 여부를 알 수 없다는 문제가 있다.

선천안검하수 환자가 성장한 후 시력을 측정해보았더니 일반인의 약시 발생 빈도가 약 3.2%인 데 반하여 선천안검하수 환자는 14~23%로 일반인보다 높았다. 또한 선천안검하수 환자의 사시 발생 빈도는 6~32%로 정상인의 1~5%보다 높았으며, 부등시 또한 12~30%로 정상인의 7~10%보다 높았고, 1.0디옵터 이상의 난시도 43~50%로 높은 것으로 나타났다.

선천안검하수 환자에게 약시가 발생하는 주원인은 눈꺼풀처짐에 사시나 부등시가 동반되기 때문으로 알려져 있지만, 사시 또는 부등시가 동반되지 않은 경우에도 약시가 나타날 수 있다. 그래서 눈꺼풀처짐 자체를 약시의 원인으로 생각할 수 있다. 실제 진료 중 선천안검하수 환자에게 약시가 생겨 가림 치료를 권하는 경우가 자주 있다. 원인이 무엇이든 안검하수 어린이의 약시 발생 빈도가 정상 어린이보다 높음을 염두에 두어야 한다.

모든 선천안검하수 환자는 수술 전에 눈꺼풀처짐의 정도, 눈꺼풀올림근의 기능뿐만 아니라 조절마비 굴절검사, 사시검사, 안저검사 등을 시행하여 약시를 유발할 수 있는 모든 잠재적인 위험인자에 대해서 검사를 시행하여야 한다. 수술 후에도 정기적인 경과 관찰을 통해 약시 발생을 예방하고, 조기에 발견하여 치료하는 것이 중요하다.

결론적으로, 동공을 가리는 정도와 함께 난시, 사시 등의 다른 눈 이상 여부를 검사하여 약시의 위험이 높은 경우는 조기 수술을 고려할 수 있다.

단안성 혹은 양안성

양안 안검하수보다 단안 안검하수에서 약시가 더 잘 생기는 것으로 알려져 있다. 선천안검하수 환자에서 약시의 86~90%가 단안 안검하수에서 발생한 것으로 보고된 적도 있다. 양안 안검하수가 있으면 고개를 들어 시야를 넓혀서 두 눈 모두 아래 시야를 통해 볼 수 있기 때문에 시력이 발달할 가능성이 높지만, 단안 눈꺼풀 처짐의 경우는 좋은 눈만 주로 사용하기 때문에 안검하수인 눈에 약시가 발생할 가능성이 더 높은 것이다.

이상두위에 따른 목근육의 피로

선천안검하수가 심하면 사물을 볼 때 고개를 들고 보는 경우가 많은데 계속 고개를 들고 있으면 목근육의 비정상적인 수축이 지속되어 심한 피로를 느낄 수 있다. 어린이의 경우 정확한 자기표현을 하지 못하기 때문에 부모의 생각보다 더 힘들어할 수 있음을 고려해야 한다.

정서장애

안검하수가 심한 어린이 중에서 조기에 눈꺼풀처짐 수술을 시행한 아이가 더 밝아지고 활발하다는 이야기를 진료하는 과정에서 자주 들을 수 있다. 심지어는 걸음마를 하면서 잘 넘어지거나 나이가 충분한데도 잘 걷지 못하던 어린이가 수술 후 곧잘 걷는다는 말도 들었다. 안검하수 수술을 1세 전후에 한 어린이를 대상으로 수술 전과 수술 한 달 후의 성격 변화를 조사해본 결과, 안검하수 수술이 어린이의 성격에 긍정적인 영향을 미친다는 연구 결과는 앞서 소개한 바 있다. 수술 후의 긍정적인 변화를 보면 아이 역시 불편함으로 인해 상당히 스트레스를 받고 있으며, 안검하수 수술이 아이가 더욱 밝고 적극적으로 성장하는 데 도움을 줄 수 있음을 시사한다.

아이가 3세 전후가 되면 놀이방에 가거나 미술, 음악, 스포츠 활동 등을 시작한다. 과거와는 달리 아주 어린 나이에 이러한 활동을 통해 친구와 대인관계를 형성한다. 이때 눈꺼풀처짐이 있으면 외관상의 문제로 놀림을 받거나 심하면 따돌림을 당할 수 있고, 이로 인하여 정서 발달에 부정적인 영향을 줄 수 있다. 또래의 철없는 아이에게 "쟤는 눈이 왜 저래"라는 말을 들으면 부모의 가슴은 무너진다. 그래서 아이가 어린이집과 같은 사회생활을 시작하는 시기를 고려해 안검하수의 교정 시기를 택하는 것이 좋다고 생각한다.

또한 부모 역시 자녀의 안검하수로 인해 심적 고통을 받는 경우를 흔히 본다. 아이의 눈만 보면 미안한 마음이 들고, 밖에 나갔을 때 다른 사람의 수군거림이 신경 쓰인다. 물론 아이의 상태에 따라 수술 여부나 시기를 결정해야겠지만 엄마의 스트레스도 보통이 아니다.

따라서 어린이의 수술 시기를 결정하기 위해서는 이러한 문제를 전반적으로 고려해야 하며, 보호자가 잘 이해할 수 있도록 충분한 정보를 제공해야 한다.

이상의 내용을 아래와 같이 요약할 수 있다. 하지만 선천안검하수 환자마다 다른 특성을 가지고 있기 때문에 일률적으로 시기를 정할 수 없으며, 또 의사마다 조금씩 다른 견해를 가질 수 있기 때문에 성형안과 전문의와 충분히 상의하고 수술 시기를 결정해야 한다.

:: 선천안검하수 환자의 일반적인 수술 시기는 눈꺼풀처짐 정도와 눈꺼풀올림근 기능을 측정할 수 있는 나이인 3~5세이다.
:: 약시가 생길 수 있는 심한 안검하수는 더 일찍 수술을 고려할 수 있다.
:: 동공을 많이 가릴 정도로 눈꺼풀처짐이 심하거나 사시, 난시 등의 굴절이상이 동반되거나 한쪽 눈만 처진 경우 약시가 더 잘 발생할 수 있으므로 조기 수술을 고려할 수 있다.

성인의 수술 시기와 방법

성인 안검하수의 수술 시기는 선천안검하수인 어린이와 달리 고려해야 할 사항이 많지 않다. 기능적인 문제도 있지만 미용 목적이 우선이라면 수술 시기는 크게 문제 되지 않는다. 하지만 환자의 병력을 주의 깊게 청취하여 단순 안검하수인지 다른 질환과 동반된 경우인지 감별하여야 한다. 중증근육무력증과 같은 다른 질환의 동반이 의심된다면 동반 질환 또는 원인 질환이 완전히 밝혀질 때까지 수술 시기를 미루는 것이 좋다.

외상으로 인한 안검하수는 최소 1년 이상, 혹은 최대 개선이 된 후 적어도 6개월을 기다린 후 수술하는 것이 좋다. 기계성 안검하수의 경우 원인이 되는 눈꺼풀이나 눈 주변 질환을 먼저 제거한 후 일정 시간을 기다려보고 남는 눈꺼풀처짐을 교정하는 것이 원칙이지만, 경우에 따라서는 원인 질환 치료와 동시에 안검하수 교정술을 시행하기도 한다.

안검하수의 수술 방법은 여러 종류가 있다. 안검하수의 양상이 눈꺼풀이 많이 처진 환자부터 덜 처진 환자, 근육의 기능이 좋은 환자부터 나쁜 환자, 그리고 원인에 따라 선천성에서 후천성까지 워낙 다양하게 나타나므로 수술 방법도 그에 따라 다양하다. 환자에게 가장 적절한 수술 방법을 선택하는 것은 좋은 수술 결과를 얻어내는 데 중요한 첫걸음이라고 할 수 있다. 수술 방법을 결정하는 데 영향을 미치는 가장 중요한 요소는 눈꺼풀올림근의 기능이지만 그 외에도 많은 요소가 관여하므로 이를 잘 종합하여 최적의 수술 방법을 찾는다.

수술 방법을 결정할 때 고려할 점

눈꺼풀올림근의 기능

눈꺼풀올림근의 기능이 5mm 이상이면 눈꺼풀올림근절제술을, 그 미만이면 이마근걸기술을 시행하는 것이 원칙임은 앞서 언급한 바 있다. 호르너 증후군과 같은 교감신경 이상으로 나타나는 안검하수는 눈꺼풀올림근의 기능이 비교적 양호하여 결막-뮐러

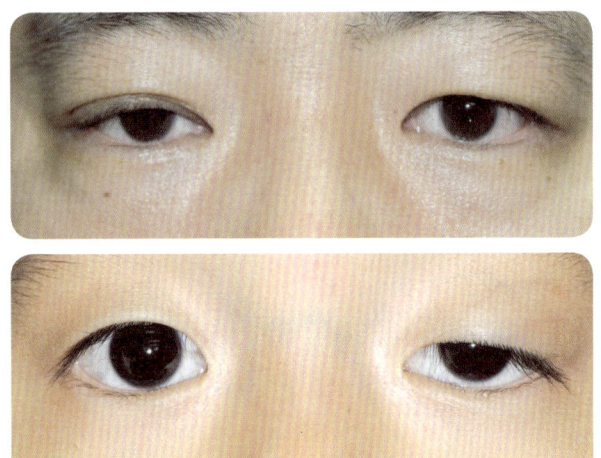

안검하수가 있지만 눈꺼풀올림근의 기능이 비교적 좋은 눈(위, 오른쪽 눈)과 약한 눈(아래, 왼쪽 눈).

근절제술을 시행한다. 이러한 수술 원칙이 정해지기까지는 가장 좋은 수술 결과를 얻을 수 있는 방법을 찾으려는 의사들의 많은 노력과 연구가 있었다. 그래서 지금의 수술 원칙이라는 것은 확률적으로 성공 가능성이 가장 높은 방법이라고 할 수 있다.

하지만 원칙이 이러하더라도 꼭 원칙을 따라야만 좋은 결과를 얻을 수 있는 것은 아니다. 의사에 따라 자신의 경험 또는 능숙한 수술 기법이 무엇인가에 따라 달리 적용할 수 있다. 예를 들면 눈꺼풀올림근 기능이 3~4mm로 낮더라도 이마근걸기술 대신 눈꺼풀올림근절제술을 선호하는 의사도 있다.

눈꺼풀처짐 정도에 따라

눈꺼풀이 얼마나 처졌는지도 수술 방법을 선택하는 데 영향을 미

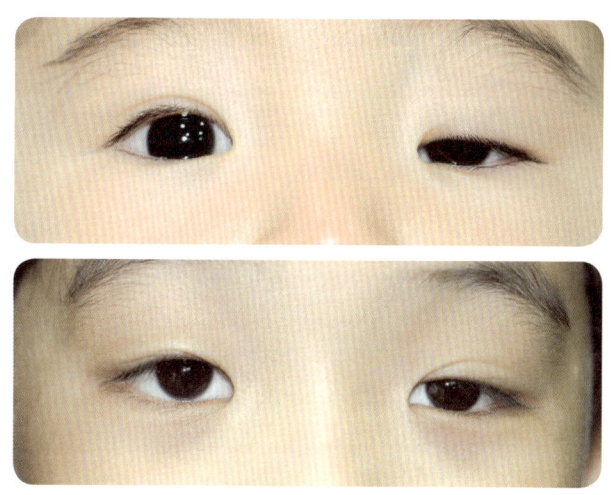

눈꺼풀처짐이 심한 경우(위)와 심하지 않은 경우(아래).

친다. 일반적으로 눈꺼풀올림근의 기능이 좋지 않을수록 눈꺼풀처짐이 심하게 나타난다. 따라서 안검하수가 심하지 않으면 눈꺼풀올림근절제술을 하는 경우가 많으며, 눈꺼풀처짐이 심한 눈에서는 눈꺼풀올림근의 기능이 좋지 않을 때 적용하는 이마근걸기술을 시행하는 것이 좋은 결과를 가져올 가능성이 제일 높다. 눈꺼풀올림근의 기능이 다소 낮더라도 눈꺼풀처짐이 심하지 않으면 눈꺼풀올림근절제술을 선택할 수도 있다. 이렇게 눈꺼풀올림근의 기능과 안검하수의 정도에 따라 적절한 수술 방법을 선택한다.

눈 보호 기능

각막은 우리 눈에서 아주 중요한 기관으로 평소 눈물로 적셔진 상태로 보호된다. 하지만 안검하수 수술 후에는 대부분 눈을 완전히

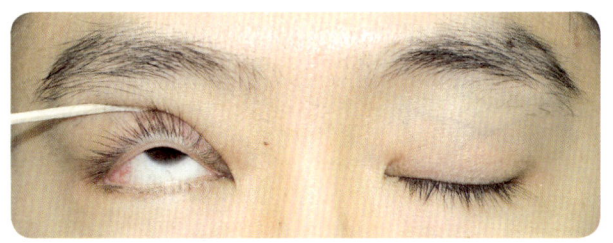

벨 현상은 눈을 감았을 때 안구가 위로 올라가는 것으로 어느 정도의 토안이 있어도 눈을 보호할 수 있는 눈의 보호 기능이다.

감을 수 없는 상태인 토안이 나타나기 때문에, 이로 인한 건성안이 되지 않게 지속적으로 관리해야 한다. 눈을 감을 때 안구가 위로 올라가는 벨 현상은 우리 눈을 보호하는 정상적인 기능이다. 잠잘 때 각막이 위로 올라가기 때문에 눈을 좀 뜨고 자더라도 건조해지지 않지만, 벨 현상이 손상된 눈은 잠잘 때 안구가 위로 올라가지 않아 건성안으로 인한 눈의 손상이 나타나기 쉽다.

눈돌림신경마비, 만성진행성외안근마비, 혹은 중증근육무력증 등과 같은 질환 때 동반되는 안검하수는 대부분 눈 보호 기능이 떨어진 상태이기 때문에 수술 후 토안을 가장 덜 유발하는 수술 방법을 선택해야 한다. 이러한 경우에는 이마근걸기술이 필요하며, 걸기 재료로는 탄력성이 좋아 토안을 덜 유발하는 실리콘을 사용하는 것이 좋다. 실리콘은 심한 각막염이 생겨 눈이 견디지 못하면 제거하여 다시 풀기가 쉽기 때문에 이런 상태의 눈 수술에 가장 좋은 재료이다.

그 외 눈물분비량 검사를 시행하여 심한 건성안이 있으면 수술 후 토안으로 인해 각막이 쉽게 손상될 수 있음을 예상하고 미리

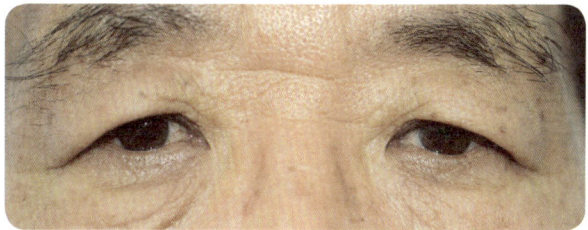

Before

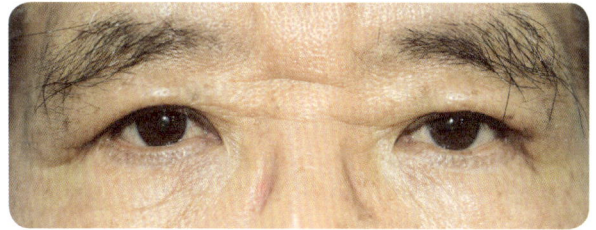

After

성인 안검하수 수술 전(위)과 후(아래)의 모습.

대비해야 한다.

선천성과 후천성

선천안검하수는 눈꺼풀올림근의 기능이 나쁜 경우부터 좋은 경우까지 다양하게 나타날 수 있지만 후천성에 비해 기능이 떨어지는 경우가 훨씬 많다. 기능의 정도에 따라 수술을 선택해야 하지만 선천성은 눈꺼풀올림근절제술로 기대할 수 있는 교정 효과가 후천성에 비해 떨어지기 때문에 수술 방법을 선택하는 데 신중을 기해야 한다. 특히 선천안검하수의 수술은 대체로 전신마취 상태에서 진행하기 때문에 후천성에 비해 훨씬 까다롭다.

후천성의 대부분을 차지하는 노년의 퇴행성 안검하수는 눈꺼풀올림근의 기능이 좋으므로 눈꺼풀올림근절제술을 수술 방법으로 선택한다. 또한 외상이나 무안구성 등의 후천안검하수도 대부분 눈꺼풀올림근절제술로 교정한다.

사시가 동반되었을 때

사시가 안검하수에 동반되는 경우가 있다. 사시는 눈 안쪽으로 몰리는 내사시와 바깥쪽으로 돌아가는 외사시를 아우른 수평사시가 있으며, 아래 혹은 위로 돌아가는 수직사시가 있다. 대부분의 사시는 수평사시이며 수직사시는 적은 편이다.

사시와 안검하수가 동반되면 약시의 위험이 더 커지므로 안검하수의 치료와 약시의 치료를 더 적극적으로 병행해야 한다. 수평사시가 있으면 안검하수 수술을 하면서 같이 수술할 수 있지만, 수직사시가 있으면 안검하수 수술 때 눈꺼풀 높이를 정하기 어렵고 사시 수술 후 안검하수 정도가 변할 수 있다. 때문에 안검하수 수술을 하기 전에 먼저 사시 수술을 하는 것이 좋다.

눈꺼풀올림근절제술

안검하수의 대표적인 수술 방법으로 눈꺼풀올림근절제술, 이마근걸기술, 그리고 결막-뮐러근절제술 등이 있다. 각각의 수술 방법은 눈꺼풀올림근의 기능이나 눈꺼풀이 처진 정도에 따라 선택한다. 눈꺼풀올림근의 기능에 따라 일정 기준 이상이면 눈꺼풀올림근절제술을, 그 미만이면 이마근걸기술을 시행한다. 대부분의 성인에게 나타나는 후천안검하수는 눈꺼풀올림근절제술로 충분히 교정되지만 근육 질환이나 신경 질환으로 인한 경우는 이마근걸기술이 필요하다. 이제부터 각각의 수술 방법에 대해 자세히 알아본다.

눈꺼풀올림근절제술이란

눈꺼풀올림근절제술이란 눈꺼풀올림근의 일부를 절제하여 짧게

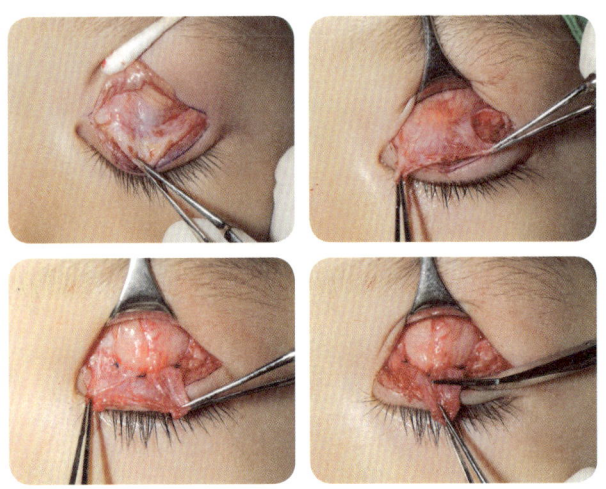

눈꺼풀올림근절제술은 눈꺼풀올림근을 분리하고 눈꺼풀판으로 당겨 고정한 후 남는 근육을 절제한다.

해줌으로써 근육의 수축력을 증대시키는 수술을 말한다. 이해를 돕기 위해 근육을 고무줄에 비유해보자. 고무줄의 한쪽 끝이 눈 뒤쪽에 부착되어 있고 다른 한쪽 끝은 눈꺼풀에 부착되어 이 고무줄이 수축되면 눈꺼풀이 위로 올라간다. 눈꺼풀올림근절제술의 원리는 눈꺼풀 쪽에 붙어 있는 고무줄을 뗀 후 일부를 잘라내고 다시 눈꺼풀에 부착시키면 짧아진 고무줄로 인해 당기는 힘이 커지기 때문에 눈꺼풀이 올라가면서 안검하수가 교정되는 것이다.

원칙적으로 눈꺼풀올림근의 기능이 5mm 이상일 때 눈꺼풀올림근절제술을 시행한다. 선천성인 경우는 근육의 기능을 정확히 측정하여 수술 방법을 결정한다. 고무줄이 어느 정도 탄력이 있어야만 짧게 했을 때 당기는 힘이 커진다. 탄력이 약한 고무줄은 짧게 하더라도 당기는 힘이 커지지 않는다. 그래서 눈꺼풀올림근의 기능이 약한 경우에는 눈꺼풀올림근절제술보다 눈꺼풀을 이마 속의 조직과 연결하여 눈꺼풀을 올려주는 이마근걸기술을 시행한다.

눈꺼풀올림근절제술은 눈꺼풀올림근을 눈꺼풀 부착 부위에서 위쪽으로 분리한다. 일정 부분까지 주변 조직으로부터 근육을 분리하여 15~20mm 정도를 절제한 후 다시 눈꺼풀에 부착시킨다. 그러면 근육의 수축력이 강해지면서 눈꺼풀을 위로 당겨 처진 눈꺼풀이 교정된다.

눈꺼풀올림근의 기능이 5mm가 되지 않는 안검하수는 이마근걸기술이 원칙이지만 시술자에 따라서는 눈꺼풀올림근절제술을 선호하기도 한다. 이때는 눈꺼풀올림근을 더 많이 분리하여 절제하여야 하며, 경우에 따라서는 30mm 이상의 눈꺼풀올림근을 절제하는 최대 눈꺼풀올림근절제술을 하기도 한다.

어느 정도 교정해야 하나?

어느 정도 눈꺼풀올림근을 절제하여 눈꺼풀을 올려주어야 눈 모양이 예쁘고 만족스러운 결과를 얻을 수 있는지는 집도의의 큰 숙제이며 고민이다. 특히 전신마취 상태에서 수술하는 어린이의 경우는 마취 상태에서의 눈 모양과 회복 후의 눈 모양이나 크기가 반드시 일치하지 않기 때문에 더욱 힘들다.

교수나 의사는 많은 환자를 수술하면서 얻은 결과를 정리하고 통계를 내어 이를 학술지에 발표한다. 이를 토대로 후배 의사가 수술 경험을 쌓은 후 또 다른 연구 결과를 발표하는 과정을 반복하면서 오차가 줄어들고 의술은 발달한다. 하지만 선천안검하수에서 얼마만큼 수술을 해야 좋은 결과를 얻을 수 있는지는 아직 해결하지 못한 숙제이다. 1950년대에 미국에서 발표한 연구가 있지만 이후로 좋은 연구 결과를 보지 못했으며, 특히 서양인과 눈 구조가 다른 한국인을 대상으로 한 결과는 거의 없는 실정이다. 이제까지 필자의 수술 경험을 토대로 수술 결과에 대한 많은 연구를 세계적인 학술지에 발표했지만 그럼에도 마음대로 되지 않는 것이 수술이다.

눈꺼풀올림근절제술에서 눈꺼풀올림근의 기능이 나쁠수록 또 눈꺼풀이 많이 처져 있을수록 눈꺼풀을 위로 당기기 위해 근육을

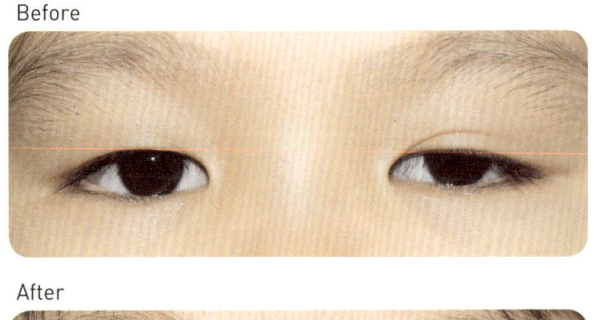

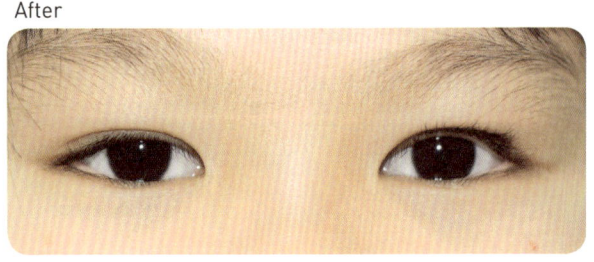

눈꺼풀올림근절제술 전(위)과 후(아래)의 모습.

많이 절제해야 한다. 이를 위해서는 근육을 위쪽으로 또 주변 조직으로부터 많이 분리하여야 한다.

수술을 할 때 적정한 높이를 맞추어 눈꺼풀을 올려주어야 하는데 이 과정이 가장 어렵다. 어느 정도의 크기에 맞추어야 수술 후 회복 과정을 거친 후 가장 알맞은 눈꺼풀 높이가 될 수 있는지에 대해 시술자는 늘 고민한다. 눈꺼풀올림근의 기능에 따라서, 혹은 근육 절제량에 따라서 눈 높이 교정 정도가 개인마다 다르기 때문이다. 심지어는 회복 과정도 개인마다 차이가 있기 때문에 안검하수 수술은 늘 재수술을 전제할 수밖에 없다.

이마근걸기술

이마근걸기술은 눈꺼풀올림근의 기능이 좋지 않은 안검하수의 수술 교정에 가장 효과적인 방법이다. 기능이 좋지 않은 눈꺼풀올림근을 수술하지 않고 눈꺼풀과 이마근육을 연결하여 이마근육의 힘으로 눈꺼풀이 올라가도록 만드는 수술이다.

수술은 눈꺼풀뿐만 아니라 이마도 절개해야 하며, 눈꺼풀과 이마근육 사이를 연결해주는 재료가 필요하다. 걸기 재료로는 자가근막, 보존근막, 그리고 합성물질인 실리콘, 수프라미드 Supramid(나일론의 일종), 고어텍스 Goretex, 수술용 봉합사 등이 있으며, 이 중 환자 자신의 다리에서 얻는 자가근막이 가장 이상적인 걸기 재료라고 대부분의 문헌에서 기술하고 있다.

어떤 경우에 이마근걸기술을 시행하나?

이마근걸기술의 가장 보편화된 수술 적응증으로는 눈꺼풀올림근의 기능이 5mm 미만으로 불량한 안검하수이다. 하지만 5mm라는 기준은 절대적 수치가 아니며 시술자의 판단이나 경험에 의해 달라질 수도 있다. 즉, 눈꺼풀올림근의 기능이 떨어지더라도 눈꺼풀올림근을 많이 당기는 최대 눈꺼풀올림근절제술을 선호하는 시술자도 있다. 하지만 눈꺼풀올림근이 5mm 미만이면서 눈꺼풀처짐의 정도가 심한 경우에는 이마근걸기술을 적용하는 것이 대부분의 성형안과 전문의가 동의하는 수술 원칙이다.

눈꺼풀올림근의 기능이 5~6mm 정도로 기능이 나쁘지 않더라도 환자가 과거 눈꺼풀올림근절제술을 시행하여 재수술을 받는 경우에는 눈꺼풀올림근절제술에 비해 수술 결과 예측이 쉬우며 토안과 같은 부작용이나 다른 합병증의 발생률이 낮은 이마근걸기술을 시행하는 것이 바람직하다. 이유는 절제할 수 있는 눈꺼풀올림근이 얼마나 남아 있는지 불확실하기 때문이다.

중증근육무력증과 같이 진행성 근육 이상이 있는 경우에는 눈꺼풀올림근절제술로 교정이 가능하더라도 눈꺼풀올림근의 기능이 점차 떨어져 재발과 재수술이 예상되기 때문에 이마근걸기술을 시행하는 것이 좋다.

눈돌림신경마비, 만성진행성외안근마비, 중증근육무력증, 혹은 벨 현상 장애 등과 같이 눈 보호 기능이 손상된 안검하수 환자도 수술 후 토안이 적은 실리콘 이마근걸기술의 대상이 된다. 그 외, 턱-

윙크 증후군에도 눈꺼풀올림근 제거 후 이마근걸기술을 시행하며, 눈꺼풀틈새축소증후군에도 이마근걸기술을 시행할 수 있다.

•• 이마근걸기술의 걸기 재료

이마근걸기술의 걸기 재료로 흔하게 사용되는 것은 환자 자신의 몸에서 얻는 자가대퇴근막이다. 자가대퇴근막이 재발이나 부작용이 적어 가장 이상적인 재료라는 것은 대부분의 연구 결과로 증명되어 있다. 하지만 다리에 또 다른 수술을 해야 한다는 점과 흉이 생길 수 있다는 점은 환자에게 부담이 될 수 있다. 다리 말고 자신의 몸에서 얻을 수 있는 자가조직으로 손바닥이나 두피에서 얻는 경우도 있으나 다리의 자가근막에 비해 효율성이 떨어진다.

종종 근막을 떼어낸 후에 다리를 쓰는 데 문제가 없느냐는 질문을 받는다. 하지만 근육을 사용하는 것이 아니라 근육을 싸고 있는 막을 사용하기 때문에 다리 운동 기능과는 상관이 없고, 다리를 움직이는 데도 아무런 지장이 없다. 필자의 환자 중에는 축구선수도 있었는데 수술 후에도 아무런 문제없이 선수생활을 계속했다.

자가근막은 아기에게는 얻기가 어렵고 안과 의사가 다리 수술을 진행하는 데 부담을 느끼기 때문에 대체 재료로 보존대퇴근막도 사용된다. 이는 사체에서 채취한 대퇴근막으로 거부반응을 줄이기 위해 방사선으로 처치한 것이다. 하지만 수술 후 재발률이나 염증 반응 등을 비교할 때 자가근막에 비할 바는 못 된다.

의료용으로 제조한 합성물질로는 실리콘, 수프라미드, 고어텍스 등이 소개된 바 있다. 합성물질이라 상품으로 구입할 수 있어 자가근막을 얻기 힘든 어린 아기에게 주로 사용된다. 하지만 재발률이 높은 단점이 있다.

자가근막을 제외한 보존대퇴근막이나 합성물질을 통틀어 설명하기 편하게 인공근막이라고 불리기도 한다.

자가대퇴근막

이마근걸기술의 가장 이상적인 걸기 재료로 알려진 자가근막의 사용 역사는 아주 오래되었다. 100여 년 전인 1909년에 파이어 Payr가 선천안검하수 환자의 수술 방법으로 처음 이마근걸기술에 사용했다. 그런 만큼 대부분의 관련 의학서에서 이마근걸기술에 재발이나 합병증이 가장 적다고 기술하고 있다.

많은 연구에서 자가근막은 다른 재료에 비해 염증 반응이 적게 나타나는 것으로 보고된다. 기존의 눈에 있던 정상적인 세포가 자

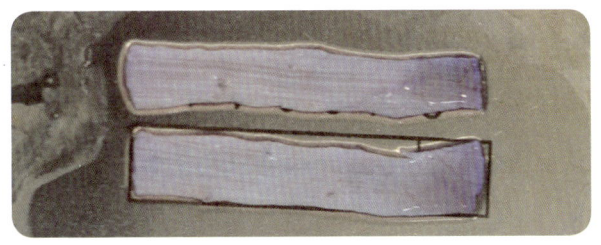

채취한 자가대퇴근막의 모습.

가근막 속으로 들어가 결합되기 때문이다. 자가근막 이마근걸기술 후 42년이 경과한 후에도 수술 부위의 자가근막이 잘 유지되어 있는 것이 확인된 경우도 있다. 이처럼 자가근막은 다른 걸기 재료에 비해 월등한 생체 적합성을 보이며, 이식 후에도 변화 없이 정상조직 상태로 생존해 있는 것이다. 이러한 특성의 결과로 자가근막은 대용품인 보존근막이나 합성물질에 비해 재발률이 낮으며 미용의 측면에서도 우수한 결과를 보인다.

보존대퇴근막

이마근걸기술에 자가근막의 효용성에 대해서는 이견이 없었지만, 자가근막을 얻는 과정에 전공 분야도 아닌 다리까지 수술해야 하는 것에 부담을 느낀 안과 의사는 대체 재료를 찾았다. 1968년 캐나다의 유명한 성형안과 의사인 크로포드Crawford가 대체 재료로 사체에서 채취한 보존대퇴근막을 연구하여 수술 초기에는 좋은 결과를 발표했으나, 오랜 기간 동안 관찰한 결과 초기에 예상하지 못했던 재발, 감염, 육아종 형성 등의 문제점이 드러났다. 아직 구체적인 사례가 보고되지는 않았지만 채취한 근막을 통해 간염이나 후천면역결핍증후군AIDS 등과 같은 감염 질환이 이환될 수 있는 가능성을 배제하지 못한다는 의견도 있다.

보존대퇴근막은 사체에서 채취하여 방사선 혹은 항생제와 알코올로 처리한 후 상품화된 것으로 구입하여 사용한다. 하지만 최근 보존근막의 생산이나 수입 과정에 문제가 있어 구하기 쉽지 않은 문제가 발생하여 어떻게 해결될지 두고 보아야 한다.

합성물질

합성물질이란 실리콘, 수프라미드, 고어텍스, 수술용 봉합사 등 의료용으로 제조되어 상품화한 물질을 말한다. 주로 2세 이전의 심한 선천안검하수 환자의 약시 예방을 위한 조기 수술 시에 주로 사용한다. 성인의 경우 수술 후 토안 발생률이 비교적 적으며 각막 손상이 생기더라도 쉽게 제거할 수 있기 때문에 눈의 방어 기전이 손상된 안검하수 환자에게 추천하는 걸기 재료이다.

◁ 실리콘

실리콘은 우리 몸과 조직 반응이 비교적 적어 수술 후 부기가 덜 나타나며, 눈 높이의 조절이 용이하고, 상품화되어 있어 쉽게 구할 수 있다는 장점이 있다. 또한 보존대퇴근막과 달리 합성물질은 감염 질환이 이환될 위험이 없다. 특히, 실리콘의 특성상 탄력성이 좋아 수술 후 토안으로 인한 각막염의 위험이 적기 때문에 중증근육무력증 혹은 눈돌림신경마비와 같이 벨 현상이 손상된 심한 안검하수 환자의 수술에 이상적인 재료로 인식된다.

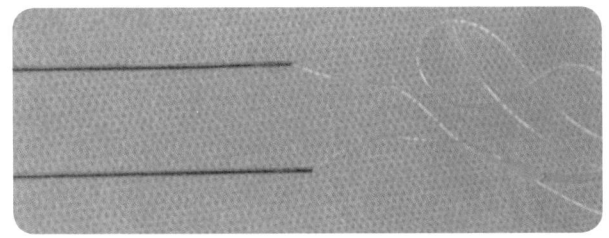

실리콘로드.

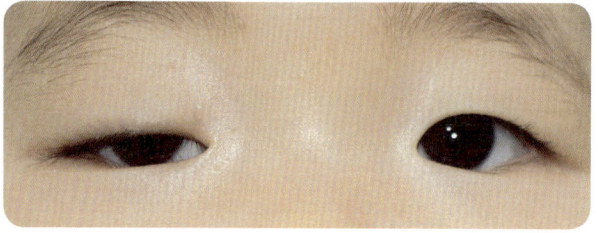

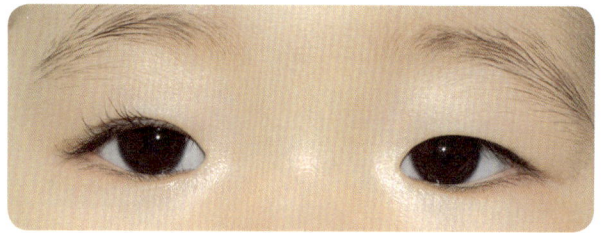

실리콘 이마근걸기술의 수술 전(위)과 후(아래)의 모습.

 나이가 어려 자가대퇴근막을 얻기 어려운 어린 환아에게 조기 수술이 필요할 때도 사용되지만 재발 가능성이 있다. 재발률은 3년 내 약 20%로 보고되었다. 드물게는 감염, 육아종 형성 등의 문제점이 발생해 제거하는 경우도 있지만 발생률은 1%도 채 되지 않는다. 이러한 부작용이 발생했을 때 쉽게 제거할 수 있으며 주변 조직 변화가 적기 때문에 다른 수술을 시행하기가 용이하다.

◁ 수프라미드

수프라미드는 나일론으로 만들어진 봉합사로서 스키 모양의 바늘이 부착되어 있다. 상품화되어 있어 쉽게 구할 수 있으며, 수술 과정도 간단하여 선천안검하수 환자가 어려 자가근막을 채취하기 힘들 때 사용되는 재료이다.

하지만 재발률이 50% 이상으로 상당히 높으며 육아종 발생률이 높다는 단점이 있다. 재발 원인은 봉합사가 조직 속으로 파고들면서 당기는 힘이 약화되기 때문이다. 이를 치즈-와이어링 cheese-wiring 현상이라고 하는데, 이는 치즈를 철사로 감으면 치즈 속으로 철사가 파고드는 것 같이 봉합사가 조직 속으로 파고들면서 장력이 약화되어 안검하수가 재발되는 현상을 말한다. 치즈-와이어링 현상은 합성물질로 이마근걸기술을 시행했을 때 대부분 나타난다.

또한 재발 환자에게서 제거된 수프라미드를 전자현미경으로 관찰했더니 수프라미드의 표면과 구조에 많은 손상과 함께 흡수되는 양상이 나타나는 것을 필자가 세계 최초로 학계에 보고했다.

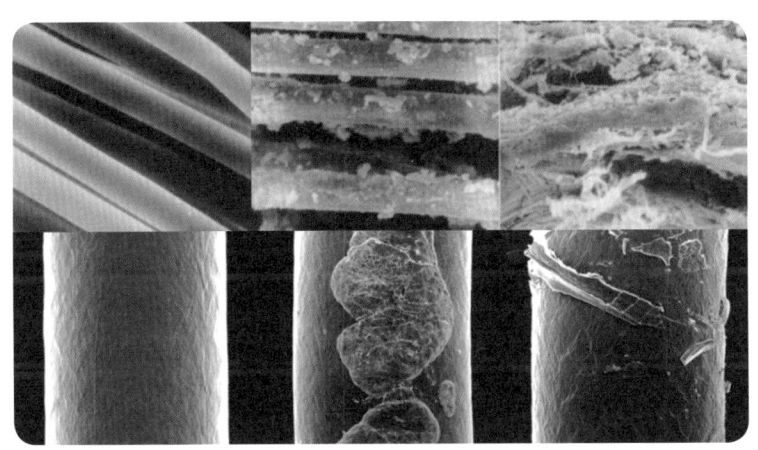

이마근걸기술 후 시간 경과에 따른 수프라미드(위)와 실리콘로드(아래)의 변화 모습. 사용하지 않은 재료(왼쪽 끝)에 비해 표면과 구조의 손상이 관찰된다.

이런 결과를 미루어볼 때 수프라미드 구조 자체의 변성으로 인해 장력이 떨어져 안검하수가 재발된다고 짐작할 수 있다. 앞서 소개한 실리콘에도 비슷한 변화가 발견되어 수술 후 재발 원인으로 여겨지며 이 역시 국제 학술지에 발표했다.

◁ 고어텍스

폴리테트라플루오로에틸렌PTFE; Polytetrafluoroethylene으로 만들어진 고어텍스는 얼굴 성형수술에 주로 사용되었다가 1986년부터 이마근걸기술 재료로도 사용되고 있다.

비교적 생체적합성이 우수한 재료로 알려져 있으며, 신체 조직이 재료 속으로 파고들어 결합되기 때문에 걸기 효과가 오래 지속될 수 있는 것으로 알려져 있다. 재발률에 관해서 장기간 관찰한 보고는 없지만, 역시 재발이 빈번한 것으로 보고되고 있다.

수술 방법

이마근걸기술은 눈을 뜨게 하는 근육의 힘이 약하기 때문에 눈꺼풀 조직을 눈썹 위의 이마근육에 연결시켜 눈꺼풀을 올리는 수술이다. 수술 방법은 절개를 어떻게 하는지와 어떤 재료를 이용하여 눈꺼풀을 올려주는지에 따라 달라진다.

눈꺼풀과 눈썹 위에 각각 2~3군데의 작은 절개를 통해 걸기 재료를 연결하는 소절개법과 눈꺼풀 전체를 절개하여 걸기 재료를 연결하는 전체절개법이 있다.

소절개법

눈꺼풀의 두세 곳에 3mm 정도의 절개를 하고 눈썹 위에도 세 군데를 절개한다. 걸기 재료를 눈꺼풀의 절개창을 통해 통과시킨 후 다시 눈썹 위의 절개창으로 통과시켜 적정 눈 크기를 만든 후 고정하는 방법이다. 현재 우리나라 대부분의 성형안과 전문의가 시행하고 있는 수술법이다.

   수술이 비교적 간단하고 소요 시간이 덜 걸리는 장점이 있으나, 여분의 피부나 지방 제거와 같은 성형술을 하지 못해 눈꺼풀이 불룩해 보일 수 있다. 쌍꺼풀은 만들 수 없어 대부분 생기지 않으나 간혹 저절로 생기는 경우도 있다.

전체절개법

쌍꺼풀 수술을 할 때와 같이 눈꺼풀 전체를 절개하여 눈꺼풀에 걸

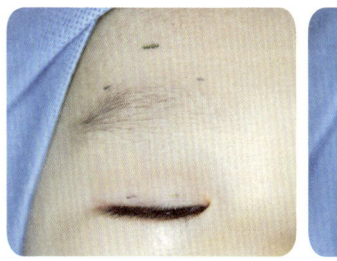 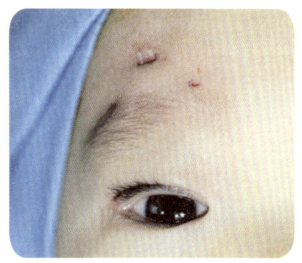

소절개법을 이용한 실리콘로드 이마근걸기수술. 왼쪽 사진에서 표시한 부위를 작게 절개한다.

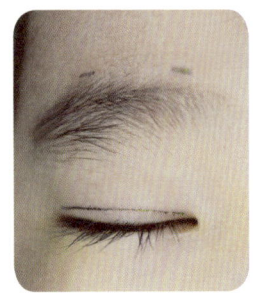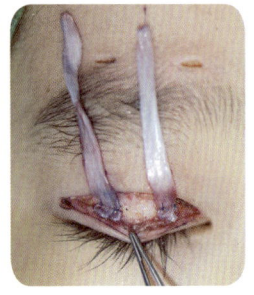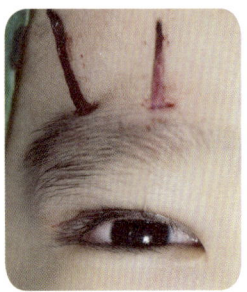

전체절개를 한 자가근막 이마근걸기술의 모습.

기 재료를 직접 봉합하여 고정시킨 후 이마 쪽으로 통과시켜 적정 눈 크기를 만든 후 이마근육에 고정하는 수술 방법이다.

이 수술 방법의 장점은 다음과 같다.

:: 눈꺼풀 높이 및 눈의 윤곽 조절이 비교적 쉽다.
:: 안검하수 교정으로 눈꺼풀이 올라가면서 자연적으로 발생하는 여분의 피부 및 지방 등 주변 조직을 제거하는 눈꺼풀 성형술을 동시에 시행할 수 있다. 이로 인해 눈꺼풀이 불룩해 보이는 현상을 방지할 수 있다.
:: 쌍꺼풀을 만들 수 있어 속눈썹이 처져 보이는 현상을 개선시킬 수 있고 속눈썹이 안으로 말려드는 안검내반을 예방할 수 있다.
:: 걸기 재료를 눈꺼풀판에 직접 단단하게 고정할 수 있어 안검하수 교정 효과가 더 오래 지속될 수 있다.

하지만 전체절개법은 수술이 복잡하고 까다로우며 수술 시간이 많이 소요되는 단점이 있다. 그래서 현재 우리나라에서 전체절

Before

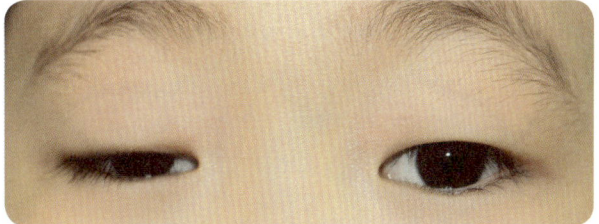

After

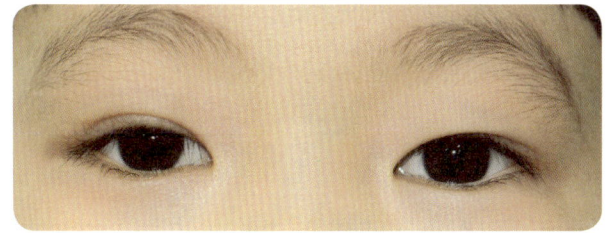

Before

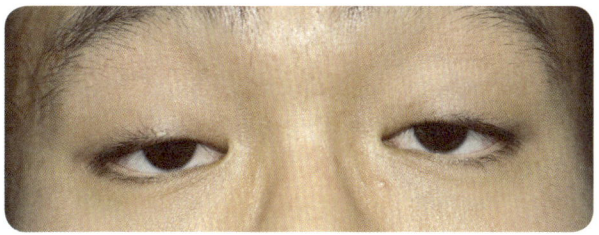

After

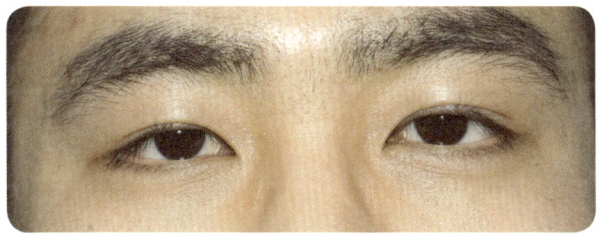

소아(위)와 성인(아래)의 전체절개 자가근막 이마근걸기술 전후의 모습.

개법으로 이마근걸기술을 시행하는 병원은 거의 없다고 보면 된다. 필자는 약 26년 전부터 전체절개법 수술을 개발해왔으며 지금도 시행하고 있다.

●● 안검하수 수술 중 어느 방법이 더 좋은가?

많은 환자가 눈꺼풀올림근절제술과 이마근걸기술 중 어느 방법이 더 좋은지 알고 싶어 한다. 어떤 환자는 막연히 눈꺼풀올림근절제술에 비해 이마근걸기술이 부자연스럽고 합병증이 더 많다고 생각해 가능하면 눈꺼풀올림근절제술을 받길 희망하기도 한다. 하지만 눈꺼풀올림근절제술이 이마근걸기술에 비해 절대적으로 좋은 수술이라고 말할 수 없다. 단지 눈꺼풀올림근절제술로 교정이 가능한 안검하수가 있고, 이마근걸기술을 해야 잘 교정되는 안검하수가 있다고 보면 된다.

눈꺼풀올림근절제술은 눈꺼풀올림근의 기능이 비교적 좋은 안검하수에서 시행하는 수술이며, 이마근걸기술은 기능이 비교적 나쁜 환자에서 시행하는 수술이다. 대부분의 성형안과 교과서에서도 기능이 나쁜 눈은 이마근걸기술을 하는 것이 가장 좋으며, 그중에서도 자가근막이 가장 좋다고 기술되어 있다.

기능이 좋으면서 안검하수의 정도도 그렇게 심하지 않은 눈과 기능이 나빠 눈꺼풀이 많이 처진 환자의 수술 후 부작용을 직접 비교하는 것은 공평하지 않다. 안검하수가 심하지 않아 눈꺼풀올림근절제술을 한 환자의 수술 후 부작용이, 눈꺼풀올림근의 기능이 나쁘고 안검하수가 심해 이마근걸기술을 한 환자의 부작용보다 덜한 것은 당연한 일이다. 안검하수가 심하지 않으면 눈꺼풀올림근을 많이 절제할 필요가 없기 때문이다. 이런 이유로 눈꺼풀올림근절제술을 받는 것이 더 좋다는 인식을 갖는 듯하다.

눈꺼풀올림근의 기능이 비교적 좋지 않은 눈에 눈꺼풀올림근절제술을 하기 위해서는 많은 양의 눈꺼풀올림근을 주변 조직으로부터 분리해 끌어당겨 절제해야 한다. 근육을 많이 분리하는 과정에 주변 조직의 손상이 생길 수 있으며, 근육을 많이 당기기 때문에 수술 후 시간이 지나면서 근육이 늘어나 조금씩 처지는 경향이 있다. 따라서 수술할 때 약간 과교정하기 때문에 수술 후 토안의 정도가 이마근걸기술에 비해 결코 좋다고 할 수 없다.

눈꺼풀올림근의 기능이 좋지 않아 안검하수가 심한 환자에게 이마근걸기술과 눈꺼풀올림근절제술 중 어느 수술이 부작용이 덜한지 비교할 필요는 있다. 하지만 두 수술의 부작용을 직접 비교한 결과를 찾기가 쉽지 않다. 다만, 앞서 언급했듯 눈꺼풀올림근절제술 후의 토안이 이마근걸기술에 비해 심하다고 기술된 문헌이 있다. 반면 이마근걸기술은 자가근막을 사용하면 이마와 다리에 추가적인 수술을 해야 하는 점, 합성물질을 사용하면 다시 조금씩 처지는 경향이 있다는 점은 기억해야 할 부분이다.

결국 수술 방법은 원칙에 따라 결정하는 것이 좋은 결과를 얻을 확률이 가장 높으며, 집도의의 경험을 고려하여 결정하면 된다.

결막-뮐러근절제술

결막-뮐러근절제술은 눈꺼풀의 가장 안쪽에 있는 결막과 뮐러근을 절제하여 안검하수를 교정하는 수술이다. 뮐러근은 교감신경이 분포되어 있으며 눈꺼풀을 올리는 기능이 있는 근육으로, 놀라서 눈이 크게 떠질 때 작용한다. 간혹 가슴이나 목 부위의 수술을 하다가 교감신경이 손상돼 안검하수가 생기는 경우도 있다. 이때의 안검하수는 눈꺼풀처짐 정도가 경미하고 눈꺼풀올림근의 기능이 비교적 양호한 특징을 보인다.

수술은 일반적인 안검하수 수술처럼 눈꺼풀 피부를 절개하지 않고 눈꺼풀을 뒤집어 결막을 통해 뮐러근을 절제한다. 결막과 뮐러근은 쉽게 분리되지 않을 정도로 붙어 있기 때문에 결막을 제거하면 뮐러근이 저절로 같이 절제되는 효과가 있다.

이 수술은 간단하지만, 눈꺼풀올림근의 기능이 양호해야 하며, 교감신경자극제 안약을 눈에 넣었을 때 안검하수가 교정되는 효

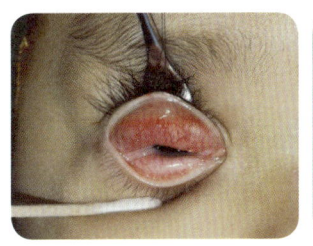 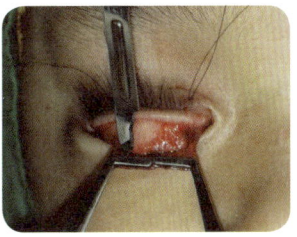

결막-뮐러근절제술.

과가 있을 때만 시행할 수 있다는 제약이 있다. 보통 4mm의 결막과 뮐러근을 절제하면 눈꺼풀이 1mm 정도 올라가는 효과가 있고, 최대 2~2.5mm의 교정 효과를 얻을 수 있다.

안검하수 정도에 따라 일정 양의 결막과 뮐러근을 절제하지만 안검하수가 정확히 교정됐는지는 수술실에서 확인하지 못하기 때문에 수술 경과를 지켜보는 수밖에 없다. 안검하수와 피부 늘어짐 현상이 동반되어 있으면 여분의 피부 제거를 위해 피부 절개를 해야 하며, 쌍꺼풀은 생기지 않기 때문에 쌍꺼풀을 원하면 추가로 시술해야 한다.

최근 성형외과에서 많이 시행하는 눈매교정술은 이 수술을 응용한 것이다.

턱-윙크 증후군의
치료

 턱-윙크 증후군의 치료는 수술 외에 다른 방법이 없다. 하지만 수술 여부를 확정하고 어떤 수술을 할 것인지 선택하기까지 충분한 이해가 바탕이 되어야 한다.
 약시가 있는 경우에는 눈꺼풀 수술 이전에 시력이상 교정과 약시 치료를 충분히 시행해야 하며, 사시가 동반된 경우에는 사시 수술의 필요성을 고려한 후에 눈꺼풀 수술을 결정한다.
 눈꺼풀 수술에서 중요한 것은 환자의 상태가 안검하수인지, 턱-윙크 현상인지, 또는 둘 모두인지를 파악하는 것이다. 수술 여부는 환자 또는 보호자의 의견과 주치의의 의견이 일치할 때 결정하는 것이 좋다. 턱-윙크 증후군 환자의 수술은 증상에 따라 다양한 방법이 있으므로 환자 개개의 상황에 맞추어 선택한다.
 턱-윙크 증후군의 원인이 아래턱의 운동신경과 위눈꺼풀의 눈꺼풀올림근에 분포하는 눈돌림신경 사이에 비정상적인 신경 연결이므로 이 신경 연결을 끊어주면 되지 않느냐는 질문을 가끔 받는다. 하지만 이 신경 연결이 눈 근처인지 또는 뇌 속인지가 명확하지 않아 신경을 찾아서 끊기 어렵기 때문에 이런 시술은 현실적으로 시행하기 어렵다.

경미한 턱-윙크 현상

안검하수가 동반되지 않은 경미한 턱-윙크 현상은 미관상 크게 문제가 되지 않으므로 턱-윙크 현상을 없애기 위한 수술을 굳이 할 필요는 없다. 경미한 턱-윙크 현상은 입 주변의 움직임을 줄이거나 음식을 먹을 때 입을 크게 벌리지 않고 오물오물 씹어 삼키는 습관을 들이면 증상이 잘 나타나지 않는 데 도움이 된다. 사회생활을 할 정도로 성장하면 이러한 습관을 저절로 터득하겠지만 어

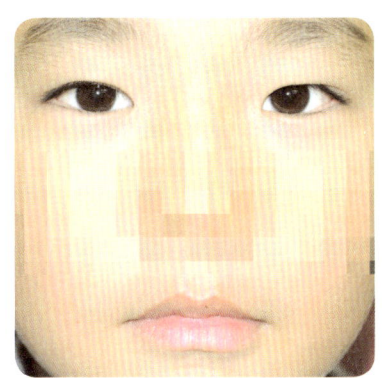 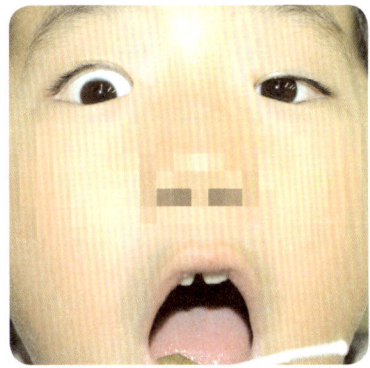

턱-윙크 현상이 있으면서 안검하수가 없는 경우.

릴 때는 부모가 이에 대해 이해시키는 것도 중요하다.

경미한 턱-윙크 현상과 안검하수가 동반되어 있으면 안검하수만 수술하는 것도 좋은 치료 방법이 될 수 있다. 안검하수 수술은 일반적인 안검하수의 치료와 마찬가지로 눈꺼풀올림근의 기능과 눈꺼풀처짐의 정도에 따라서 수술 방법을 선택할 수 있다. 경미한 안검하수 수술은 주로 눈꺼풀올림근절제술을 시행하면 된다. 이때 상직근의 마비가 동반된 경우나, 환자 스스로 턱을 덜 움직여 안검하수가 실제보다 심하지 않은 것처럼 보이는 경우는 수술 후 부족교정이 나타날 가능성이 간혹 있다.

●● 중증의 턱-윙크 현상

턱-윙크 현상이 중증도 이상으로 쉽게 눈에 뜨이는 경우에는 비정상적인 턱-윙크 현상을 없애기 위한 수술을 고려하는 것이 좋다. 하지만 이때도 입 운동을 작게 하여 턱-윙크 현상이 덜 보이도록 하는 노력을 통해 심하게 눈에 띄지 않는 경우 수술하지 않고 지내는 것도 하나의 방법이다.

안검하수와 턱-윙크 현상이 동반되어 있으면 안검하수와 턱-윙크 현상을 동시에 교정하는 수술을 하는 것이 좋다. 수술로 안검하수만 교정할 경우 턱-윙크 현상은 해소되지 않고 오히려 더 심하게 나타날 수 있으므로 적절하지 않다. 턱-윙크 현상이 심하고 안검하수가 동반되어 있는 경우에는 둘 다 교정하는 수술을 선

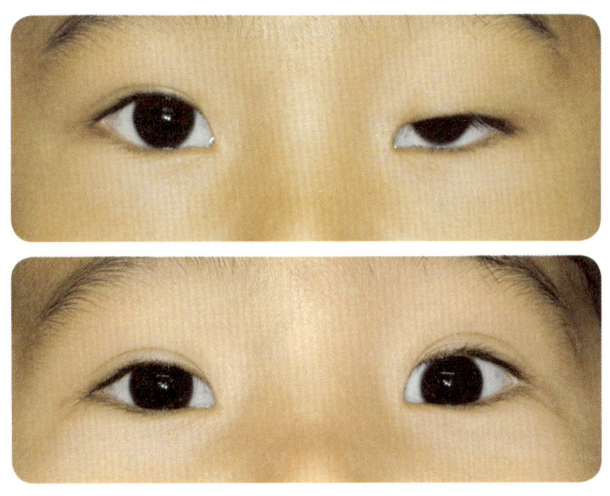

안검하수와 턱-윙크 현상이 같이 있는 경우.

택하는 것이 가장 좋다.

　안검하수가 동반되어 있지 않을 때에는 신중히 생각해볼 필요가 있다. 심한 턱-윙크 현상이 남의 눈에 자주 뜨여 스트레스를 많이 받으면, 수술을 고려해볼 수 있다. 하지만 수술 후 나타나는 부자연스러움을 충분히 이해하고 득과 실을 따져 수술 여부를 선택하는 것이 좋다.

수술 방법

턱-윙크 증후군은 보통의 안검하수 수술보다 복잡한 과정을 거친다. 먼저 눈을 뜨는 근육인 눈꺼풀올림근을 대부분 제거해야 한다. 이 근육이 없어지면 눈꺼풀올림근의 기능이 아주 약한 심한 안검하수 상태가 되기 때문에 이마근걸기술을 동시에 시행하여 안검하수를 교정한다.

눈꺼풀올림근제거술과 이마근걸기술을 두 번에 걸쳐 따로 수술하기도 하지만, 동시에 시술하기도 한다. 집도의의 선호에 의해 수술법이 결정되지만, 각 수술법에는 장단점이 있기 때문에 이를 잘 이해하고 집도의와 의논하여 수술 방법을 결정한다.

턱-윙크 증후군 때 안검하수의 수술

안검하수만 문제가 되는 환자는 일반적인 안검하수 환자와 마찬가지로 눈꺼풀처짐의 정도와 눈꺼풀올림근의 기능에 따라서 수술 방법을 정한다. 턱-윙크 현상은 그냥 두고 안검하수만 치료한다면 눈꺼풀올림근절제술로 교정하는 경우가 많다.

중등도 이상의 턱-윙크 현상을 치료하기 위해 눈꺼풀올림근을 제거한다면, 제거 후 나타나는 안검하수는 이마근걸기술을 시행한다. 이마근걸기술은 일반적으로 눈꺼풀올림근의 기능이 나쁜 선천안검하수 환자에게 시행하는 수술 방법과 같지만 눈꺼풀올림근을 제거해야 하기 때문에 소절개를 통한 이마근걸기술은 할 수 없으며 눈꺼풀 전체 절개를 통해 이마근걸기술을 해야 한다. 일반적인 안검하수 수술과 마찬가지로 자가대퇴근막, 보존대퇴근막, 혹은 실리콘 등을 사용하여 이마근걸기술을 시행하며, 그중에서도 자가대퇴근막이 가장 이상적이다.

양안을 수술할 것인가?

턱-윙크 현상은 대부분 단안에 발생하므로 많은 시술자가 비정상적인 눈꺼풀만 눈꺼풀올림근제거술과 이마근걸기술을 시행한다. 한쪽 눈에 수술을 시행하는 것은 정상적인 눈꺼풀에는 수술을 하지 않는다는 장점이 있다.

반면 이상이 없는 반대쪽 눈까지 이마근걸기술을 시행하는 것은 아래를 쳐다볼 때의 눈꺼풀내림지연으로 흰자위가 보이는 현상을 양안 모두에 생기도록 하여 양안의 대칭성을 유지하는 방법이다. 눈꺼풀올림근제거술은 한쪽 눈에서만 하고, 이마근걸기술을 한쪽 눈에서만 한 경우와 양쪽 눈 모두 한 경우를 비교하였을 때, 정면을 볼 때 눈꺼풀 위치와 대칭성의 성공률은 같으나 아래를 볼 때 눈꺼풀의 대칭성에 관한 성공률은 양안이 78%, 단안은 25%로 양안 이마근걸기술이 훨씬 유리하다는 결과가 보고된 바 있다.

심지어 양안 모두 눈꺼풀올림근을 제거한 후 이마근걸기술을 시행해야 한다고 주장한 안검하수 수술의 전문가도 있다. 이 방법은 정상 눈꺼풀에도 수술을 해야 하는 부담이 있기 때문에 시술자와 환자 및 보호자 사이에 충분한 교감과 이해가 필요하다.

결론적으로 정상안까지 수술하는 것은 양쪽 눈의 모양을 비슷하게 만들 수 있다는 장점은 있지만, 수술 후 발생할 수 있는 합병증을 고려하고, 우리나라 정서상 쉽게 동의하기 어렵다는 점을 감안하여 양안 수술 여부는 신중히 결정해야 한다.

한 차례 수술과 두 차례 수술 중 어느 방법이 좋을지?

일반적으로 눈꺼풀올림근을 제거하여 연합운동을 없애고, 6~8주를 기다려서 턱-윙크 현상이 재발하는지를 확인한 후에 이마근걸기술을 시행하여 눈꺼풀처짐을 교정하는 2단계 수술을 추천한다.

하지만 많은 시술자가 눈꺼풀올림근제거술과 이마근걸기술을 동시에 시행하는 것을 더 선호한다. 동시에 수술한 결과 절반은 턱-윙크 현상이 거의 소실되었고, 나머지 절반은 1mm 이하의 경미한 턱-윙크 현상만 남았다고 보고된 적이 있다. 두 번의 수술로 나누어 하는 방법은 1차 수술 후 2차 수술까지 눈꺼풀처짐의 불편함을 감수해야 하고, 두 번의 수술에 대한 부담도 적지 않다. 그리고 동시 수술로도 턱-윙크 현상을 거의 없앨 수 있기 때문에 한 번에 수술하는 것이 더 낫다는 주장이 우세하다. 또 우리나라 대부분의 부모는 두 번의 마취를 무척 부담스럽게 생각하기 때문에 가능하면 한 번의 수술로 해결하기를 원하므로 한 번에 수술하는 경우가 많다.

눈꺼풀틈새축소증후군의 치료

결론부터 말하면 눈꺼풀틈새축소증후군의 수술은 쉽지 않다. 수술로 교정되는 정도는 한계가 있음을 사전에 이해하는 것이 필요하다. 수술에 대한 기대치가 너무 높으면 만족하기 힘들다.

치료는 정상적인 시력 발달과 미용의 측면 모두를 고려하여 시행한다. 시력과 굴절이상, 사시 진단을 위한 안구 운동에 대해서 자세한 안과 검진이 필요하며, 혹시 약시나 사시가 있다면 이를 조기에 발견하여 치료하는 것이 매우 중요하다.

먼저 결정해야 할 것은 치료 시기이다. 수술을 언제 시행할지는 눈의 여러 상태를 고려하여야 하며, 수술 방법도 눈안쪽교정술과 안검하수 수술을 따로 할지 아니면 동시에 할지에 관해서도 서로 다른 의견이 있으므로 충분한 설명을 듣고 결정해야 한다.

수술 후에는 시력 이상이나 사시 등에 대해서도 계속 치료가 필요하며, 환자로 진단되면, 환자 및 가족의 유전 상담이 필요하다.

∙∙ 수술 시기

어느 시기에 수술하는 것이 가장 좋다고 단정적으로 말할 수는 없다. 수술 시기를 결정하기 위해서는 안검하수의 정도, 축소증의 정도, 환자의 예상 불편 정도, 미용상 문제, 약시나 사시 동반 여부 등 많은 요인을 고려해야 한다. 때문에 학계에서는 서로 다른 의견이 존재함을 이해할 필요가 있다.

일반적인 안검하수의 치료 시기와 마찬가지로 시야가 확보되지 않을 정도로 눈이 너무 작고 많이 처져 있어 아기의 불편이 예상되고 약시에 빠질 가능성이 높으면 조기 수술이 필요하다. 일반적인 안검하수의 수술 시기는 정상적인 눈꺼풀올림근의 기능이 측정 가능한 시기인 3~4세 이후이지만, 이전이라도 안검하수가 심하면 조기 수술을 할 수 있다. 특히 눈꺼풀틈새축소증후군의 대부분은 눈꺼풀올림근의 기능이 크게 떨어지기 때문에 눈꺼풀처짐이 심하면 꼭 이 기능을 검사하지 않고도 1세 전후에 조기 수술을 해 시력발달에 도움을 주고 외관상 모양이 좋도록 한다.

축소증이 심하지 않으면 3~5세경까지 기다려 눈꺼풀올림근의 기능을 정확히 측정한 후에 수술을 하면 된다. 굳이 이때쯤 수술 시기를 잡는 것은 아이가 자신의 눈 모양을 인식할 수 있고, 어린이집 등에 나가면서 다른 아이와 어울리는 사회생활을 시작할 때이므로 마음에 상처를 받기 전에 수술을 하기 위해서이다. 조기 수술을 하는 경우에는 안검하수 수술만 우선 시행하여 시야가림을 없애 편하게 사물을 보고 시력이 개선되도록 도와준다. 안쪽

주름을 개선하는 안쪽눈구석 성형술은 1세 이하의 아기에게 하는 것은 이르지만 안쪽 가림이 너무 심할 때는 이른 나이에도 수술을 고려할 수 있다.

한 눈꺼풀틈새축소증후군의 아이 어머니가 수술 전에 겪었던 마음고생을 소개하고자 한다.

형은 쌍꺼풀 있는 큰 눈이어서 밖에 데리고 나가면 "형제 맞냐"부터 "너무 안 닮았다" "장애가 있냐" "정신적으로 문제가 있는 것 아니냐"까지 참 많은 말을 들었어요. 축소증이어서 안검하수보다 수술 결과가 덜해 보일 수 있지만 저는 안 보이던 검은눈동자가 수술 후에 보여서 감격했어요.

Before
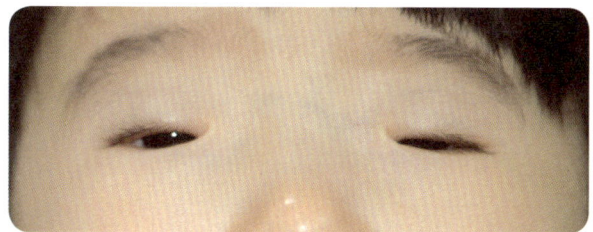

After
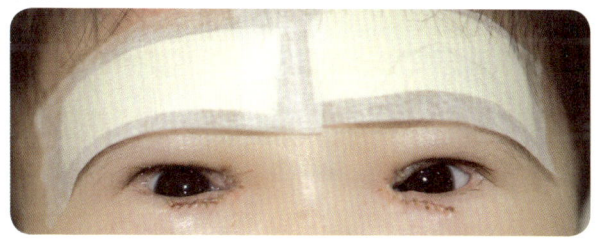

눈꺼풀틈새축소증후군 아기에게 실리콘 이마근걸기술을 하면서 눈구석 주름을 같이 제거한 모습(수술 1주일 후, 아래).

.. 수술 방법

눈꺼풀틈새축소증과 함께 안검하수가 심하여 물체를 보는 것이 힘들고 약시의 위험이 있을 때는 어려도 수술을 하는 것이 좋다고 생각한다. 이때는 대부분 눈꺼풀올림근의 기능이 나쁘기 때문에 실리콘이나 보존대퇴근막을 사용하여 이마근걸기술을 하는데, 실리콘은 영구적인 결과를 기대하기 어려운 재료이므로 성장하면서 안검하수가 재발할 수 있다. 재발하여 눈 모양이 만족스럽지 않으면 자가근막으로 이마근걸기술을 다시 시행하는 것이 좋다.

안쪽눈구석이 넓은 눈구석벌어짐증과 거꿀눈구석주름을 교정하기 위한 눈안쪽교정술은 흔히 성형수술에서의 앞트임 수술 정도가 아니라 눈꺼풀을 눈 안쪽의 뼈와 연결해주는 인대를 안쪽으로 강하게 당겨주는 수술을 말한다. 어떤 경우는 코뼈를 뚫고 인대를 안쪽으로 당겨주면서 눈 안쪽을 교정하는 수술을 하기도 한다. 이러한 눈꺼풀틈새의 가로 길이를 늘리는 눈안쪽교정술로 기능과 미용을 동시에 교정해주어야 한다.

한 차례 혹은 두 차례 수술?

어린 아기의 경우 안쪽눈구석이 넓은 눈구석벌어짐증을 교정하기 위한 눈안쪽교정술과 안검하수 수술을 동시에 시행하는 것은 무리가 있지만, 3~5세경의 아이에게는 이에 대한 고려도 해야 한다. 일반적인 성형안과 교과서에서는 눈안쪽교정술과 안검하수 수술을 따로 하는 것을 권한다. 눈안쪽교정술로 눈꺼풀을 안쪽으로 당

Before

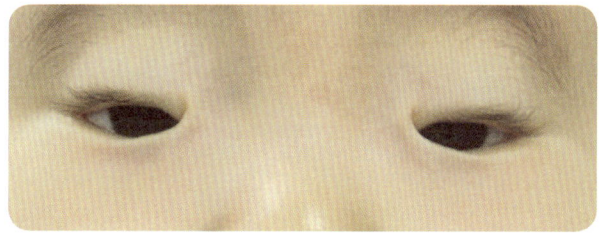

After

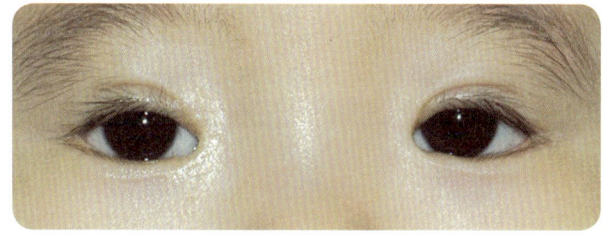

눈꺼풀틈새축소증후군 환아의 수술 전(위)과 후(아래)의 모습.

기면 안검하수가 심해지기 때문에 시간이 좀 지난 후 당김 현상이 완화된 뒤 2차적으로 안검하수 수술을 하는 것이 좋다고 한다.

  하지만 필자의 경우 두 수술을 동시에 한 번의 수술로 교정하는 수술 방법을 택한다. 이유는 동시 수술과 분리 수술의 결과가 큰 차이가 없고, 안검하수 수술 부위와 눈안쪽교정술의 부위를 하나의 절개선으로 연결하여 눈 안쪽의 흉터를 줄일 수 있으며, 또한 수술을 두 번 하길 원하는 부모는 없기 때문이다.

안검하수 수술과 쌍꺼풀

안검하수 수술을 하면서 쌍꺼풀을 만드는 경우가 많다. 쌍꺼풀을 만드는 주된 이유는 미용상 눈이 시원하게 보이기 위해서지만 기능적으로도 여러 목적이 있다. 안검하수 수술로 눈꺼풀이 위로 올라가면서 속눈썹이 안으로 말려들어가는 안검내반 현상이 합병증으로 나타날 수 있다. 특히 안검하수가 심한 눈에서 빈번히 나타나기 때문에 수술하면서도 신경이 쓰이는 부분이다. 또한 수술 후 속눈썹처짐 현상으로 인해 보기도 좋지 않으며 시야를 방해할 수도 있다. 안검하수 수술을 하면서 쌍꺼풀을 만들면 속눈썹이 약간 밖으로 벌어지기 때문에 안검내반이나 속눈썹처짐 현상을 교정할 수 있다.

쌍꺼풀은 눈꺼풀올림근의 근육섬유 일부가 쌍꺼풀선의 피부에 붙어 있어, 눈을 뜰 때 눈꺼풀올림근이 수축하면서 피부를 당기기 때문에 생긴다. 따라서 눈꺼풀올림근의 기능이 약한 안검하수 눈

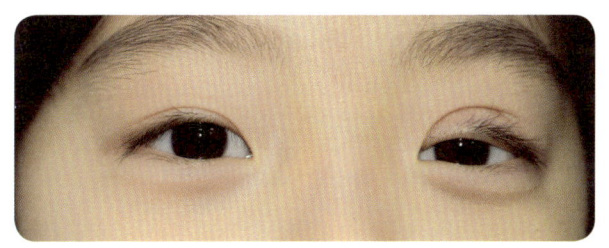

안검하수가 잘못 교정되면서 나타난 쌍꺼풀 모양 이상.

에는 쌍꺼풀이 잘 생기지 않는다. 수술로 안검하수가 잘 교정되지 않으면 예쁜 쌍꺼풀도 만들 수 없다. 수술을 해도 안검하수가 잘 교정되지 않은 경우에는 크고 두꺼운 쌍꺼풀이 생겨 보기 싫은 경우가 종종 있다.

눈꺼풀올림근의 기능이 좋아야 쌍꺼풀도 잘 생기며 안검하수가 심한 눈에선 쌍꺼풀이 거의 없다고 보면 된다. 눈꺼풀올림근절제술 후에는 안검하수가 잘 교정되어야 쌍꺼풀도 잘 만들어진다. 이마근걸기술 중에서 실리콘을 사용하는 경우 소절개만으로 수술하기 때문에 쌍꺼풀을 만들지 않으나 간혹 저절로 생기는 경우도 있다. 자가근막을 사용하더라도 소절개로 수술하면 마찬가지로 쌍꺼풀이 생기지 않는다. 전체절개로 수술해야만 수술하면서 쌍꺼풀을 만들 수 있다.

쌍꺼풀 수술,
미용과 기능을 함께 고려하자

사회가 변화함에 따라 성형수술에 대한 인식도 함께 변화하고 있다. 예뻐지기를 바라는 여성뿐만 아니라 첫인상이 좋아 보이고 싶은 취업준비생 남성까지 성형수술이 보편화되고 있다. 눈은 얼굴에서도 첫인상을 결정짓는 중요한 부분이며, 마음을 전하고 커뮤니케이션을 하는 데 있어서 결정적인 역할을 한다고 인식되기 때문에, 이러한 변화는 어떻게 보면 당연한 것이라고 할 수 있다.

성형수술 중에서도 쌍꺼풀 수술은 대표적으로 알려진 수술이다. 얼굴에서 아름다움을 느끼기 위해서는 여러 요소가 조화를 이루어야 하지만 그중에서도 눈과 눈꺼풀은 가장 큰 몫을 차지하기 때문이다. 쌍꺼풀 수술은 속눈썹이 눈을 찌르는 경우 치료 목적으로 행해지기도 하고, 시원하고 부드러운 눈매로 교정하는 미용 목적으로 이용되기도 한다.

그러나 눈꺼풀은 눈을 보호하는 중요한 역할을 하며, 눈꺼풀의 기능에 이상이 생기면 눈의 전반적 기능에 많은 어려움이 발생할 수 있음을 고려하는 사람은 많지 않다. 따라서 쌍꺼풀 수술을 하기 전에 반드시 고려해야 할 몇 가지 사항이 있다. 수술 전에 반드시 눈꺼풀 모양뿐만 아니라 시력검사, 눈물분비량 검사 혹은 안검하수의 유무를 확인해야 한다. 안검하수가 있는 눈에 쌍꺼풀 수술을 할 경우 쌍꺼풀의 모양이 잘 나오지 않을 뿐 아니라 안검하수가 더 심해지는 경우를 종종 볼 수 있다. 또한 눈물분비가 적은 건성안의 경우 이물감이나 눈의 충혈이 더 심해질 수 있기 때문에 반드시 미리 검사해야 할 부분이다.

동양인의 눈꺼풀은 지방이 많아 두툼하고 쌍꺼풀이 아주 작거나 없는 특징을 갖고 있으나, 서구 문화의 유입에 따라 쌍꺼풀과 함께 크고 시원스러운 눈이 점차 선호되고 있다. 서양 사람은 쌍꺼풀선이 눈 위로 10mm 정도로 크고 분명하게 형성되어 있다. 그러나 한국인은 쌍꺼풀이 있는 사람은 40% 정도이며, 그 크기는 6mm 정도로 그렇게 크지 않고, 서양인처럼 분명하지도 않다. 따라서 서양인 정도의 선을 만들면 너무 큰 쌍꺼풀이 되기 때문에 어색해 보일 수 있다.

수술 방법은 너무나 많고 의사에 따라서 수술 기법이 다르기 때문에 설명하기가 어렵지만 크게 매몰법과 절개법의 두 가지로 구분된다. 매몰법은 눈 안쪽의 결막과 눈꺼풀 겉쪽의 피부 및 근육을 묶어주는 방법이다. 눈꺼풀에 남는 흉터가 작고 출혈이 적으며 부기가 금방 가라앉는 장점이 있지만, 처진 피부를 제거할 수 없고 쌍꺼풀이 가끔 풀리는 단점이 있다.

이에 비해 절개법은 눈꺼풀 위의 피부를 절개하여 두툼한 지방을 제거하고 처진 피부도 제거하기 때문에 쌍꺼풀을 섬세하게 만들 수 있으며 풀릴 가능성이 적은 수술 방법이다. 하지만 출혈이 많고 부기가 늦게 빠지는 단점이 있다. 쌍꺼풀의 모양이나 수술 방법에 대해서는 수술 전 충분한 상담과 함께 미리 쌍꺼풀 모양을 만들어보고 스스로 만족스러운 크기와 형태를 선택하는 것이 좋다.

중년층이나 노년층의 경우, 늘어진 눈꺼풀 피부를 일부 제거하여 팽팽하게 하고 불룩해진 지방을 제거하는 수술을 주로 한다. 눈꺼풀 피부가 주름과 함께 늘어지면, 눈이 힘을 잃은 모습을 보이기도 하고 심한 경우에는 눈 일부를 덮어 시야가 답답하게 여겨지기 때문이다. 특히 여름철에는 땀으로 인해 처진 피부가 짓무르고 세균성 안검염이 발생하여 이차적으로 건성안이 생기는 경우도 있다. 이런 경우 늘어진 피부를 제거하는 미용 수술로 큰 눈으로 되돌릴 수 있고 기능의 회복도 기대할 수 있다.

피부 노화로 눈꺼풀이 늘어지는 것은 아래눈꺼풀도 마찬가지이다. 나이가 들면서 눈의 조직이 늘어나고 느슨해지면서 눈 아래쪽에 위치한 지방조직이 더 아래로 처져 불룩 솟아오른다. 이럴 경우 미용상의 문제뿐만 아니라 기능상의 이상도 생길 수 있다. 아래눈꺼풀과 안구 사이에 생기는 공간은 분비된 눈물의 저수지와 같은 역할을 하는데, 눈꺼풀이 느슨해지면서 이 공간이 커져 눈물이 많이 고여, 손수건으로 눈물을 계속 닦아야 한다. 이때 눈꺼풀 피부를 당기는 것만으로는 눈꺼풀의 모습을 되찾을 수 없고 처진 지방조직을 일부 제거하고 피부를 위로 올려서 지지해주어야 한다. 아래눈꺼풀 성형수술의 경우 눈꺼풀 힘이 약하면 눈꺼풀이 밖으로 벌어지는 합병증이 발생하기 쉬우므로 경험 많은 의사에게 수술받는 것을 권하고 싶다.

　서양인은 눈꺼풀의 지방을 거의 대부분 제거하여 눈꺼풀이 움푹 들어가도록 하고 있으나 동양인에게 이렇게 시행할 경우 동양인 눈의 형태와 맞지 않아 이상하게 보인다. 늘어진 피부를 너무 많이 제거하면 눈을 감아도 완전히 감기지 않는 현상이 나타나 눈에 손상을 줄 수 있으므로 의사나 환자 모두 너무 욕심을 내지 않는 것이 중요하다. 또한 눈꺼풀도 눈의 일부분이므로 쌍꺼풀 수술이나 그 외의 눈 성형수술을 받을 때는, 미용적인 면뿐 아니라 눈의 기능적인 면도 충분히 고려해야 하며, 이를 위해 눈 성형을 전문으로 하는 성형안과 의사와 충분한 대화를 가지는 것이 좋겠다.

안검하수 수술의 부작용

안검하수 수술을 앞둔 환자, 특히 안검하수 환아의 부모는 안검하수 수술 후 나타날 수 있는 여러 가지 부작용 때문에 걱정이 이만저만이 아니다. 심지어는 부작용에 대한 두려움으로 수술을 포기하는 경우도 종종 접하는데, 안타깝기 그지없다. 일부 부작용이 생기는 것은 어쩔 수 없지만, 이를 극복하고 관리하여 눈의 기능과 미용 문제를 개선하는 것이 더 낫다고 생각한다.

안검하수 수술은 결과를 예측하기가 힘들어 만족스럽지 못한 결과를 초래하는 경우가 적지 않으며, 이로 인해 재수술이 필요한 경우도 빈번하게 발생한다. 안검하수에 대한 전문 지식과 수술 경험을 통해 부작용이나 재수술을 최소화하기 위해 항상 노력하지만 완전히 배제할 수는 없다. 또한 수술 후 눈을 완전히 감을 수 없는 현상처럼 어쩔 수 없이 나타나는 부작용도 있다. 그러므로 수술 전에 부작용에 대한 정확한 이해가 필요하다. 어쩔 수 없이 재수술을 해야 하는 상황에 처했을 때 집도의 역시 안타까운데 "수술을 잘못해서 그렇지 않느냐"라는 보호자의 말을 들으면 더 맥이 빠진다.

집도의는 안검하수 수술의 부작용을 최소화하기 위해서 수술 전 안검하수의 정도와 양상, 눈꺼풀올림근의 기능, 그리고 위험 인자 등에 관해 철저한 사전 검사를 해야 한다. 수술에 대한 폭넓은 경험과 합병증을 예방하기 위한 지식도 갖고 있어야 한다. 환자나 보호자에게 안검하수 수술의 특성과 수술 후 상태에 관해 충분히 설명하여 수술로 교정이 가능한 부분과 그렇지 않은 부분, 그리고 재수술 가능성에 대해 이해시키는 과정이 필요하다.

많은 환자가 안검하수 수술을 쌍꺼풀 수술 정도로 생각하지만 안검하수 수술은 쌍꺼풀 수술에 비할 수 없을 만큼 더 복잡하다. 경험이 풍부한 집도의에게서 만족스럽지 못한 수술 결과가 나올 가능성이 상대적으로 덜하다고 해서 부작용이나 합병증을 반드시 피할 수 있다는 보장은 없다. 따라서 환자나 보호자도 안검하수 수술의 특성상 원하는 수술 결과를 완벽하게 얻기가 쉽지 않다는 것을 이해하는 것이 필요하며, 수술 후 어쩔 수 없이 나타나는 부작용은 잘 관리해주어야 한다는 사실을 미리 알아야 한다.

눈꺼풀올림근절제술이나 이마근걸기술 등 어느 수술 방법이든 안검하수 수술을 하고 나면 나타나는 피할 수 없는 부작용이 있다. 물론 그 정도는 개인마다 차이가 있어 아무런 지장이 없는 경우부터 상당한 불편을 느끼는 경우까지 다양하게 나타난다. 다음은 안검하수 수술 후 어쩔 수 없이 나타나는 주요 부작용들이다.

•• 토안

안검하수 수술이 결정된 자녀를 둔 부모의 걱정 중 하나는 수술 후 눈 모양이 예쁘지 못하면 어쩌나 하는 것과, 수술 후에 눈을 다 감지 못해 잘 때도 눈을 뜨고 자면 어쩌나 하는 것이다. 눈을 완전히 감지 못하는 현상인 토안은 안검하수 수술 후 대부분 나타난다. 안검하수 수술은 눈꺼풀을 위로 당겨놓기 때문에 수술 후 눈을 감을 때 조금 느리게 반응하여 깜빡임이 약하며, 눈을 조금 뜬 채 잔다. 보호자로부터 수술 후에 눈을 전혀 감지 못하고 번쩍 뜨고 자지 않느냐는 질문을 받는데, 이는 잘못된 오해이다. 눈을 뜬 다기보다는 조금 덜 감는다는 표현이 적절하다. 잘 때 눈을 덜 감는 정도는 2~3mm 정도로 심하지 않지만 개인에 따라 차이가 있

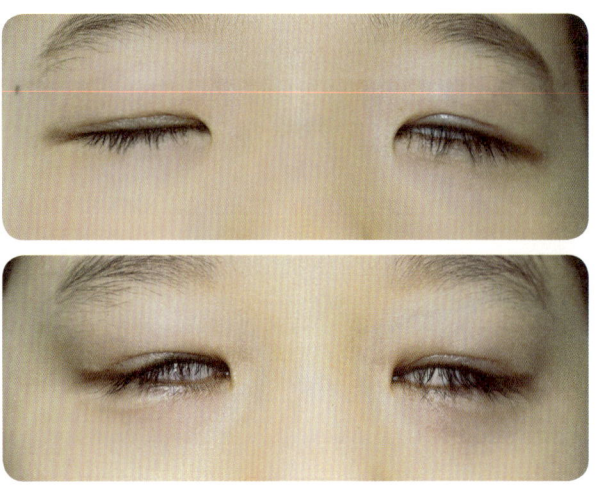

잘 때 눈이 완전히 감기지 않는 토안 현상. 토안의 정도는 개인차가 있다.

어 좀 많이 뜨는 경우도 있다. 잠자는 자세에 따라 달라지기도 하는데 옆으로 누워서 자면 토안 현상이 많이 완화된다.

수술을 하기 전부터 실눈을 뜬 채 눈을 완전히 감지 못했던 환자의 경우에는 수술 후에 눈을 조금 더 뜰 수도 있다. 또 전신마취를 한 상태에서 눈을 완전히 감지 못하고 많이 뜨고 있는 환자가 있는데, 이런 경우도 토안의 정도가 조금 더 심할 수 있다.

수술 초기에는 수술로 인한 염증 반응이 진행되고 눈을 감는 근육인 눈둘레근이 일시적으로 약화되거나 마비 현상이 생겨 눈을 비교적 많이 뜨고 잔다. 하지만 수주일이 경과하면 그 정도는 점차 줄어든다. 많은 환자가 시간이 경과하면 토안이 완전히 사라지는지 여부에 관심이 큰데, 눈에 지장을 주지 않을 정도로 거의 다 감는 경우도 많지만 어느 정도는 계속 남을 수 있다.

수술 후 3개월 정도 지나면 토안이 처음보다 많이 완화된다. 대부분 지속적으로 안약을 넣어야 하지만, 안약을 넣지 않고도 아무런 문제없이 지내는 환자도 많다. 특히 어린이의 각막은 건강하기 때문에 약간의 토안이 있더라도 별 문제를 일으키지 않는 것으로 보인다. 수술 후 진료를 통해 각막 상태를 점검하면서 안약의 양을 줄여보기도 하고 약을 끊어보기도 하면서 약의 지속적인 사용 여부를 결정한다.

토안이 있으면
토안이 있더라도 활동하는 낮 시간 동안에는 정상적인 눈물분비 기능이 작동하고 어느 정도는 눈을 감을 수 있기 때문에 큰 문제가 없으나 자는 동안에는 지속적으로 눈을 완전히 감지 못하니 상황이 조금 다르다.

하지만 다행스럽게도 어린이는 눈을 완전히 감지 못하더라도 각막이 건강하고 눈을 보호하는 벨 현상이 있기 때문에 심한 노출각막염으로 진행되는 경우는 드물다. 가끔 눈이 건조해져 각막에 약간의 상처가 생길 수 있는데, 이를 대비해 잘 때 안연고를 점안하고 수면안대를 착용하는 등의 관리를 잘해주면 각막 손상을 방지할 수 있다.

개인차에 따른 토안의 정도

같은 수술 방법으로 비슷한 양을 교정하더라도 토안의 정도는 사람마다 다르다. 어떤 경우는 거의 나타나지 않기도 하지만 심하게 감지 못하는 경우도 있다. 수술 전에 이를 미리 알 수 있으면 좋을 텐데 불행히도 정확히 알 수 있는 방법은 없다. 수술을 받지 않은 사람도 잘 때 실눈을 뜨고 자는 경우가 있으며, 이런 사람은 안검하수 수술 후 좀 더 눈을 뜨고 잘 가능성이 높다.

눈꺼풀처짐 정도에 따른 차이

안검하수 수술이 눈꺼풀의 기능을 회복시켜 눈꺼풀을 올려주는 수술이 아니라 눈꺼풀을 위로 당겨주는 수술이기 때문에 어느 정도의 토안은 피할 수 없다. 안검하수가 심하여 눈꺼풀이 많이 처져 있으면 그만큼 수술로 많이 올려야 하기 때문에 눈을 덜 감는 정도가 심할 가능성이 높다.

경미한 안검하수를 가진 환자나 노화로 인해 눈꺼풀이 약간 처진 퇴행성 안검하수를 가진 환자도 토안에 대해 걱정을 하는데 이런 경우는 문제가 될 만큼의 토안은 거의 발생하지 않는다. 실눈을 뜨고 잘 수는 있으나 안약을 넣어야 할 정도는 아니다.

수술 방법에 따른 토안의 차이

수술 방법에 따라 토안의 정도는 다르게 나타날 수 있지만 근본적으로 어떤 수술을 하더라도 안검하수가 심한 눈은 토안이 심하게 나타나고, 경미한 눈은 덜 심하다.

일반적으로 눈꺼풀올림근절제술은 눈꺼풀올림근의 기능이 비교적 양호하며 눈꺼풀처짐도 덜 심한 눈에서 시행한다. 따라서 수술로 눈꺼풀을 위로 덜 당기기 때문에 토안이 덜 생길 수밖에 없다. 이에 반해 이마근걸기술을 하는 환자는 눈꺼풀올림근의 기능이 많이 떨어지고 정도가 심한 안검하수를 교정하기 위해 주로 시행하므로 토안이 더 나타날 가능성이 높다.

하지만 이마근걸기술의 수술 방법 자체가 눈꺼풀올림근절제술보다 토안을 더 유발하는 것은 아니다. 이마근걸기술이 눈에 여러 가지 부작용을 더 많이 일으킨다는 선입견을 갖고 있는 환자가 많은데 그렇지 않다. 제대로 비교를 하려면 눈꺼풀올림근의 기능이 나빠 안검하수가 심한 환자를 대상으로 두 수술 중 어느 방법이 토안을 더 유발하는지를 살펴봐야 한다.

정확히 비교한 참고 자료를 찾기가 어렵지만 근육을 많이 절제해야 하는 눈꺼풀올림근절제술이 이마근걸기술에 비해 자연스럽고 부작용이 적은 수술이라고는 절대 말할 수 없다. 오히려 성형안과의 일부 교과서에서는 이마근걸기술 때 토안이 덜 나타난다고 기술되어 있다.

이마근걸기술의 재료에 따른 차이

이마근걸기술의 재료에 따른 차이를 보면 실리콘과 같은 합성물질은 재질 자체가 탄력성이 있기 때문에 자가근막에 비해 토안이 덜 생긴다. 따라서 실리콘을 사용한 이마근걸기술을 받은 많은 환자는 토안을 그렇게 걱정하지 않아도 된다. 수술 후 초기에는 눈을 많이 뜨고 자지만 시간이 지나면서 토안 현상은 점차 감소한다. 수술 후 3개월 정도만 지나도 토안은 상당 부분 완화되어 심하지 않기 때문에 잘 때 안구건조를 줄이기 위한 안연고를 넣지 않는 경우가 많다. 실리콘의 특성상 시간이 지나면서 눈꺼풀이 조금씩 처지는 경향이 있기 때문에 토안은 더 줄어들 수 있다. 그래서 벨 현상이 없는 눈, 신경이상, 만성진행성외안근마비와 같이 눈의 방어 기전이 약한 눈에서는 실리콘을 사용하는 이마근걸기술을 주로 시술한다.

자가근막을 사용한 이마근걸기술을 시술한 눈은 실리콘을 사용한 눈보다 토안이 좀 더 많이 나타난다. 자가근막은 자신의 조직이기 때문에 주변 조직과 강하게 붙기 때문에 안검하수의 재발 확률은 가장 낮지만 토안은 조금 더 나타난다. 그렇다고 해서 눈에 손상을 일으킬 정도의 심한 토안은 극히 드물다. 단지 관리가 필요할 뿐이다.

하지만 필자가 자가근막을 사용해 이마근걸기술을 시술한 환자 중에서는 잘 때 안약을 넣지 않고도 불편함을 느끼지 않으며 각막이 잘 유지되는 환자도 제법 되었다. 일정 기간 동안 깨끗한 각막을 유지하면 잘 때 넣는 안약의 양을 줄일 수 있으며, 각막의 상태를 좋게 유지하면 안약 사용을 중단할 수도 있다.

인공근막을 사용한 이마근걸기술은 자가근막처럼 강한 유착을 일으키지 않기 때문에 실리콘과 자가근막의 중간 정도로 토안이 나타날 수 있다. 하지만 이런 이유로 재발률은 자가근막에 비해 상당히 높다.

어린이와 성인에 따른 차이

어린이의 선천안검하수는 눈꺼풀올림근의 기능이 약하고 눈꺼풀처짐 정도가 상대적으로 심한 경우가 많은 반면에, 성인의 후천안검하수는 눈꺼풀올림근의 기능이 비교적 양호하고 눈꺼풀처짐 정도가 심하지 않은 경우가 많다. 그래서 어린이는 수술로 교정해야 할 정도가 큰 경우가 많지만 성인은 어린이만큼 교정량이 큰 경우는 많지 않다.

이에 따라 수술 후의 토안 정도도 어린이의 경우는 비교적 크지만 성인은 실눈을 뜨고 자는 정도로 비교적 크지 않다. 토안이 그렇게 심하지 않은 성인이라 하더라도 건성안이 있으면 더욱 잘 관리하여 각막을 보호해야 함은 물론이다.

아래를 볼 때 흰자위가 보이는 현상

안검하수 수술은 눈꺼풀의 기능을 회복시켜 눈을 잘 뜰 수 있도록 하는 수술이 아니라 눈꺼풀을 위로 당겨 정면에서 볼 때 좋은 모습을 유지시키는 수술이다. 수술 후 눈꺼풀을 위로 당기는 힘이 계속 작용하기 때문에 깜빡임이 약하고 아래로 쳐다볼 때는 눈꺼풀이 따라 내려가지 못하여 흰자위가 노출되어 어색하게 보이는 현상이 나타나는데 이를 눈꺼풀내림지연 현상이라고 한다.

안검하수가 심해 눈꺼풀을 위로 많이 당겨놓을수록 아래를 볼 때 흰자위의 노출이 더 심하게 나타날 수 있다. 양쪽 눈보다 한쪽 눈만 안검하수 수술을 했을 때 더 두드러지게 보이기 때문에, 한쪽 눈에 안검하수가 있더라도 정상 눈까지 수술하는 것이 좋다고 주장하는 안검하수 전문가도 있다. 하지만 필자는 이 현상 때문에 정상 눈까지 수술하는 것은 과하다고 생각한다.

안검하수 수술 후에 어쩔 수 없이 나타나는 현상이지만 아이가 성장하면서 아래로 볼 때 눈의 모습이 이상해 보인다는 것을 스스로 인지하면 나름대로 해결책을 마련하기도 한다. 미용적인 측면에서 눈꺼풀내림지연 현상은 안검하수 수술 후 환자나 보호자가 상당히 부담스럽게 느끼는 부작용이다.

하지만 어쩔 수 없는 현상이기 때문에 다른 사람에게 잘 보이지 않도록 아래를 쳐다볼 때는 눈만 아래로 주시하는 대신 고개를 아래로 숙이는 방법도 있다. 특히 음식을 먹을 때나 책을 읽을 때 눈동자만 아래로 내려보는 행동을 조심하는 노력이 필요하다. 무의식중에도 이 현상이 나타날 수 있어 항상 조심하는 것이 쉽지 않지만 노력하면 남의 눈에 잘 뜨이지 않을 수 있다.

최근에 환자로부터 필자에게 온 질문을 소개하고자 한다.

안검하수가 심하면 이마근걸기술, 심하지 않으면 눈꺼풀올림근절제술을 한다고 알고 있습니다. 이마근걸기술은 수술 후에 잘 때 눈을 조금 뜬 채로 자며, 아래를 볼 때나 눈 감는 것도 자연스럽지 못하다고 들었습니다. 안검하수가 심하지 않아 눈꺼풀올림근절제술을 하는 경우도 이마근걸기술과 마찬가지로 잘 때나 아래로 볼 때 불편한 점이 생기나요?

부분적으로는 맞는 내용도 있지만 잘못 이해하고 있는 부분도 있다. 눈꺼풀올림근의 기능이 불량하여 안검하수가 심하면 이마근걸기술을 시행하고, 기능이 기준 이상이며 안검하수가 심하지 않으면 눈꺼풀올림근절제술을 시행하는 것은 맞다. 눈꺼풀올림

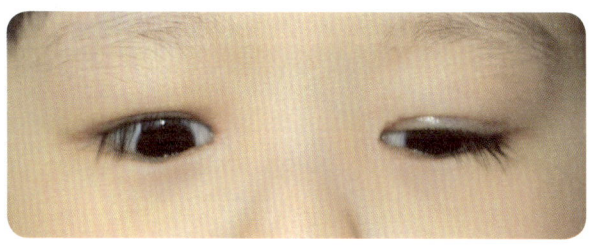

안검하수 수술은 눈꺼풀을 위로 당겨 좋은 모습을 보이도록 하기 때문에 아래를 볼 때는 당김 현상이 있어 양쪽 눈이 다르게 보인다.

절제술은 주로 안검하수가 심하지 않은 눈을 대상으로 하니 결과도 조금 더 자연스럽게 보이며, 이마근걸기술은 상대적으로 심한 눈에 수술을 하니 그만큼 덜 자연스러운 모습을 보일 수 있다. 눈꺼풀올림근의 기능이 나쁜 눈에 눈꺼풀올림근절제술을 시행하면 이마근걸기술 이상으로 부자연스러운 모습을 보일 수밖에 없다. 또 눈꺼풀올림근절제술도 눈꺼풀을 위로 당기는 수술이기에 아래를 쳐다볼 때 흰자위가 보이는 현상은 피할 수 없다.

상방 주시 때 아래흰자위보임과 눈꺼풀처짐

정상 눈은 위를 볼 때 눈꺼풀이 위로 올라가면서 눈을 크게 뜨지만 안검하수 수술 환자는 위쪽을 볼 때도 눈꺼풀처짐이 그대로 나타난다. 즉, 위를 쳐다볼 때는 안구를 위로 움직이는 근육인 상직근의 수축으로 안구는 위로 올라가지만 눈꺼풀은 눈꺼풀올림근의

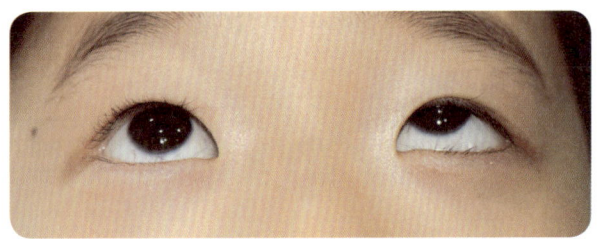

안검하수 수술 후에도 눈을 뜨는 근육의 기능은 좋아지지 않기 때문에 위를 쳐다볼 때 흰자위가 많이 보이는 현상이 남아 있다.

기능이 떨어져 있어 완전히 올라가지 않는다. 수술로 안검하수가 잘 교정된 눈이라도 눈꺼풀올림근의 기능은 좋아지지 않아 위를 쳐다볼 때 흰자위가 더 많이 보이며, 경미한 눈꺼풀처짐이 나타난다. 이러한 현상은 안검하수가 심해 눈꺼풀올림근을 많이 절제했거나 이마근걸기술을 시행한 눈에서 더 뚜렷하게 나타난다.

각막염

각막은 흔히 검은눈동자라고 하는 안구 앞쪽에 있는 투명한 조직으로 우리 눈으로 빛이 들어가는 가장 바깥에 있는 중요한 기관이다. 각막염은 토안으로 인해 각막이 지속적으로 노출되어 건조해지면 발생할 수 있다. 이런 노출성 각막염은 건강한 눈에서는 잘 나타나지 않으나 벨 현상과 같은 눈의 방어 기전이 좋지 않은 환자에게 잘 나타나며, 특히 신경 손상으로 인해 각막의 지각이 감소한 눈에 더 잘 발생한다.

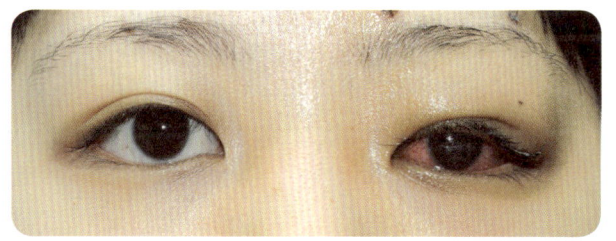

실리콘 이마근걸기술 후 눈 보호 기능이 떨어진 환자에게 발생한 각막염.

어린이의 각막은 건강하기 때문에 안검하수 수술 후 토안이 있더라도 대부분 건강한 각막을 유지하며, 가끔 각막에 경미한 염증이 나타나는 경우도 있다. 경미한 각막염은 별 증상이 없는 경우가 대부분이나 심하면 충혈, 눈물, 통증이 나타난다. 하지만 시력에 장애를 줄 만큼 심한 각막염을 일으키는 경우는 아주 드물다.

실눈 정도의 토안은 약을 넣지 않아도 되지만 토안이 제법 심한 경우 각막이 마르는 것을 예방하기 위해 잠잘 때 눈물 성분의 안연고를 눈에 넣어주는 것이 좋으며, 눈의 방어 기전이 약한 환자는 각막염이 진행하지 않도록 안약 점안을 더 신경 쓰고 주기적인 진료를 통해 건강한 눈 상태를 유지하는 데 최선을 다해야 한다.

눈꺼풀올림근절제술의 합병증

눈꺼풀올림근절제술의 수술 과정은 꽤 복잡하게 진행되며 많은 환자가 합병증 없이 만족스러운 결과를 얻지만 그렇다고 결코 쉬운 일은 아니다. 환자 개개인마다 눈꺼풀올림근의 기능이 다르며, 눈꺼풀처짐의 정도가 다르고, 해부학적 구조에 차이가 있다. 그래서 같은 양의 눈꺼풀올림근을 절제하더라도 안검하수 교정 정도는 사람마다 다르게 나타날 수 있어 언제나 좋은 결과를 얻을 수 있는 것은 아니다. 따라서 안검하수 수술은 재수술을 할 가능성이 있음을 항상 염두에 두어야 한다.

  수술은 눈꺼풀올림근을 주변 조직으로부터 잘 분리하여 일정량을 절제하여 눈꺼풀을 위로 당겨준다. 이 과정에서 집도의는 어느 정도의 근육을 절제하여 눈꺼풀을 올려야 원하는 눈의 모양을 만들 수 있을지 깊이 고민한다.

부족교정

눈꺼풀올림근절제술 후 안검하수가 덜 교정되는 부족교정은 가장 흔히 나타나는 합병증이다. 선천성이나 후천성 여부에 관계없이 눈꺼풀올림근의 기능이 좋지 않은 경우에 잘 나타나는 현상으로 특히 선천성 어린이 환자에게 보다 잘 나타난다. 부족교정의 가장 흔한 원인은 어떤 이유에서든 눈꺼풀올림근을 적게 절제했기 때문이다. 눈꺼풀올림근의 기능이 좋으면 적게, 그리고 나쁘면 많이 절제해야 하지만 어느 정도 절제할지 결정하기는 쉽지 않다. 기계라면 매뉴얼대로 몇 mm를 정확히 끊어 원하는 크기를 만들 수 있겠지만 사람에게는 이 공식이 통하지 않는다.

눈꺼풀올림근의 기능이 좋으면 근육 절제에 따른 교정 효과가 좋기 때문에 근육을 많이 절제할 필요가 없다. 하지만 기능이 좋지 않을수록 교정 효과가 나쁘기 때문에 많은 양의 근육을 절제해야 하며, 또 시간이 지날수록 근육이 늘어나면서 조금씩 처지는 경향이 있기 때문에 수술 초기에는 기능이 나쁜 눈은 약간의 과교정이 필요하다. 이런 변수를 모두 감안하여 절제량을 결정하여 장기적으로 좋은 모습을 갖도록 해야 한다.

수술 후 초기에는 부종이나 출혈로 눈이 작아 보이나 부종이 가라앉으면서 눈꺼풀도 점차 올라간다. 부족교정을 치료하기 위한 재수술은 출혈과 부종이 충분히 사라진 뒤에 결정하는 것이 좋다. 일반적으로 수술 후 2~3주 혹은 그 이상의 기간이 필요하지만 수술 초기라도 기대했던 눈 높이에 비해 차이가 크면 주변 조직과의 유착이 생기기 전에 재수술을 시행할 수도 있다. 수술한 지 수개월 후에도 부족교정이 나타나면 재수술을 고려해야 하지만 그 정도가 경미하면 수술하지 않는 것이 좋다. 하지만 환자가 미관상의 변화를 원하면 재수술을 고려할 수밖에 없다. 이때는 환자와 집도의 간에 충분히 대화를 나누어 수술로 교정할 수 있는 부분과 만족스럽지 못할 가능성에 대해 환자가 인지한 후 수술을 진행하는 것이 좋다.

수술 방법의 선택은 첫 수술과 같이 눈꺼풀올림근의 기능과 눈꺼풀처짐 정도를 측정하여 결정한다. 눈꺼풀올림근의 기능이 양호하거나 첫 수술에서 눈꺼풀올림근을 충분히 절제하지 않았으면 눈꺼풀올림근절제술을 추가로 시행하지만 이미 근육을 많이 절제

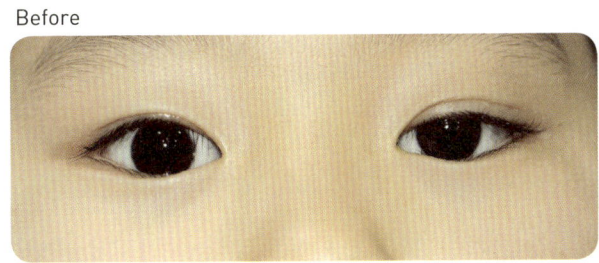

눈꺼풀올림근절제술 후 왼쪽 눈에 나타난 부족교정(위)과 재수술 후 모습(아래).

하여 여유가 없다고 판단되면 이마근걸기술을 선택하는 것도 좋다. 부족교정으로 재수술 후 과교정이 되는 경우도 생기기 때문에 집도의는 늘 수술에 대한 부담을 갖고 있다.

과교정

예상보다 눈꺼풀이 많이 올라가는 과교정 현상은 눈꺼풀올림근의 기능이 불량한 선천안검하수에서는 자주 발생하지 않지만, 눈꺼풀올림근의 기능이 양호한 후천성에서는 가끔 나타난다. 원인은 눈꺼풀올림근을 과도하게 절제했기 때문인데 반복해서 언급했듯이 절제량을 정확히 예측하기는 정말 어렵다. 특히 선천성인 어린이는 전신마취로 진행하기 때문에 수술 중에 눈꺼풀 높이나 모양을 확인할 수 없어 더욱 그러하다.

수술 중 눈꺼풀올림근이 불량한 눈은 약간 과교정시키는 것을 목표로 하나, 후천성은 기능이 좋기 때문에 과교정시키지 말아야 한다. 재수술을 하는 경우나 외상으로 인한 안검하수는 수술 후 반흔조직의 과도한 수축이 나타날 수 있어 과교정의 위험이 크다.

눈꺼풀올림근의 기능이 나쁜 환자는 과교정이 발생하더라도 수술 후 점차 내려올 수 있으므로 재수술을 서두르지 말고 건성안으로 인한 각막 손상을 예방하면서 상당 기간 관찰하는 것이 좋다.

수술 후 초기에 과교정이 나타나면 눈에 힘을 주어 감거나 눈꺼풀을 하루 5~10분간 두세 차례 아래쪽으로 마사지하는 치료 방법이 있다. 이 치료는 수술 후 초기에 시도해볼 수 있지만 눈이 붓고 통증이 있기 때문에 아이가 싫어할 수 있다. 또한 마사지 치료에 대한 효과가 분명치 않고, 쌍꺼풀을 만드는 봉합이 풀어져 쌍꺼풀이 소실되거나 각막에 상처를 주는 등의 위험도 있다.

비수술적인 치료를 하면서 3개월 이상 충분한 기간을 기다려도 과교정이 남아 있으면 수술로 교정하는 것을 고려한다. 과교정이 심하지 않고, 쌍꺼풀의 모양이 좋으면 피부 절개 없이 눈꺼풀 안쪽의 결막을 통해 수술하기도 한다. 쌍꺼풀 모양의 조정이 필요하거나 예상보다 심한 과교정이 있으면 피부를 절개한 후 눈꺼풀올림근을 충분히 풀어주어야 한다.

눈꺼풀올림근의 기능이 중간 이상인 경우에 과교정이 현저하

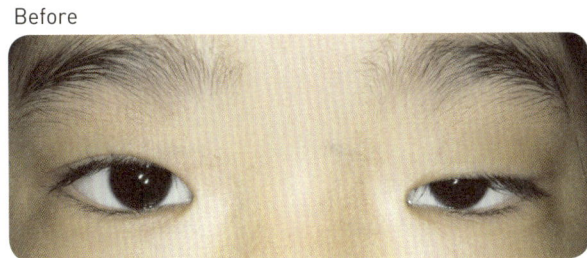

왼쪽 눈 안검하수 환자가 눈꺼풀올림근절제술 후 과교정된 모습(아래).

게 나타나면 부종이 가라앉더라도 눈꺼풀이 내려오는 것은 쉽지 않으므로 조기에 수술로 재교정하는 것을 고려한다. 수술 초기 출혈이나 부종이 어느 정도 줄었지만 현저한 과교정이 있다고 판단되면 조직의 유착이 생기기 전에 눈꺼풀올림근을 풀어주는 것이 좋다. 수술 1~2주 이내인 경우에는 쉽게 피부 봉합창을 열 수 있으며 눈꺼풀올림근도 분리할 수 있으므로 재수술하기가 용이하다.

윤곽 이상

안검하수 수술 후에 눈꺼풀 모양이 자연스럽고 고르게 만들어지

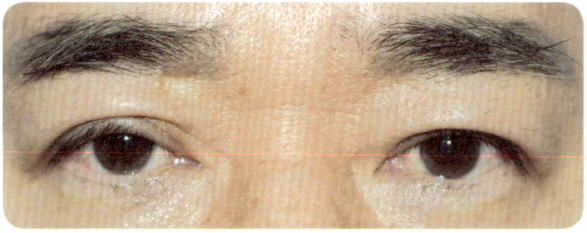

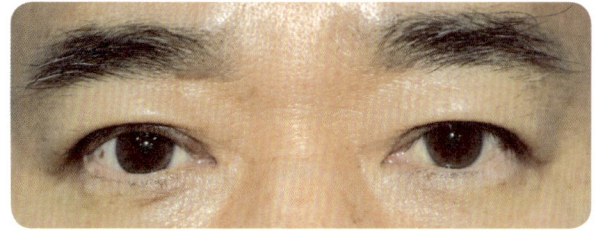

눈꺼풀올림근절제술 후 오른쪽 눈 안쪽에 쌍꺼풀 모양 이상과 경미한 부족교정으로 인한 윤곽 이상이 나타난 모습(위)과 재수술 후의 모습(아래).

지 않고 부분적으로 약간 처지거나 올라가는 모습을 띄는 것을 말한다. 이는 눈꺼풀올림근을 절제한 후 다시 눈꺼풀판에 고정할 때 당기는 힘이 고르게 작용하지 않았기 때문이다. 눈꺼풀올림근의 기능이 약해 많은 양을 절제할 때 주로 발생한다.

수술 후 1~2주 내에는 눈꺼풀올림근의 봉합을 풀어 당기는 힘을 교정해주어야 하며, 수술한 지 오래된 경우는 처음 수술과 같이 눈꺼풀올림근을 분리하여 다시 고정해야 한다.

안검내반

눈꺼풀테두리가 눈 안쪽으로 방향을 틀어 속눈썹이 각막을 찌르는 현상으로, 각막 자극으로 인해 눈물, 충혈, 이물감 등의 불편이 뒤따른다. 심하면 각막에 염증이 생기는 경우도 있다. 이 현상은 눈꺼풀올림근의 기능이 나쁜 눈에서 많은 양의 눈꺼풀올림근을 당겼을 때 주로 발생한다. 안검하수 수술을 많이 하는 한 병원에

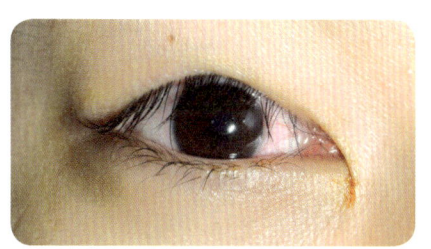

눈꺼풀올림근절제술 후 나타난 안검내반.

서 안검내반이 8.2%나 발생했다고 발표한 바 있으니 낮은 빈도는 아니다.

수술 중에 안검내반이 나타나면 당연히 바로 교정하겠지만 보통은 수술 후 경과를 보는 과정에서 조직의 수축이 일어나면서 속눈썹이 말려드는 것을 발견한다. 안검내반이 나타나면 어쩔 수 없이 수술로 교정해야 한다.

안검외반

눈꺼풀이 밖으로 벌어지는 현상으로 안검하수 수술 후에 드물게 나타난다. 많은 양의 눈꺼풀올림근을 절제했을 때나 피부를 과도하게 절제했을 때도 나타날 수 있다.

쌍꺼풀 모양 이상

눈꺼풀올림근의 기능이 약한 안검하수 환자의 쌍꺼풀은 정상 눈과 많은 차이가 있으며, 쌍꺼풀을 만드는 수술 과정도 다르다. 동양인과 서양인의 쌍꺼풀에 대한 인식도 다르기 때문에 수술 전에 쌍꺼풀을 만들지 여부나 높이에 관해서도 충분히 상의해야 한다.

이 문제에 관해서는 쌍꺼풀이 어떻게 생기는지에 대한 이해가 먼저 필요하다. 쌍꺼풀은 눈꺼풀올림근의 근육섬유 일부가 쌍꺼풀선의 피부에 붙어 있어 눈을 뜰 때 이 근육이 수축하면서 피부를 당기기 때문에 생긴다. 따라서 눈꺼풀올림근의 기능이 약한 안검하수 눈에는 쌍꺼풀이 잘 생기지 않으며, 또 수술로 안검하수가 잘 교정되지 않으면 예쁜 쌍꺼풀이 만들어지지 않는다. 가끔 수술 후 안검하수가 잘 교정되지 않은 눈에 크고 두꺼운 쌍꺼풀이 만들어져 보기 싫은 경우를 볼 수 있다.

안검하수 수술 후 쌍꺼풀은 정상인의 쌍꺼풀과는 다를 수 있다. 좋은 모양을 유지하는 경우도 있지만 눈꺼풀올림근의 기능이 좋지 못하면 만족스럽지 못한 경우도 있으며, 시간이 지나면서 풀어지는 경우도 있다.

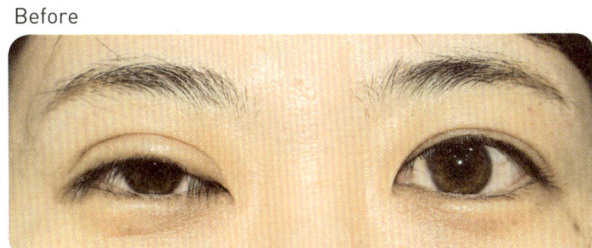

눈꺼풀올림근절제술 후 발생한 쌍꺼풀 모양 이상(위)과 재수술 후의 모습(아래).

쌍꺼풀의 크기를 결정하는 요인 중 하나로 여분의 피부가 얼마나 되는지도 영향을 준다. 같은 높이에 있는 쌍꺼풀이라도 피부가 많이 덮여 있으면 작아 보이고 덜 덮여 있으면 크게 보이기 때문에 수술 중에 여유 피부를 일부 절제해야 하는데 많이 절제하면 쌍꺼풀이 커 보이며, 적게 절제하면 작아 보인다. 안검하수 수술 후에는 눈꺼풀이 위로 올라가면서 저절로 피부에 여유가 생기므로 피부를 절제하여 쌍꺼풀의 크기를 조절해야 한다. 쌍꺼풀의 모양은 대칭성이 매우 중요한데 양쪽 눈의 쌍꺼풀이 비슷하도록 피부 절제량을 조절하는 것도 쉽지 않은 일이다.

결막 탈출

안검하수 수술 후 결막이 붉게 부풀어 오르면서 눈 밖으로 밀려나 불편할 뿐 아니라 보기도 싫은 합병증이 생기는 경우가 드물게 있다. 이는 눈꺼풀올림근의 기능이 좋지 못한 눈에 많은 양의 눈꺼풀올림근절제술을 시행했을 때 생길 수 있다. 많은 양의 눈꺼풀올림근을 주변 조직으로부터 분리해서 결막 밑에 출혈이나 부종이 생겨 눈 밖으로 보이는 것이다. 눈꺼풀올림근의 기능이 나쁜 눈 중 1% 정도로 드물게 발생하는 합병증이지만 한 번 생기면 환자나 보호자뿐 아니라 집도의도 상당히 당혹스러움을 느낀다.

출혈이나 부종이 가라앉으면서 소실되는 경우도 있기 때문에 안약을 넣으면서 일단 지켜보길 권한다. 하지만 시간이 지나도 큰

Before

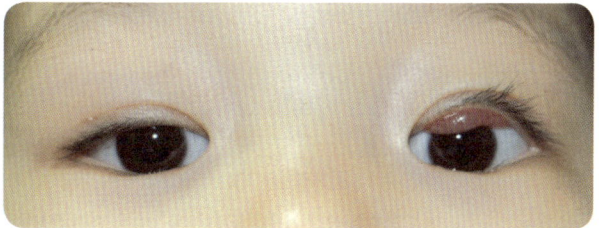

After

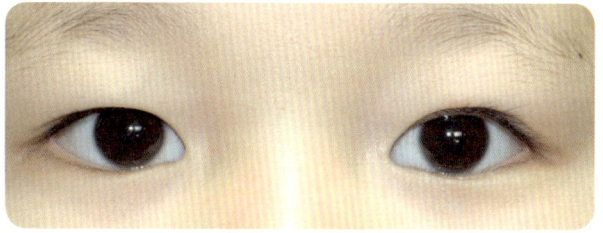

눈꺼풀올림근절제술 후 왼쪽 눈에 나타난 결막 탈출(위)과 재수술 후 모습(아래).

변화를 보이지 않으면 밖으로 불룩하게 나온 결막을 수술로 제거하며, 심하면 눈꺼풀 절개창을 다시 열어 교정해야 한다.

사시

눈꺼풀올림근의 기능이 불량한 눈에서 많은 양의 눈꺼풀올림근절제술을 하기 위해 근육을 상당히 위까지 분리할 때 안구를 위로 움직이는 상직근이 다치는 경우가 있다. 이때 상직근과 눈꺼풀올림근 사이에 유착이 생기면 안구가 아래쪽으로 향하여 편위되는

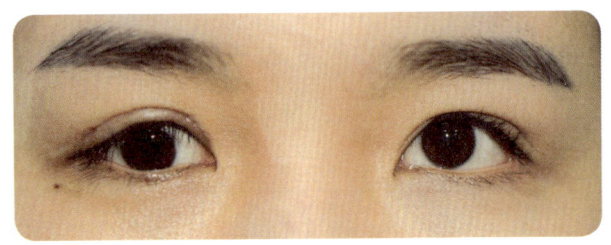

안검하수 수술 후 오른쪽 눈의 상직근 손상으로 인해 눈이 아래 방향으로 돌아간 하사시가 나타난 모습. 오른쪽 눈의 동공반사는 하사시로 인해 중앙에 맺히지 않고 위에 맺혀 있다.

하사시가 나타날 수 있다. 하사시는 한 번 생기면 물체가 둘로 보이는 복시 현상으로 이어져 불편하기가 이루 말할 수 없기에 집도의는 항상 조심해야 한다.

수술 전 사시가 있는 경우 수술 후 더욱 뚜렷이 나타날 수 있으므로 사전에 검사를 잘해야 한다. 상직근마비나 하사시와 같은 수직사시는 수술 중 눈 높이 조절에 많은 영향을 미치므로 수술 전에 교정하는 것이 좋다.

이마근걸기술의 합병증

눈꺼풀올림근의 기능이 불량하여 눈꺼풀을 이마 쪽으로 당겨놓는 수술인 이마근걸기술은 걸기 재료에 따라 재발률이나 합병증이 다르게 나타난다.

재발

안검하수 수술의 가장 흔한 합병증인 재발은 이마근걸기술의 재료에 따라 다르다. 이상적인 재료인 자가근막은 주변 조직과 강한 유착을 일으키며, 이식한 후 오랜 기간이 지나도 '살아있는 조직 living tissue' 같이 자기 조직의 형태를 유지한다. 재발률은 보고자에 따라 차이가 있지만 대개 5% 이내로 알려져 있다.

인공근막은 수술 초기에는 비교적 재발률이 낮으나 장기간 추적한 결과에서는 40~60%로 상당히 높게 보고되었다. 재발 원인은 인공근막이 자가근막처럼 주변 조직과 강한 유착을 일으키지 못하기 때문이며, 인공근막의 흡수도 한 요인으로 생각된다.

합성물질 중 실리콘은 7~44% 정도의 재발률이 보고되어 있고, 3년간 추적한 국내 연구에서는 약 20%의 재발률이 보고되어 있지만, 더 오래 추적할 경우 재발률은 더 높아질 것으로 예상된다.

나일론 재질인 수프라미드는 수술 후 약 31개월간의 경과에서 28%의 재발이 보고되었고, 필자의 연구에서는 41개월 동안 약 52%의 높은 재발률을 보여 최근에는 사용하지 않는다. 고어텍스는 다른 합성물질에 비해 재발률이 낮다고 하지만 이 역시 큰 차이를 보이지 않는다.

눈꺼풀을 올리면서 당겨지는 합성물질은 시간이 지날수록 파고들어 장력이 떨어지고, 재료 자체가 변성되어 당기는 힘이 약해지는 것이 원인으로 추측된다. 실리콘과 같은 재질은 부딪히거나 넘어지는 외상으로 인해 끊어지는 경우가 아주 드물게 있다.

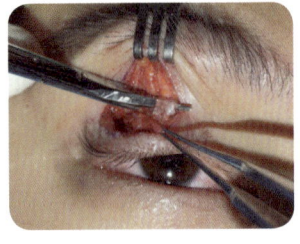 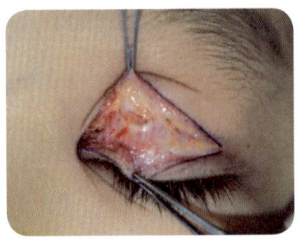

자가대퇴근막 수술을 한 지 20년이 경과한 후에도 유착이 잘 형성되어 있는 모습(왼쪽). 이에 반해 보존대퇴근막은 강한 유착이 일어나지 않은 모습을 확인할 수 있다(오른쪽).

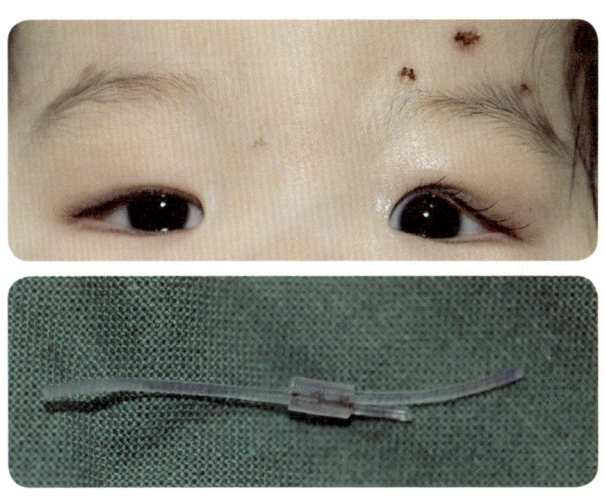

왼쪽 눈에 실리콘 이마근걸기술 후 눈꼬리 쪽 눈꺼풀이 다시 처진 환아 (위)로 재수술 시 실리콘로드가 끊어진 것이 확인되었다(아래).

●● 부족교정

부족교정은 눈꺼풀올림근절제술과 마찬가지로 가장 흔하게 나타나는 합병증으로 어떤 이유로든 수술 중 눈꺼풀처짐 정도를 충분히 교정하지 않아 나타난다. 이마를 많이 쓰는 안검하수 환자는 눈꺼풀처짐 정도가 실제보다 작게 보여 덜 교정하여 부족교정이 나타날 수 있다. 무엇보다 수술 중 눈 높이를 어느 정도 올려주어야 적절한 눈 모양을 만들 수 있는지가 가장 어려운 숙제이다. 많은 연구에서 원하는 높이보다 1mm 더 크게 만들어야 한다고 이야기하지만, 수술 후 눈 높이의 변화는 집도의의 수술 방법이나 걸기 재료에 따라 다르므로 집도의 자신만의 표준화되고 예측 가능한 결과에 대한 자료를 갖고 있어야 한다. 특히 전신마취를 하고 수술이 진행되는 경우 결과 예측이 더 어렵기 때문에 부족교정이나 과교정에 대한 사전 설명이 무엇보다도 중요하다.

수술 후 부족교정이 나타났을 때 치료 시기나 방법은 부족교정 정도, 수술 방법, 걸기 재료에 따라 다르다. 약간의 부족교정은 시간이 지나면서 부종이나 출혈이 줄어들어 호전될 수 있기 때문에 재수술을 서두를 필요가 없지만, 심한 부족교정은 1~2주 내에 재수술이 필요하다. 특히 자가근막을 사용했을 경우 자가근막이 주변 조직과 유착이 일어나기 전에 재수술을 하면 비교적 쉽게 교정할 수 있다.

Before

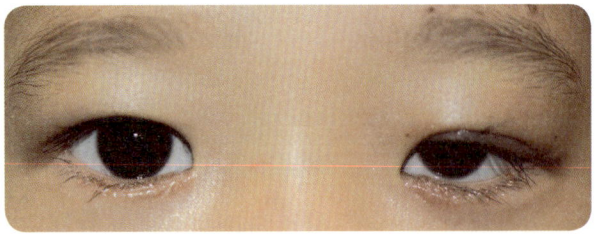

After

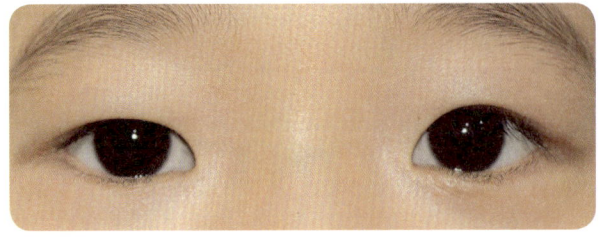

왼쪽 눈 자가근막 이마근걸기술 후 부족교정된 모습(위)과 재수술 후 모습(아래).

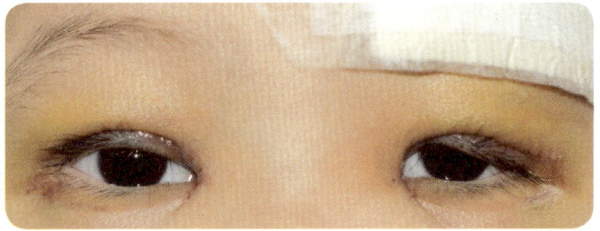

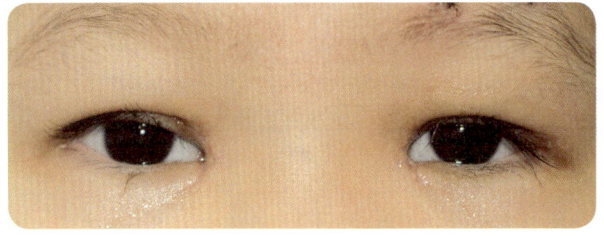

자가근막 이마근걸기술 후 왼쪽 눈에 자가근막 고정 봉합이 풀어져 눈꺼풀이 처진 모습(위)과 재교정 후 모습(아래).

과교정

이마근걸기술 후 과교정은 부족교정만큼 흔히 나타나는 합병증은 아니지만 눈꺼풀처짐의 정도에 비하여 과도하게 올렸을 경우 언제든지 나타날 수 있다. 신경마비나 외안근마비와 같이 벨 현상이 불량하여 각막이 쉽게 손상될 가능성이 있는 경우에는 실제 교정 정도가 크지 않더라도 토안으로 인해 각막이 손상되면 상대적으로 과교정되었다고 할 수 있다.

실리콘을 사용했을 경우에는 수술 후 시간이 지남에 따라 수술 초기에 비해 눈꺼풀의 높이가 조금씩 내려오는 경향이 있으므로

Before

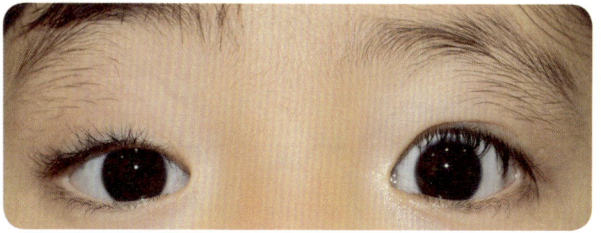

After

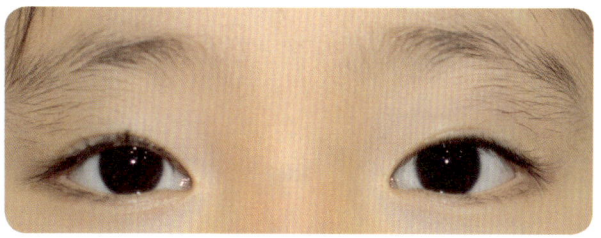

왼쪽 눈 자가근막 이마근걸기술 후 과교정된 모습(위)과 재교정 후 모습 (아래).

과교정이 자주 나타나지는 않는다. 하지만 실리콘을 사용한 후 각막 손상이 나타날 정도로 심한 과교정이 나타나면, 이마 부위에서 실리콘을 고정한 절개창만 살짝 열어 매듭을 늦추어 쉽게 눈꺼풀 높이를 낮출 수 있다. 그래도 부작용이 지속되면 실리콘을 제거하고 다시 시술해야 한다.

   자가근막을 사용한 이마근걸기술은 주변 조직과 강한 유착을 유발하므로 수술 과정에서 눈꺼풀을 너무 높게 위치시키면 과교정이 나타날 수 있다. 어떤 이유에서든 과교정이 나타나면 당김현상을 풀어주어 눈꺼풀 높이를 낮추어야 한다.

Before

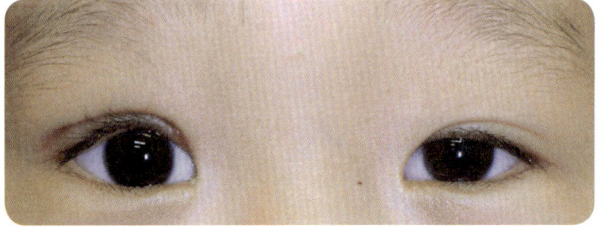

After

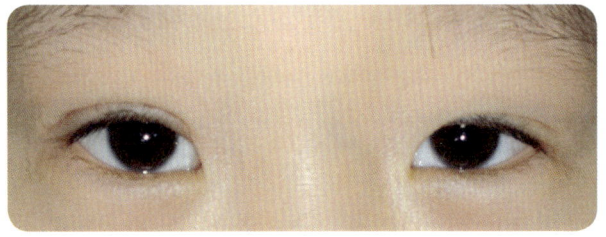

오른쪽 눈 자가근막 이마근걸기술 후 중앙부가 삐죽 올라가 보이는 모습(위)과 재교정 후 모습(아래).

윤곽 이상

윤곽 이상이란 눈꺼풀 어느 한 부위에서 과교정이나 부족교정이 나타나 자연스럽게 보이지 않고 부분적으로 처지거나 삐죽 올라가 보이는 경우를 말한다. 이 현상은 걸기 재료의 고정 위치가 잘못되면 나타날 수 있는데, 수술 중에 이러한 이상이 나타나면 당연히 교정하겠지만, 수술 후 낫는 과정에서 모양이 변할 수 있다.

수술 후 경미한 윤곽 이상은 시간이 경과하면서 조금씩 호전되는 경우도 있지만 심한 경우는 수술로 교정이 필요하다.

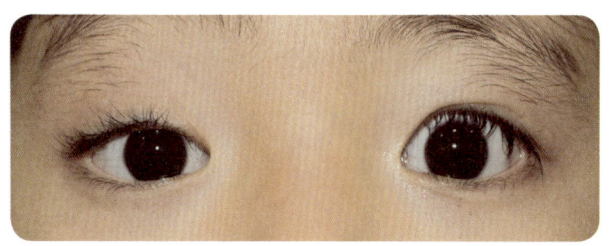

자가근막 이마근걸기술 후 과교정과 동반되어 안검내반이 발생한 모습.

●● 안검내반

이마근걸기술 후 안검내반은 주로 눈꺼풀 속에서 과도한 수축이 일어날 경우 생기며, 과교정과 동반되는 경우가 많다. 과교정된 부분을 수술로 풀어주어 안검내반을 교정해야 한다.

●● 안검외반

눈꺼풀이 밖으로 벌어지는 현상으로 드물게 나타나는 합병증이다. 걸기 재료의 고정 위치가 잘못된 경우에 나타날 수 있다.

●● 쌍꺼풀 모양 이상

안검하수 수술을 하면서 쌍꺼풀을 만드는 것은, 속눈썹이 눈 속으로 말려드는 안검내반을 예방할 수 있을 뿐 아니라 속눈썹이 밖으로 향하여 시원한 눈매가 되는 장점이 있다. 안검하수 교정과 함께 눈꺼풀이 위로 올라가면서 눈꺼풀에 여분의 조직이 생기기 때문에 남는 피부나 눈둘레근을 제거하면서 쌍꺼풀을 만들어주는 성형수술이 미관상 도움이 된다.

쌍꺼풀은 눈꺼풀올림근의 힘에 의해 만들어지므로 이 근육의 힘이 약한 안검하수 환자에게는 쌍꺼풀도 잘 생기지 않는다. 따라서 안검하수를 교정하면서 쌍꺼풀을 인위적으로 만들어야 하는데, 안검하수가 잘 교정되어야만 쌍꺼풀이 예쁘게 만들어지며, 안검하수가 잘 교정되지 않으면 높고 불룩한 모양의 쌍꺼풀이 생긴다.

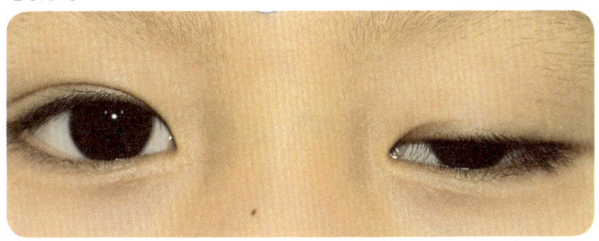

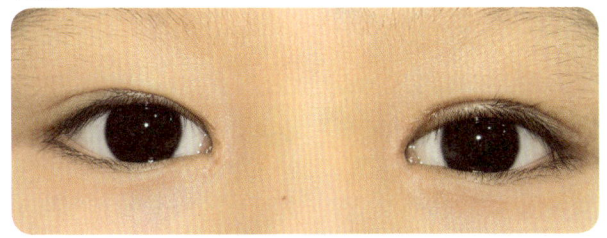

이마근걸기술 후 안검하수 교정과 함께 잘 만들어진 쌍꺼풀 모습(아래).

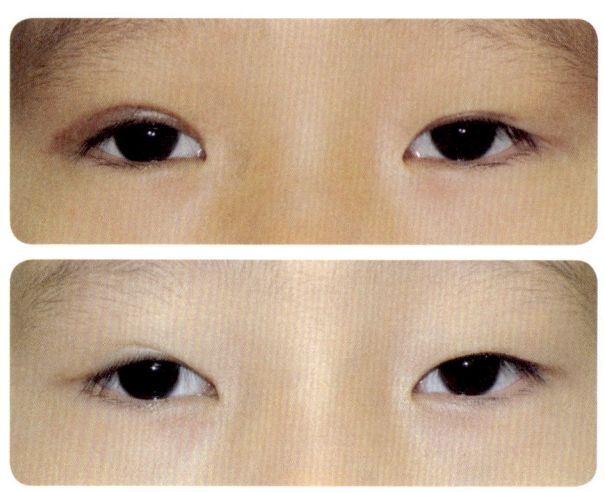

이마근걸기술 후 오른쪽 눈에 잘 형성되었던 쌍꺼풀(위)이 시간이 지나면서 풀어진 모습(아래).

이마근걸기술의 시술 방법에 따라 만들어지는 쌍꺼풀 모양이 다르다. 소절개로 이마근걸기술을 시행하는 경우 대부분 정상 눈과 같은 쌍꺼풀은 생기지 않는다. 쌍꺼풀이 생기더라도 시간이 지남에 따라 희미해지거나 풀리는 경우도 자주 발생한다. 하지만 전체절개를 하면서 눈꺼풀 성형술을 동시에 시행하는 이마근걸기술을 할 때는 보다 자연스러운 쌍꺼풀을 만들 수 있다.

감염 혹은 육아종 형성

눈꺼풀에는 혈관 공급이 풍부하기 때문에 안검하수 수술 후 감염을 일으키는 경우는 드물다. 염증이 생기면서 발갛게 부어오르는 현상인 육아종은 한 번 생기면 잘 낫지 않기 때문에 환자나 의료진의 실망은 상당히 크다.

　자가근막을 사용할 경우 육아종은 거의 나타나지 않는다. 하지만 실리콘과 같은 합성물질을 사용할 경우 육아종이 가끔 나타날 수 있다. 수프라미드나 코어텍스에서는 약 12%까지 발생했다고 보고되었으나, 실리콘에서는 약 3~5%로 보고된 바 있다. 하지만 필자의 경우 2005년경부터 실리콘을 사용해왔는데 최근에는 1% 이하로 아주 낮은 비율로 육아종이 발생한다. 보존근막을 사용한 경우에도 염증 반응으로 이마 절개창에 부종과 발적이 생길 수 있다. 이때 가능한 절개창을 열지 말고 수주간 염증 반응이 가라앉을 때까지 기다리는 것이 좋다.

　육아종이 발생하면 항생제를 사용하고 육아종을 조금씩 제거하면서 염증 반응이 가라앉기를 기다리는데, 치료에 잘 반응하지 않으면 결국은 이마의 걸기 재료를 제거해야 한다. 제거하면 육아종은 저절로 없어진다.

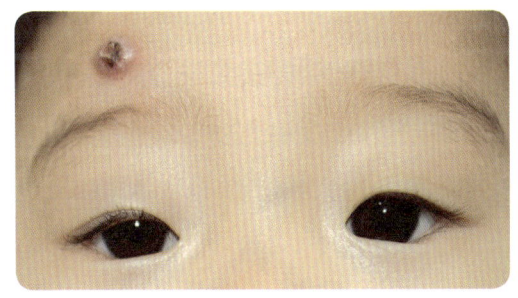

실리콘을 사용한 이마근걸기술 후 발생한 육아종.

●● 출혈

안검하수 수술 후 출혈로 인한 혈종이 생기면 눈꺼풀 모양이 변하고, 절개창이 벌어지며 수술 결과에도 나쁜 영향을 미칠 수 있기 때문에 큰 혈종이 생기면 제거한다. 이러한 문제를 피하기 위해 수술 전 검사에서 출혈 소인이 있는지 검사하고, 출혈을 유발할 수 있는 약물 복용을 중단시키며, 수술 중에는 충분히 지혈한다.

●● 자가근막 채취 수술 후의 합병증

눈꺼풀 수술처럼 자가근막을 채취한 다리에도 출혈로 인한 혈종이 생기는 경우가 있다. 출혈 예방을 위한 수술 전 혹은 수술 중 처치는 눈꺼풀 수술과 같다. 수술 후에는 1~2일 정도 탄력붕대로 적당한 압박을 주는 정도로 감아주는 것이 도움이 되지만 너무 단단히 감지 않는 것이 좋다. 큰 혈종이 만들어지면 절개창을 열어 제거하고, 출혈을 일으키는 혈관을 소작하거나 묶어준다.

염증이 생기면서 절개창이 벌어지는 경우가 아주 드물게 나타나는데 염증 치료 후 다리 절개창을 다시 촘촘히 봉합해야 한다.

자가근막을 떼고 난 결손 부위를 통해 근육이 빠져 나와 다리의 절개 부위가 불룩 솟아오르는 경우가 있다. 아주 드물지만 근육이 발달한 성인에게 주로 발생한다. 대체로 기능 장애는 나타나지 않지만, 보기 심하면 근육 결손 부위를 합성물질로 덮어주기도 한다.

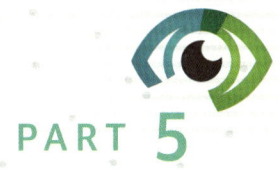

PART 5

안검하수
수술의 실제

수술을 위한 준비

사랑스런 내 아이가 수술을 받기로 결정하고 나면 걱정되는 것이 한두 가지가 아니다. 수술이나 마취는 주치의에게 맡겨야겠지만 수술 과정에서 무엇을 준비해야 하는지는 궁금할 수밖에 없다. 어린이의 수술은 전신마취로 진행되기 때문에 아이의 건강 상태가 수술에 지장을 주지 않도록 주의해야 한다. 수술 중 출혈량은 많지 않고 수술 자체도 몸에 부담을 줄 정도는 아니기 때문에 크게 염려하지 않아도 된다.

어떤 부모는 아이가 마취에서 깨어나지 못할까봐 걱정하기도 하지만 마취과 전문의가 있으니 안심해도 된다. 물론 마취에 문제가 생길 만한 몸의 이상이 있는지 수술 전에 철저히 검사하고, 사소한 이상이더라도 집도의와 충분히 상의하는 과정이 필요하다.

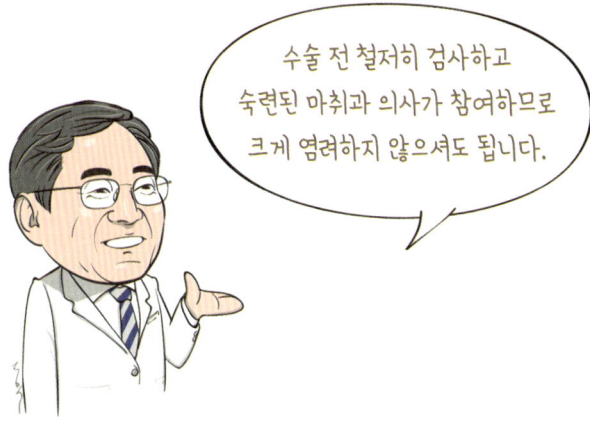

●● 수술 전 전신 검사

어린이는 전신마취에 대비하여 전신 상태를 검사해야 한다. 우리 몸의 가장 중요한 부분이 심장과 폐이므로 기본적으로 심전도와 흉부 X선 검사가 필요하며, 그 외 가장 기본이 되는 일반혈액검사, 신장과 간 기능 등을 보는 일반화학검사, 그리고 소변검사가 필요하다. 5세 이하 어린이에게는 심전도검사를 생략하기도 한다. 채혈을 할 때는 주사기를 싫어하는 어린이와 한바탕 전쟁을 치르며, 소변검사는 소변을 받기 어려워 시간이 걸리기도 한다.

성인의 경우는 대부분 부분마취(국소마취)로 수술이 진행되기 때문에 전신마취 때와 같이 복잡한 검사는 하지 않으나, 심전도검사 및 혈액검사는 진행한다.

각 병원에 따라 시행하는 검사 항목이 일부 다르고 검사의 유효기간도 다소 차이가 있을 수 있다.

마취 전 검사 항목

	어린이 전신마취의 경우	성인 부분마취의 경우
일반혈액검사	적혈구, 백혈구, 혈소판 등 혈액세포의 수와 비율 등을 검사	일반혈액검사
혈액응고검사	혈액이 응고되어 출혈이 멈추는 기능에 이상이 있는지 확인	혈액응고검사
심전도검사	심장 박동을 보는 검사로 심장의 구조적, 기능적 이상을 확인(5세 이상)	심전도검사
혈액화학검사	신장, 간, 혈당, 단백질, 전해질 수치 등을 검사	환자의 상태에 따라 추가 검사 필요
소변검사	염증, 단백뇨, 당뇨, 케톤뇨 등 신장 및 비뇨기계 질환을 확인	
흉부 X선 검사	폐 및 심장의 구조적 이상을 확인	

과거 또는 현재의 병력 확인

안전한 수술을 위해 과거 혹은 현재 다른 질환으로 치료한 병력이 있는 경우 미리 집도의에게 그 사실을 알려야 한다. 특히 심장 질환, 천식과 같은 폐 질환, 그리고 신장 질환과 같은 전신 질환은 반드시 알려야 마취나 수술에 지장이 있을지 여부를 판단할 수 있다.

안과 외의 다른 과에서 치료받을 경우 해당 과의 주치의로부터 현 상태나 수술 진행에 지장이 있는지 여부에 대한 견해를 듣고 이에 대한 보고서를 받아 집도의에게 제공하는 것이 좋다.

● ● 감기 주의

환절기가 되면 수술 예정이던 환자가 갑자기 열이 나고 기침을 하여 수술이 연기되는 경우가 종종 있다. 약간의 기침이나 미열 정도는 수술에 큰 지장을 주지 않지만 전신마취를 해야 하는 어린이의 경우 고열이 있거나 기침을 많이 하면 마취과 의사와 상의해야 한다. 마취하는 데 무리라고 판단되면 수술을 연기하는 것이 좋다. 안검하수 수술은 급한 수술이 아니기 때문에 몸 상태가 좋지 않을 때 무리해서 수술을 진행할 필요는 없다. 요즘은 맞벌이 가정이 많아 한 번 수술 일정이 변경되면 부모의 휴가 일정을 조절해야 하는 등 복잡한 일이 생기지만, 어린이의 건강이 무엇보다 우선이라고 생각해야 한다.

● ● 복용약 중단

평소에 복용하고 있는 약이 있으면 집도의에게 알려 복용과 중단 시기에 관해 지시를 받는 것이 좋다. 일반적으로 수술 중 출혈을 유발할 수 있는 약은 중단해야 한다.

성인의 경우 항응고제(쿠마딘), 항혈소판제제(아스피린, 플라빅스, 티클리드, 실로스타졸 등), 소염진통제 등을 복용하는 환자는 약제에 따라 3일에서 2주 전부터 복용을 중단한다. 가장 많이 복용하는 아스피린이나 소염제는 1주 정도 중단한다.

혈압약은 당일 아침까지 복용하는 것이 좋으며, 당뇨 치료제는 수술 당일 아침에는 복용하지 않는 것이 좋다. 장기 복용 약은 꼭 수술 전 주치의와 중단 가능 여부에 대해 상의한다.

●● 금식은 필수

전신마취를 할 때 수술 전 일정 시간 동안은 반드시 금식을 해야 한다. 마취 도중이나 마취에서 깰 때 의식이 완전히 돌아오지 않은 상태에서 구토를 할 수 있는데, 이때 금식을 하지 않은 경우 토사물이 기도로 들어가 위험한 상황에 이를 수 있기 때문이다.

마취과 전문의가 권장하는 연령별 금식 시간은 다음과 같다. 성인의 경우 8시간의 금식이 필요하지만 아기는 배가 고프면 마냥 울어대고 탈수 증세를 보일 수 있기 때문에 오래 금식하지 않아도 된다.

전신마취를 위한 연령별 금식 시간

(대한마취과학회)

		어린이			성인
		6개월 이하	6~36개월	36개월 이상	
금식 시간	음식(죽, 밥, 빵, 이유식, 우유, 과일, 과자 등)	4	6	8	8
	물(물, 보리차 등 맑은 액체를 소량 섭취)	2	3	3	

어린이와 전신마취

남용택 교수*

마취는 수술을 집도하는 외과 의사가 시행하는 국소마취와 마취통증 전문의에 의해 행해지는 전신마취로 나눌 수 있다.

국소마취는 수술하는 부위에 국소마취제를 주입하는 것으로 수술자(환자)에게 의식이 있어 수술 중에도 대화가 가능하나, 전신마취는 의식이 없으므로 수술자와 대화가 불가능하다. 흔히 전신마취에 대해 환자를 깊이 잠 재우는 것이라고 생각하기 쉬우나 실은 그렇지 않다.

전신마취를 영어로 'anesthesia(영국에서는 anaesthesia)'라고 하는데 그리스어의 없음을 뜻하는 'an'과 감각을 뜻하는 'esthesia'의 합성어이다. 'Anesthesia'가 '마취'로 번역되는 것은 서양의학 서적을 처음 번역한 일본인에 의해서다. 근대의 마취에 대한 정의는 의식, 통증, 반사, 움직임의 네 가지가 소실되는 것이라는 주장이 대표적이다.

---

* 현 이상열 안과, 전 연세대학교 의과대학 세브란스병원 마취통증의학과 주임교수 및 과장, 전 대한마취통증의학회 이사장, 전 대한소아마취학회 회장.

전신마취는 왜 마취통증 전문의에 의해 이루어져야 할까?

세계적으로 유명한 《브리태니커 백과사전》에서는 마취에 대해 '통증을 가라앉히기 위해 강한 독을 조심스럽게 용량을 올려서 사용하는 처치법으로 독을 사용하는 위험성이 있기 때문에 마취학이라는 특수 분야로 발달했다'라고 정의 내린다. 다시 말해서 생명에 위험이 될 수 있는 학문 분야라는 것이다. 그렇기에 수술 시에 전신마취보다 국소마취를 더욱 선호한다. 그러나 수술이 크거나, 어린이가 국소마취에 의한 통증을 참지 못하거나 수술에 따르는 스트레스를 이길 만큼 정신력이 강하지 못할 경우에 대비해서, 수술을 원활히 진행하기 위해 전신마취를 선택할 수밖에 없다. 그런 점에서 여기서는 주로 어린이에 대한 전신마취에 중점을 두고 설명하겠다.

전신마취 전에는 왜 금식을 해야 할까?

마취를 하면 신체의 여러 방어 기전이 저하되거나 마비되는데, 그중 하나가 구역질반사gag reflex(음식물을 토했을 때 그것이 기관지로 들어가지 않도록 성대가 닫히는 반사)이다. 마취 상태에 들어가거나 깨어날 때 가끔 토할 수 있는데, 이때 토사물을 뱉거나 식도로 삼키지 못해서 기도로 들어가면 호흡 부전을 일으켜 위험을 초래할 수 있다. 더구나 마취 시에 사용되는 약제는 구토를 일으키는 성분이 있기 때문에 수술 전에 엄격한 금식이 요구된다.

금식 시간은 나이에 따라 다르므로 의료진의 지시에 따라 금식하면 된다. 어떤 부모는 금식이라고 해서 음식만 먹지 않고, 물은 먹어도 된다고 생각하는 경우가 있는데 이는 옳지 않다. 특히 걸어 다닐 수 있는 아이는 부모 몰래 물이나 음식을 취할 수 있으므로 주의해야 한다.

감기가 들면 왜 전신마취가 어려울까?
감기가 들면 코가 막혀 코로 숨쉬기 어려울 뿐 아니라 기관지가 예민해져서 기침을 한다. 이런 상황에서 전신마취를 실시할 경우 흡입마취제 냄새 때문에 기관지를 자극해서 기침을 유도한다. 더욱이 인공호흡을 시키기 위해서 삽입하는 기관내삽관 튜브는 감기로 인해 예민해진 기관지를 심하게 자극하여 기관지 수축(경련)을 일으켜 위험을 초래할 수 있다. 근래에는 기관지 내로 튜브를 넣지 않아도 되는 후두 마스크가 개발되어 그것을 이용해서 인공호흡을 시키면 기관지 자극을 많이 줄일 수 있지만 그래도 주의해야 한다. 따라서 감기 증세가 있으면 병원에 연락을 취해 수술 여부를 의논하는 것이 현명하다.

전신마취 전에 왜 여러 가지 검사를 받을까?
전신마취제는 매우 예민한 약으로 인체의 여러 기관에 영향을 미칠 수 있다. 그래서 기본적인 검사를 통해 신체의 장기 이상 여부를 판단하고, 마취 가능 여부나 마취의 종류를 선택한다. 아울러 복용 중인 약물이 있거나, 과거에 앓았던 질환이나 현재 앓고 있는 질환 및 알레르기가 있을 경우 마취에 영향을 미칠 수 있기 때문에 숨김없이 알려주어야 안전을 도모할 수 있다.

마취 전에 왜 전문의를 통한 마취 동의가 필요할까?
수술받기 전에 수술에 대한 설명을 듣고 동의를 해야 하듯이 마취도 시작하기 전에 설명을 듣고 동의를 해야만 진행이 가능하다. 수술의 경우엔 외과 의사가 병원에 상주하기 때문에 외래 진료를 받으며 수술에 대한 설명이나 동의를 받을 수 있다. 하지만 마취과 의사는 수술이 결정된 환자만 보기 때문에 병원에 상주하지 않는 경우가 대부분이다. 상주하고 있는 마취과 전문의가 있으면 더 없이 좋으며 수술하기 직전에 마취에 대한 설명을 듣고 동의서를 작성한다.

전신마취는 어떻게 이루어지고 또 깨우나?
전신마취 중에는 여러 가지 위험 가능성이 내포되어 있으므로, 이러한 상황에 빠르게 대처하기 위해서는 정맥 혈관을 확보해두는 것이 필수이다. 급하게 정맥 혈관을 통해 약제를 투입해야 하는 경우가 생기거나, 금식으로 인한 탈수를 보충하기 위해 수액을 투여해야 하는 경우도 있기 때문이다.

그러나 어린이의 경우 주사에 대한 공포로 협조를 구하기 어려워 정맥 혈관을 확보하는 데 의료진이 진땀을 빼는 경우가 허다하다. 이런 경우엔 부모가 아이와 같이 수술방에 입장하여 마스크를 이용해 마취제를 흡입시켜서 잠을 재운 뒤 정맥 혈관을 확보하기도 한다.

그 다음에 인공호흡을 위한 기도를 확보한 후 본격적인 마취가 시작된다. 전신마취는 여러 가지 방법을 사용할 수 있지만 폐를 통해 마취가스를 흡입하는 방법이 가장 보편적이다. 흡입마취제는 통증 및 의식 소실은 물론 호흡이나 심장 기능을 억제할 수 있으므로, 마취 중에는 안전을 위해 모니터 등의 여러 가지 환자 감시장치를 통해 지속적으로 환자의 상태를 관찰하고 기록한다.

수술이 끝나면 마취제 투여를 중단하고, 마취제 농도가 서서히 낮아지면서 환자의 자발적 호흡이 회복되기 시작한다. 호흡이 정상으로 돌아오면 구강이나 비강에 고여 있는 분비물을 제거한 후, 기도 확보를 위해 사용되었던 튜브를 제거하고 회복실로 옮긴다.

소아 전신마취는 성인 전신마취와 무엇이 다른가?

흔히 어린이는 성인의 축소판이라 생각한다. 그러나 어린이에게도 자기 나름대로의 세상이 있듯이 신체 역시 성인과는 다른 해부학적, 생리학적,

약리학적 특징을 갖고 있다. 예를 들면 성인의 맥박수는 1분당 60~90회 정도이나 소아의 맥박수는 100~140회로 성인보다 높다. 그렇기에 소아과가 분리되어 있고, 소아마취도 일반 마취와 구분하여 특수 마취로 분류된다. 또는 나이에 따라 마취료에 가산료가 부가된다.

전신마취를 하면 머리가 나빠진다?

전신마취를 하면 머리가 나빠지거나 기억력이 떨어지지 않느냐는 질문을 많이 받는다. 그러나 흡입마취제는 폐를 통해 흡수되고 배설되므로 인체 장기에 큰 영향을 미치지 않는다. 예전에 사용되던 일부 마취제는 체내에서 분해되어 아주 드물게 인체 장기에 문제를 일으키기도 했으나, 최근의 마취제는 체내에서 분해가 거의 일어나지 않으므로 특수한 경우를 제외하고는 별문제가 없다. 어떤 보호자는 마취를 여러 번 하면 문제가 없느냐고 걱정하기도 하지만 마취제는 체내에서 대사를 거의 일으키지 않으므로 큰 문제는 없다.

전신마취에서 깬 후에 어떻게 해야 할까?

마취에서 깨어난 직후에는 아직 완전한 상태가 아니므로 조용히 잠을 잘 수도 있으나 대개는 몸부림치며 수술 후 통증을 호소하는 경우가 대부분이다. 부모가 보기에는 아이가 보채며 우는 것이 불쌍해서 달래주고 싶을 것이다. 그러나 의료진은 아이가 울거나 보채는 것에 더 안심하는데, 이는 아이가 마취에서 깨어나 통증을 느끼는 정상 상태로 돌아왔음을 확인하는 과정이기 때문이다.

안과 수술은 다른 신체 부위의 수술보다 통증이 덜하기 때문에, 수술 후 아이가 보채는 이유는 통증보다 눈 수술로 인한 갑작스런 불편함에 불안함을 느끼기 때문이라고 생각한다.

진정제나 진통제를 투여하여 울음을 멈추게 할 수는 있지만 그렇게 하면 마취로부터 회복이 늦어지는 것은 물론 호흡 기능이 약해질 위험이 있고, 심호흡을 적게 하므로 가래를 제대로 뱉지 못해 폐렴의 위험이 높아진다. 부모의 마음이 조금 아프더라도 아이를 깨우고 울리는 것이 더 안전하다. 물론 마취에서 완전히 깨어났을 경우엔 짧게 잠을 재워도 좋다.

아이가 의식을 회복하면 수술 전 금식으로 배가 고픈 상태라 먹을 것을 찾는다. 의료진의 지시에 따라 물이나 유동식으로 시작하여 서서히 딱딱한 음식으로 진행해야 한다. 배고파한다고 음식을 너무 많이 먹이면 토할 위험이 있으므로 조심해야 한다.

퇴원 후에는 별다른 문제가 발생할 위험이 적지만, 만약 문제가 발생할 경우엔 병원 비상연락망으로 연락을 취하고, 다급한 경우엔 가까운 병원을 방문하여 응급 진료를 받아야 한다.

수술 후
경과와 관리

•• 수술 직후

수술 직후 마취에서 막 깨어난 아이는 30분 정도 크게 울고 몸부림친다. 정신도 몽롱한 데다 눈도 불편하고 안약을 넣은 상태라 잘 보이지도 않기 때문에 불안한 것이다. 마냥 울고 잘 달래지지도 않기 때문에 부모는 크게 당황한다. 하지만 이렇게 우는 것은 마취 후 깨는 과정에서 호흡을 왕성하게 하고 있음을 나타내며, 마취에서 빨리 깨는 긍정적인 효과가 있다.

시간이 지나면서 조금씩 진정되는데, 아기의 경우 30분 정도 지난 후 물을 조금 먹여보고 괜찮으면 젖이나 우유를 먹인다. 그동안 금식으로 배가 많이 고픈 상태라 대부분 잘 먹는다. 물을 마신 후 토하지 않으면 20~30분 정도 지난 후 죽이나 요구르트 같은 가벼운 음식을 조금씩 먹인다. 아이의 경우 음식은 부드럽고 가벼운 것으로 준비하는 것이 좋으며, 평소 아이가 좋아하는 것이면 더 좋다. 좋아하는 노래를 틀어주거나 게임을 할 수 있도록 하면서 진정을 시킨 후에 한숨 재우고 나면 거의 안정이 된다.

부분마취를 한 성인은 수술 후 물부터 시작하여 30분 후부터 가벼운 음식을 먹을 수 있다.

∴ 수술 후 경과

수술 방법에 따른 부기의 차이

수술 후 눈이 부은 아이를 보는 부모의 심정은 말로 표현하기 어려울 정도로 힘들 것이다. 이때 수술 후 경과에 대해 대략이라도 미리 알고 있으면 간호하는 데 도움이 된다. 수술 후 부기의 정도는 수술 방법이나 처치에 따라 달라지며, 같은 수술을 받았더라도 반응은 다르게 나타날 수 있다는 점을 이해해야 한다.

어떤 수술을 했는지 또 안검하수를 얼마나 많이 교정했는지에 따라 눈의 부기나 부기가 빠지는 경과가 달라진다. 개개인에 따라서도 많은 차이를 보인다. 수술 당일에도 눈이 많이 붓지 않아 제법 뜰 수 있는 경우부터 불편할 정도로 심하게 부어서 눈을 거의 뜨지 못하는 경우까지 다양하게 나타난다.

수술 다음 날은 일반적으로 눈이 가장 많이 붓는데, 이때는 눈이 작아져 안검하수가 덜 교정된 것처럼 보인다. 지극히 정상적인 상태이므로 너무 걱정하지 않아도 된다. 시간이 지나면서 점차 부기가 가라앉으며 눈꺼풀도 조금씩 올라간다.

　대부분의 경우 2~3일이 경과하면 부기가 빠지기 시작하여 1주쯤이면 제법 많이 빠지지만 어느 정도 부기가 남아 있는 경우가 대부분이다. 부기는 1~2개월이 지나면 거의 다 빠진다.

　눈꺼풀올림근절제술을 한 경우에는 눈꺼풀올림근의 기능이 나쁠수록 근육을 주변 조직으로부터 많이 분리하므로 부기가 더 심할 수 있다. 수술 다음 날 가장 많이 붓기 때문에 안검하수 교정도 제대로 되지 않은 것 같이 보인다. 눈꺼풀올림근의 기능이 좋을수록 근육을 덜 조작하기 때문에 부기가 덜 생길 가능성이 높지만, 많이 절제하지 않았는데도 많이 부어 눈을 잘 뜨지 못하는 경우도 종종 본다. 이후에는 나날이 부기가 빠지는데 수술한 지 1주일 후에는 상당히 많이 빠진 상태가 되어, 처져 있던 눈꺼풀도 올라가 수술 결과를 보다 확실하게 예측할 수 있다. 수술 결과는 늘 오차가 따를 수 있으므로 약간의 눈 크기 차이는 시간을 두고 지켜봐야겠지만 생각보다 오차가 크면 재수술을 고려할 수 있다.

　이마근걸기술의 경우는 걸기 재료와 절개를 어떻게 했는지에 따라 예후가 다르다. 실리콘을 사용했을 경우에는 많이 붓지 않고 비교적 빨리 눈이 뜨이는 듯한 느낌을 받는다. 그래서 수술 다음 날부터 제법 눈을 떠 사물을 보기 위해 고개를 드는 모습이 사라지고 고개를 똑바로 들고 걸어 다니는 기쁨을 느낄 수 있다. 인공근막이나 자가근막은 이보다는 더 붓는다.

　이마근걸기술을 소절개로 했을 경우에는 부기가 심하지 않으나, 전체절개로 수술을 했을 때는 더 많이 붓는다. 자가근막을 사용하여 전체절개를 통한 이마근걸기술을 했을 때 비교적 많이 붓지만 이 역시 개인에 따라 차이가 난다. 수술 다음 날까지 부기가 남아 있는데 비교적 눈을 잘 뜨는 경우도 있고, 많이 부어 눈을 잘 뜨지 못하는 상태가 2~3일 정도 지속되는 경우도 있다.

수술 후 안검하수의 변화

수술 후 처진 눈꺼풀이 어떻게 변화하는지는 수술의 종류, 집도의의 수술 기법, 그리고 환자 개인의 특성 등에 따라 달라진다.

눈꺼풀올림근절제술은 근육의 기능이 좋은 경우, 수술 후 1~2주 정도가 지나면 눈 높이가 어느 정도 올라가 이때의 눈 크기를 유지한다. 간혹 약간 떨어지기도 하지만 큰 변화는 없다. 근육의 기능이 나쁜 경우에는 시간이 지나면서 눈꺼풀이 점차 내려오는 경향이 있으므로, 수술 1주 정도 후에는 약간 과교정된 상태가 좋다. 수술 후 흰자위가 보인다고 걱정하는 환자도 꽤 있어서 얼마나 과교정해야 나중에 좋은 눈 모양을 가질 수 있을지 결정하는 것은 쉽지 않다. 근육의 기능, 눈꺼풀처짐의 정도, 집도의의 수술기법 등 많은 요인이 영향을 미치는 문제이다.

실리콘을 사용한 이마근걸기술은 수술 후 1개월 정도가 지나면 안검하수 교정 정도가 거의 최고 높이에 도달하며, 이후 조금씩 내려온다. 대부분 아주 천천히 내려오지만 개인차가 있어 언제 재수술이 필요할 정도로 내려올지는 예측하기 힘들다. 3년 내에 재수술을 해야 할 정도로 재발하는 경우가 100명당 20명 정도라는 연구 결과를 곽상인 서울대학교 교수가 발표한 적이 있다. 물론 시간이 더 경과하면 재발률도 비례해서 높아질 것으로 예측된다.

전체절개를 통한 자가근막 이마근걸기술은 수술 1주 후의 눈꺼풀 높이에서 1mm 정도 더 올라간 상태가 최고 높이라는 연구 결과를 필자가 발표한 적이 있다. 즉, 1주째에는 부기가 덜 빠져 약간 작아 보이다가 부기가 빠지고 자가근막이 수축하면서 눈이 점차 커져, 수술 후 3개월 정도에는 거의 최종 결과에 도달하는 것이다. 이 수술 방법은 시간이 지나더라도 재발이 거의 없는 특성을 가지고 있다.

이와 같이 수술 결과에는 여러 변수가 작용하므로, 성형안과 전문의는 많은 수술 경험을 통해 수술에 따른 결과를 예측할 수 있는 자신만의 노하우를 갖고 있어야 한다.

수술 후 치료

수술 후 약 처방

수술 후 감염 방지를 위해 먹는 항생제를 처방한다. 아이는 주로 물약 형태를, 성인은 알약 형태를 처방한다. 항생제 성분의 안연고도 처방하는데 이는 1~2주 정도 상처 부위에 바르며, 항생제 안약은 눈에 넣어주면 된다. 잠잘 때 눈을 뜨고 자서 생길 수 있는 눈의 건조 현상을 예방하기 위해 눈 속에다 안연고를 넣어주는 것이 좋다. 1주 정도 항생제 안약을 사용하며, 이후에는 대부분 항생제가 필요치 않다. 밤에 눈을 완전히 감지 못하고 자는 경우가 많아 인공눈물 성분의 안연고로 바꾸어 처방하며 안연고를 꾸준히 눈에 넣어주어야 한다.

많은 부모가 퉁퉁 부은 아이의 눈에 안약을 넣는 것을 어려워한다. 안연고는 면봉을 사용하여 상처 부위에 살짝 만져주는 느낌으로 바르고, 안약을 눈에 넣기 힘들면 눈 위에 떨어뜨려 깜빡거리는 동안 눈으로 들어가도록 한다. 안약을 넣을 때는 잘 달래서 넣어야 하며, 무리하게 눈을 벌리는 것은 상처에 좋지 않으므로 아이가 너무 싫어하고 거부하면 차라리 넣지 않는 편이 좋다.

수술 후 치료

수술 후 아이의 눈은 부어 있을 뿐 아니라 눈곱도 많이 낀다. 절개창 주위에 약간의 출혈도 생길 수 있다. 눈곱이 많이 끼면 시야가 부옇게 흐려져 잘 보이지 않으니 아이는 무척 고통스럽고 불안함을 느낄 수밖에 없다. 울고 보채는 것이 당연하며, 이를 보는 부모의 마음도 안타깝고 불편할 것이다. 이때는 깨끗한 면봉으로 눈을 살짝 비벼 큰 눈곱 위주로 제거하면 훨씬 편해진다.

상품화된 치료 용품도 있으니 소독된 솜에다 소독 용액을 충분히 적셔 눈곱을 닦아주면 훨씬 효과적으로 눈곱을 제거할 수 있다. 역시 주의할 점은 너무 세게 비벼서 상처의 봉합 부위가 손상되지 않도록 약하게 하는 것이다. 약을 넣을 때와 마찬가지로 아이가 너무 싫어하면 그냥 두는 것이 낫다. 2~3일 정도 지나면 부은 눈꺼풀이 가라앉으면서 눈곱도 점차 줄어든다.

상처가 감염되면 안 되니 소독도 잘해주어야 한다. 눈꺼풀은 혈액 공급이 풍부하여 쉽게 감염되지 않으나, 합성물질이나 보존 근막을 사용한 이마근걸기수술을 했을 때는 특히 조심해야 한다. 한번 감염되면 합성물질이기 때문에 항생제로도 잘 치료되지 않아 제거해야 하는 지경에 이를 수 있다. 자가근막을 사용했을 경우에도 다리의 상처에 감염을 조심해야 한다. 이마나 다리의 감염은 드물게 발생하므로 잘 소독하여 감염을 최소화한다.

다음은 필자의 병원에서 환자와 보호자에게 제공하는 수술 후 관리에 대한 주의사항이다. 치료 방법이나 약제는 병원마다 차이가 있으니 주치의의 지시에 따르면 된다.

수술 후 관리

- :: 어린이 환자의 경우 수술 후 1~2일 사이에 열이 날 수 있습니다. 기침을 자주 시켜 가래가 가슴에 차지 않도록 하고, 처방된 항생제와 해열제를 복용시키세요. 열이 떨어지지 않으면 병원에 내방하세요.
- :: 상처는 실을 뽑기 전까지 1주 동안 물에 닿지 않도록 해주세요.
- :: 수술 부위를 청결히 유지하고 세안은 1주 후부터 가능합니다. 봉합 부위를 만지거나 비비지 않도록 하십시오.
- :: 눈곱이 많이 끼면 드레싱 용품으로 살짝 닦아주세요.
- :: 안약은 처방대로 눈에 넣어주고, 수술 직후 처방한 안연고는 항생제로 상처에 바릅니다.
- :: 안검하수 수술 1주 후에는 인공눈물 성분인 안연고를 처방하니 잠잘 때 넣어주세요. 낮에는 인공눈물 안약을 넣어주세요.
- :: 수술 후 1주간 잠잘 때 눈을 뜨면 항생제 안연고를 눈에 넣어주세요.

:: 억지로 눈을 벌려 안약을 넣지 마세요.

:: 수술 후 1주경에 눈과 이마의 실을 뽑습니다. 어린이 환자의 경우 주로 실을 뽑지 않는 녹는 실을 사용합니다. 자가근막 안검하수 수술을 한 경우에는 약 2주 후에 다리에 실을 뽑습니다.

:: 특별히 가려야 할 음식은 없지만 술과 담배는 피하는 것이 좋습니다.

수술 다음 날

:: 수술 결과를 보고 문제가 생기지 않았는지 점검합니다.

:: 눈곱이 많이 낄 수 있어 진료하면서 깨끗이 닦아줍니다.

:: 일반적으로 수술 다음 날 진료를 받고 나서 수술 후 상처 관리에 대해 설명해드립니다.

:: 상처에 드레싱 하는 법을 잘 보고 집에서 매일 해주세요.

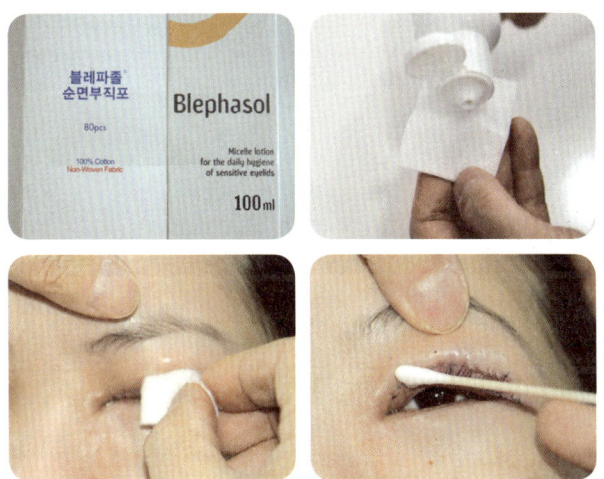

상품화된 소독 용품을 이용해 거즈에 소독액을 축축히 묻혀 너무 힘을 가하지 않고 살짝 닦아 큰 눈곱을 제거한다.

이마근걸기술 후 이마 수술 부위 관리

:: 1주간 수술 부위에 물이 닿거나 손으로 심하게 비비는 일은 피합니다.
:: 보호 안경은 약 1주간 착용하며, 잘 때 손이 가지 않도록 조심하세요.
:: 1주 후부터 세안이 가능하며, 수술 부위에 딱지나 실밥이 인위적으로 제거되지 않도록 조심하세요.
:: 이마의 실밥을 제거하는 경우 2주 정도까지 수술 부위에 항생제 안연고를 발라주세요.
:: 이마의 실밥은 녹는 실을 사용한 경우 제거할 필요가 없습니다.
:: 이마 부위가 어딘가와 세게 부딪치지 않도록 해주세요.

◁ 이마 드레싱 순서

:: 수술 부위의 거즈와 접착테이프를 조심스럽게 제거합니다.
:: 포비돈 스틱스왑으로 이마 수술 부위를 소독합니다.

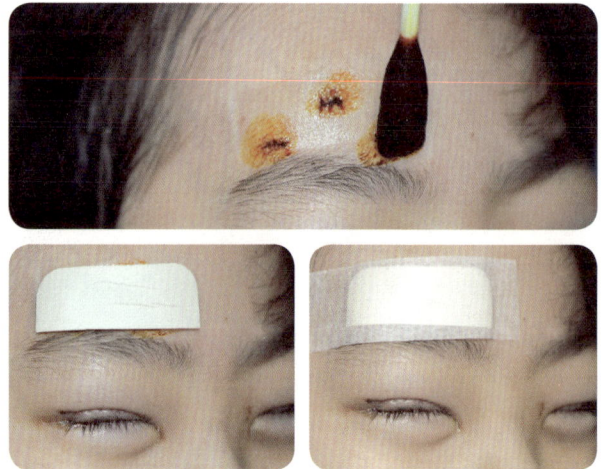

이마 수술 부위를 치료하는 모습.

:: 소독 후 포비돈이 완전히 마를 때까지 잠시 기다립니다.

:: 면봉에 처방받은 항생제 안연고를 묻혀서 상처 부위에 발라줍니다.

:: 그 위에 다시 메디터치(습윤 밴드)를 붙이고 반창고로 고정합니다.

자가근막 이마근걸기술 후 다리 수술 부위 관리

:: 약 2주간 다리 수술 부위에 물이 닿거나 손으로 심하게 비비는 일은 피합니다.

:: 다리의 실밥은 약 2주 뒤에 제거합니다. 실밥 제거 시까지 매일 수술 부위를 소독해주세요.

:: 수술 후 약 1개월까지 다리를 무리하게 사용하는 활동을 피합니다.

◁ **다리 드레싱 순서**

:: 먼저 붕대를 풀어주고 반창고와 함께 부착되어 있는 메디터치를 조심스럽게 제거합니다.

:: 메디터치를 제거하면 상처에 수직 방향으로 반창고 Steri-strip 와 봉합사가 붙어 있는 것을 볼 수 있습니다.

:: 반창고와 실을 제거하지 않은 상태에서 포비돈 스틱스왑을 이용하여 수술 부위를 소독합니다. 소독 후 포비돈이 마를 때까지 잠시 기다립니다. 면봉 형태로 되어 있는 일회용 포비돈 스틱스왑을 사용하면 가정에서도 드레싱하기 편리합니다.

:: 포비돈이 마른 후 항생제 안연고를 바르고 그 위에 다시 메디터치를 얹고 반창고를 덧붙여 고정합니다.

:: 붕대를 다시 감아줍니다. 너무 강하게 감을 경우 혈액 순환이 잘되지 않

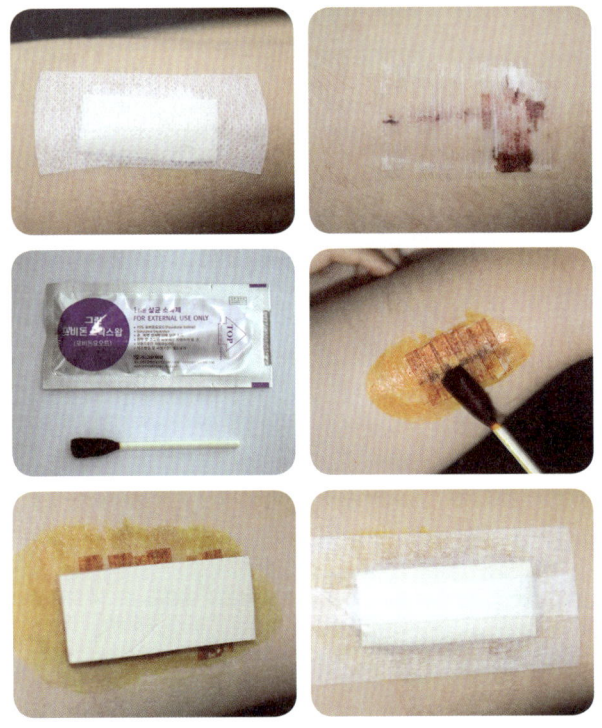

다리 수술 부위를 치료하는 모습.

으므로 살짝 압박할 정도로 감고 종이테이프로 고정합니다.

:: 수술 후 1주간 하루에 한 번씩 드레싱을 해줍니다.

메디터치는?

폴리우레탄 성분의 상처 치료 용품으로 바깥에서부터 보호층, 흡수층, 그리고 상처면접촉층으로 구성되어 있다. 보호층은 방수, 박테리아 차단 기능, 삼출물의 과도한 증발을 막으면서 적절히 증발시켜 습윤 환경을 조성한다. 흡수층은 삼출물을 흡수 저장하여

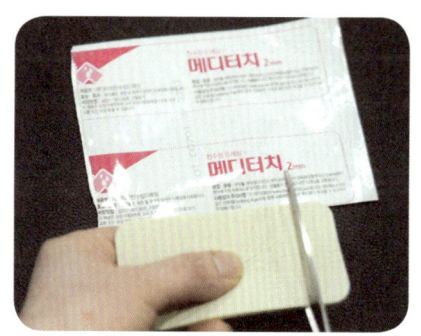
습윤드레싱제 중 하나인 메디터치.

삼출물이 외부로 새는 것을 막아준다. 상처면접촉층은 미세한 기공으로 이루어져 있어 삼출물을 흡수하여 흡수층으로 이동시켜 상처에 달라붙지 않게 하고 2차 손상을 유발시키지 않아 환자의 고통을 덜어주는 역할을 한다.

실밥의 제거

수술 마지막에 피부 봉합을 잘해야 상처가 빨리 아물고 흉이 적게 진다. 과거에는 봉합할 때 실크나 나일론처럼 녹지 않는 실을 사용하여 나중에 제거했는데, 실을 뽑을 때 아이가 공포로 겁에 질려 울거나 발버둥치기 때문에 제거하기가 여간 어려운 일이 아니었다. 눈을 꼭 감고 고개를 움직이거나 흔들면 사실상 뽑기가 거의 불가능하고 잘못하면 눈이 다치거나 상처에 염증이 생길 수도 있었다. 그래서 실을 뽑기 위해 전신마취를 다시 하는 경우도 있었다.

하지만 최근에는 'fast absorbing suture'라는 빨리 녹는 흡수봉합사가 나와 실을 뽑는 데 대한 부담이 없어졌다. 봉합하고 1주 정도 지나면 대부분 녹아 없어지고 군데군데 보이는 흔적도 곧 사라진다. 협조가 안 되는 아이를 붙들고 무리해서 실을 뽑지 않아도 되니 무척 반가운 일이다. 그렇지만 이 봉합사는 녹지 않는 봉합사에 비해 아주 약하기 때문에 상처에 강한 힘이 가해지면 쉽게 상처가 벌어질 수 있으므로 조심해야 한다.

자가근막 이마근걸기수술을 하기 위해 다리 절개 부위에 봉합할 때는 이렇게 약한 실로 봉합할 수 없다. 다리는 걸어 다니면서 힘이 가해지는 부위라 강한 실로 봉합해야 하기 때문이다. 그래서 녹지 않는 실로 봉합한 후 10~14일경이 지나서 제거하는데, 그렇게 어렵거나 아프지 않으니 걱정하지 않아도 된다.

∴ 세안은 언제부터?

일반적으로 봉합사가 남아 있을 때는 수술 부위에 물이나 땀이 닿는 것을 삼가야 한다. 만에 하나라도 염증이 생겨 상처가 덧나면 예상치 못한 결과를 초래할 수 있기 때문이다. 그래서 보통 눈꺼풀 상처는 약 1주 동안 눈 주변에 물이 닿지 않도록 조심하면서 얼굴을 씻거나 닦아내면 된다.

자가근막 수술을 한 다리는 약 2주간 물이 닿지 않도록 하는 것이 좋으며 수영장은 약 1개월간 피하는 것이 좋다. 또 다리에 힘이 가해지는 운동은 약 2개월간 하지 않도록 한다.

상처 부위에 약 1개월간 자외선 등의 이유로 강한 햇볕에 노출되지 않도록 하는 것이 흉터 예방에 도움이 되고, 상처가 아문 후 흉터를 완화시키는 크림을 사용하는 것도 좋다.

성인의 경우 머리가 가려워 견디기 힘들면 얼굴을 뒤로 젖힌 후 가족의 도움을 받아 머리를 감는 방법도 있으며, 시중에서 물 없이 머리를 감을 수 있는 샴푸도 구할 수 있다.

ﾠ흉터 관리는 어떻게 해야 하나?

수술 후 걱정되는 것은 수술 부위가 잘 아물지, 얼굴에 흉터가 생기지 않을지, 어떻게 치료해야 흉터가 덜 생길지 등이다. 결론부터 말하면 수술 흉터를 완전히 없애지는 못한다. 세월이 약이다. 1~2년 지내다 보면 신경 쓰이던 흉터도 크게 눈에 띄지 않는다.

눈꺼풀 피부는 우리 몸의 피부 중 가장 얇기 때문에 흉터가 비교적 덜 생긴다. 눈꺼풀 피부를 봉합할 때는 아주 미세하게 또 정확하게 봉합한다. 성형외과의 봉합 기법 이상으로 정밀하다. 또한 쌍꺼풀을 만들 경우 피부절개선은 쌍꺼풀의 접히는 부분으로 묻히기 때문에 흉터가 조금 남더라도 눈에 띄지 않는다.

이마근걸기술을 하면 이마에도 절개를 하는데 이마의 피부는 눈꺼풀보다 두꺼워 흉터가 남을 수 있다. 체질에 따라 차이가 있어 똑같이 잘 꿰매더라도 어떤 아이는 표가 나고 어떤 아이는 거의 표가 나지 않는다. 이마에 잔털이 많을 경우 거뭇한 잔털 사이

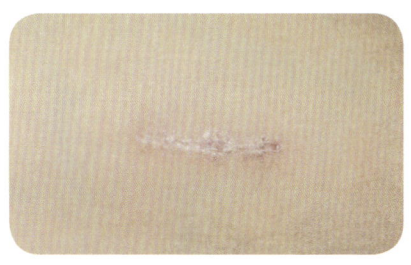

자가근막을 채취한 다리 수술 1개월 후 모습. 체질에 따라 흉터가 좀 더 두드러져 보이는 경우도 있다.

로 흉터가 더 도드라져 보이는 경우도 있지만 성장하면서 잔털이 없어지면 표가 덜 난다.

자가근막으로 수술할 경우 다리의 상처도 신경 쓰인다. 특히 여자아이라면 커서 스커트를 입었을 때 보이지 않을까 걱정이다. 다리도 이마와 마찬가지로 피부가 두꺼워 흉이 좀 남는 경우도 있으며, 가끔은 붉게 도드라지는 비후성 흉터가 남기도 한다.

상처 치유와 흉터에 미치는 요소를 정리하면 다음과 같다.

:: 수술 상처에 염증이나 감염이 생기면 흉터는 커진다. 하지만 눈꺼풀에는 혈관이 풍부해 감염이 잘 생기지 않는다.
:: 알코올과 같은 자극성 제제는 상처 치유에 방해되며 눈 속으로 흘러 들어가면 눈에도 좋지 않다. 눈곱이 많이 끼면 깨끗한 솜에 소독약을 충분히 축축하게 묻혀 살짝 닦는다. 이때 봉합 부위가 벌어지지 않도록 무리한 힘이 가해지지 않게 조심해야 한다.
:: 염증을 막기 위해 약 1주간 눈 주위 세안은 피하는 것이 좋으며, 다리는 실을 뽑기까지 약 2주간 물을 묻히는 것을 피하도록 한다.

:: 흉터를 덜 생기게 하는 약물인 리메스카Remescar와 같은 실리콘 제품을 3~6개월간 사용한다. 흉터 개선에 있어서 밀폐와 보습이 중요한데 이 제품은 실리콘에 베타 글루칸beta glucan과 폴리비닐 폴리머polyvinyl polymer라는 막을 형성하는 성분이 함유되어 있어 강력한 항염, 항산화, 진정 작용을 한다. 또한 보습력을 유지시켜 상처 치유와 함께 피부 장벽을 강화하고 회복시키는 기능을 한다. 또한 흉터 개선에 자외선 차단은 아주 중요한 요소이자 필수이다.

:: 눈꺼풀이나 다리에 비후성 흉터가 생겼을 때 국소적으로 스테로이드 주사를 통해 트리암시놀론triamcinolone을 주사하기도 하는데 솟아오른 흉을 가라앉히는 데 도움이 된다.

토안의 관리는?

안검하수 자녀를 둔 부모가 공통적으로 우려하는 부작용은 수술 후 밤에 눈을 뜨고 자는 토안 현상이다. 이로 인해 눈이 상하지나 않을까 걱정하고, 눈을 뜨고 자는 자녀를 보면 가슴이 많이 아프다고 호소한다. 이런 걱정으로 수술을 하지 않겠다는 부모도 있지만 실제로 심하게 눈을 감지 못하는 경우는 아주 드물다.

눈을 완전히 감지 못하는 현상인 토안 혹은 토끼눈은 대부분의 안검하수 수술 후 나타난다. 특히 선천안검하수 수술 후에는 어느 정도의 토안이 나타날 수 있다. 이때 얼굴을 옆으로 기울여 잠을 자면 바로 누운 자세로 잘때에 비해 토안이 완화된다.

안검하수 수술 후 아이가 잠잘 때 눈을 완전히 감지 못하더라도 정상적인 눈물분비 기능이 있고, 눈을 감으면 안구가 위로 올라가는 벨 현상이 있기 때문에 심한 노출성 각막염으로 진행되는 경우는 드물다. 또한 어린이의 각막은 건강하기 때문에 잘 손상되지 않으며, 회복도 빨라 그렇게 걱정하지 않아도 된다.

토안은 수술 초기에는 눈둘레근의 일시적인 약화 혹은 마비 현상이 종종 나타나지만 수주일이 경과하면서 점차 줄어든다. 하지만 안검하수 교정 수술에 따른 어느 정도의 토안은 어쩔 수 없이 나타난다.

토안의 정도는 눈꺼풀처짐의 정도나 수술 방법에 따라 다르게 나타난다. 안검하수의 정도가 심하고 눈꺼풀올림근의 기능이 좋

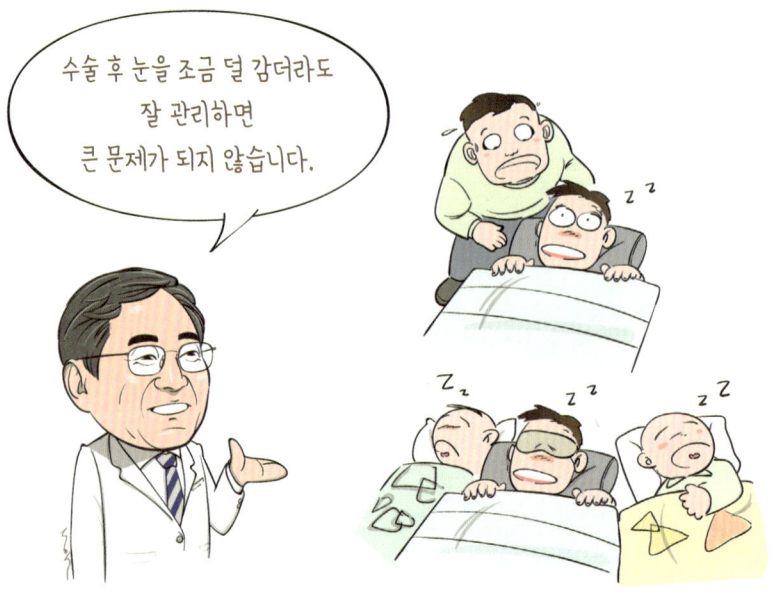

지 않아 많은 양의 눈꺼풀올림근을 절제했을 경우 토안이 심하게 나타날 수 있다. 이마근걸기술의 재료에 따라서도 토안의 정도가 다르게 나타난다. 조직의 유착을 강하게 유발하는 자가근막에 비해 재질의 탄력성이 좋은 실리콘은 토안이 비교적 덜 생긴다.

잠잘 때 눈을 완전히 감지 못하여 안구건조증이 생기면 심할 경우 각막염을 유발할 수 있기 때문에 특히 밤에 잘 관리해주어야 한다. 실눈 정도의 경미한 토안은 안약을 넣지 않아도 되지만, 그

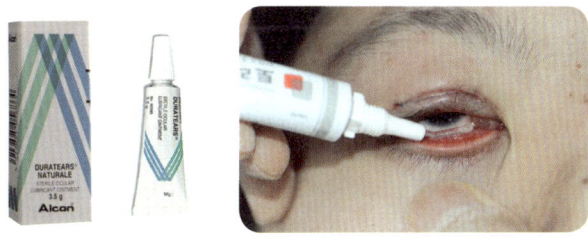
눈물 성분의 안연고 제품과 안연고를 넣는 모습.

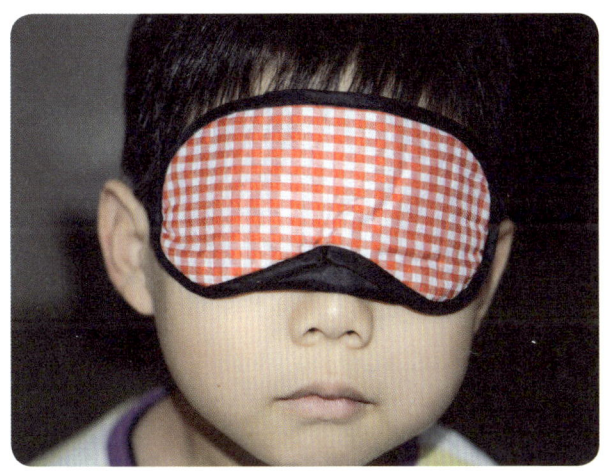
토안을 관리하기 위해 수면안대를 착용한 모습.

이상 눈을 감지 못하면 자기 전에 인공눈물이나 안연고를 넣어주는 것이 좋다. 물 성분의 안약은 눈에 오래 머무르지 못해 잘 때 건조를 막아주기에는 역부족이다. 따라서 연고 형태의 안약을 넣어주는 것이 좋으며 자기 전에 한 번 넣어주는데, 투여량은 감지 못하는 정도에 따라 조절한다. 자다가 또 넣어주어야 하느냐는 질문을 받는데 잠을 설치면서까지 안연고를 넣을 필요는 없다.

눈물은 우리 눈을 적셔주고는 곧 외부로 증발된다. 잘 때 계속 눈을 감지 못하면 증발이 많아져 건조가 심해지기 때문에 이런 경우는 수면안대 착용을 권한다. 수면안대는 눈물 증발을 억제하여 각막의 건조를 막아줄 뿐 아니라 아이가 커서 밖에서 자고 올 때 뜨고 있는 눈을 가리는 효과도 있다.

안연고를 넣으면서 주기적으로 주치의로부터 각막 검사를 받아 각막에 이상이 있는지를 점검하는 것이 좋다. 상당 기간 각막이 깨끗하게 잘 관리되면 안연고의 양을 줄인다. 이후 아무런 문제가 없으면 눈 검사를 하면서 약을 중단한다. 실제로 잘 때 어느 정도 눈을 뜨지만 안연고를 넣지 않고도 아무런 문제없이 지내는 어린이도 상당수이다.

이러한 노력에도 불구하고 각막 노출로 인한 증상이 심하거나 각막염이 반복하여 나타날 때는 올라간 눈꺼풀을 내려주는 수술 치료도 고려할 수 있다. 수술로 눈꺼풀을 내려주는 것으로 그만큼 토안이 완화되겠지만 너무 많이 내릴 수는 없다. 너무 많이 내리면 눈꺼풀이 처져 안검하수가 있는 것처럼 보이기 때문에 오히려 역효과가 날 수 있다.

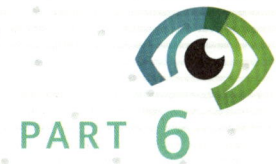

PART 6

안검내반

안검내반의
증상과 원인

안검내반이란 눈꺼풀이 안으로 말려 들어가 속눈썹이 안구를 찌르면서 눈을 자극하여 각막염이나 각막혼탁을 일으키는 질환이다. 우리나라를 비롯한 아시아권의 어린이에게 자주 나타난다.

어린이에게 나타나는 안검내반은, 눈꺼풀 위치는 정상이나 눈꺼풀 앞쪽의 눈둘레근과 피부조직이 많아 속눈썹이 안구 쪽으로 밀려 눈을 찌르는 증상이 주로 나타난다. 이를 순우리말 의학용어로 덧눈꺼풀 혹은 부안검이라고 한다. 반면 성인에게서 나타나는 안검내반은 눈꺼풀속말림이라고 하는데, 이는 눈꺼풀 자체가 안구쪽으로 말려 속눈썹이 안구를 찌르는 증상으로, 어린이에게는 잘 나타나지 않고 나이가 많은 노년층에게 잘 생긴다.

아이에게 발견되는 속눈썹찔림은 덧눈꺼풀이 대부분인데 일반인뿐만 아니라 의사조차 두 용어를 혼용해서 사용한다. 일반인에게는 안검내반이라고 잘 알려져 있고 속눈썹찔림 증상도 비슷하기 때문에 이 책에서는 이해가 편하도록 안검내반이라는 용어로 통일하여 사용하겠다.

●● 안검내반의 원인

어린이의 안검내반 발생 원인은 명확히 밝혀지지 않았다. 특히 동양인에게 왜 빈번하게 발생하는지 정확히 규명되지 않은 상태이다. 필자를 비롯한 우리나라 성형안과 전문의들이 이에 대해 연구해 국제 학술지에 발표한 내용을 보면, 안검내반은 속눈썹 주변의 눈꺼풀 피부와 눈둘레근이 과도하게 많아 눈꺼풀을 위로 밀어 올리면서 속눈썹이 안구를 찌르는 것이다. 위아래눈꺼풀에 모두 나타날 수 있으나 주로 아래눈꺼풀의 안쪽에 발생한다.

노년층에서 나타나는 안검내반은 노인성 혹은 퇴행성으로 불린다. 나이가 듦에 따라 눈꺼풀을 지지하는 구조가 약해지고 눈둘레근에 붙어 있는 주변의 구조들이 느슨해지면서 아래눈꺼풀의

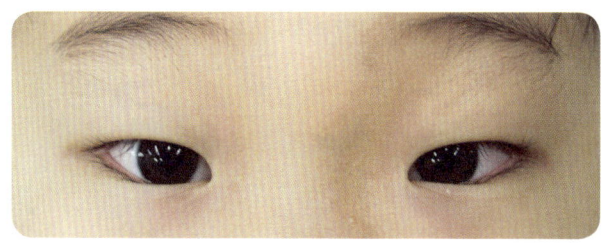

아래눈꺼풀에 생긴 안검내반 모습. 주로 눈구석의 속눈썹이 각막을 찌른다.

피부와 눈둘레근이 위로 밀려 안구를 찌르는 것이다.

●● 안검내반의 증상

안검내반이 있는 어린이를 병원에 데리고 온 부모는 아이가 어떤 증상을 보이거나 아프다고 말한 적이 없다고 한다. 과연 그럴까? 속눈썹이 각막을 찔러 상처가 많이 나 있어도 아이는 별말을 하지 않는다. 하지만 안검내반 때문에 안과를 찾은 대부분의 성인은 눈이 너무 불편하니 하루 빨리 수술해달라고 요청한다. 아이도 마찬가지라고 생각한다. 단지 눈이 불편한 것을 표현하지 못할 뿐이다.

보호자가 잘 살펴서 필요한 치료를 해주고 불편하지 않도록 보살펴주어야 한다. 그러면 이제부터 안검내반의 증상에 대해서 좀 더 자세히 알아보자.

눈을 잘 비빈다

속눈썹이 안구에 닿아 결막과 각막에 자극과 상처를 일으키므로 눈에 무언가 들어간 듯한 이물감이나 불편함을 느낀다. 각막의 지각신경은 아주 예민해 작은 티끌이 눈 속에 들어가도 엄청나게 불편하다. 당연히 어린이도 이러한 증상이 있으면 불편할 수밖에 없고 눈을 자주 비빈다.

눈물고임과 이물감

각막이 자극을 받아 눈이 아프거나 이물감이 느껴질 때 눈물이 나오는 것은 지극히 당연하다. 눈물 속에는 자연적인 항균 작용을 하는 성분이 포함되어 있다. 눈을 보호하기 위한 반사 작용으로 눈물이 나오면 속눈썹이 눈물에 젖어 눈꺼풀 안쪽에 눈물이 고인 것 같은 모습을 띤다. 신발 밑창에 못이 박혀 발바닥을 찌르면 어떤 증상을 겪을지 상상해보면 쉽게 이해할 수 있으리라 생각한다. 못을 빼주어야 발도 편하고 상처도 나을 수 있다.

눈이 부시다

각막에 상처가 있거나 불편함을 느끼면 밝은 빛을 볼 때 심한 눈부심으로 눈을 잘 뜨지 못할 수 있다. 눈을 자주 비비거나 눈이 부시다고 눈을 잘 뜨지 못하는 어린이가 시력검사를 위해 안과에 내원했다가 우연히 안검내반임을 알게 되는 경우도 많다.

각막염

속눈썹이 안구를 찔러 각막에 상처가 난 어린이도 드물지 않다. 맨눈으로 보면 보이지 않겠지만 안과에서 광학현미경으로 보면 각막에 난 상처를 볼 수 있다. 일종의 각막염으로 다행스럽게도 감염이 생겨 각막궤양으로 진행하는 경우는 드물다. 시력장애가 생기는 경우는 드물지만, 아주 심하면 약간의 각막혼탁이나 난시가 남는 경우는 있다. 대부분의 각막 상처는 안검내반 수술을 해주면 저절로 치유된다.

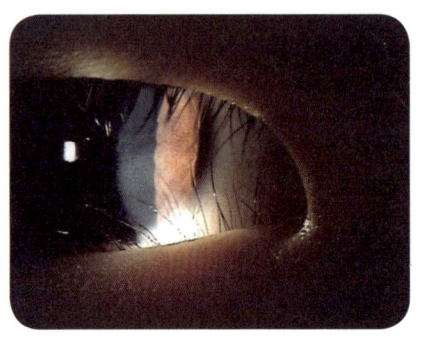
속눈썹이 각막을 찔러 각막이 많이 손상된 모습.

• • 꼭 수술해야 하나요?

속눈썹이 안구를 찌르면 자극을 받아 자꾸 눈을 비빈다. 불편함을 느낄 뿐만 아니라 결막과 각막에 상처를 내 각결막염이 생길 수 있다. 드물긴 하지만 투명해야 하는 각막에 혼탁이 생겨 시력에 영향을 줄 수 있으며 심하면 각막궤양이 발생해 심각한 시력이상을 일으킬 수도 있다. 그뿐 아니라 어린이의 경우 난시를 진행시킬 수 있고, 자꾸 눈을 비비다 보니 다래끼도 생길 수 있다. 무엇보다 속눈썹찔림으로 인해 어린이가 겪는 불편함을 생각하면 수술을 하지 않을 이유가 없다. 특히나 말로 잘 표현하지 못하는 어린이인 경우 좀 더 적극적인 진료와 치료가 필요하다.

찌르는 속눈썹을 뽑거나 자르는 것은 근본적인 치료가 아니다. 한두 달마다 적지 않은 수의 눈썹을 뽑으면서 지낼 수 없을뿐더러 아이의 경우 속눈썹을 뽑는 것도 어렵다. 잘린 속눈썹의 단면은 더 날카로우므로 오히려 증상을 악화시킬 수 있어 절대 권하지 않는다.

물론 각막의 상처도 없고 증상도 별로 심하지 않은 경미한 안검내반은 성장하면서 호전되는 경우가 있기 때문에 경과를 지켜보기도 한다. 하지만 만 2세경이 지나면 대체로 더 이상 좋아지지 않으므로 이 시기가 지나서도 속눈썹이 눈을 찌르면 수술을 통한 치료를 고려하는 것이 바람직하다.

어린이는 전신마취를 하기 때문에 수술을 주저하는 부모가 있다. 하지만 수술 시간이 짧고 회복이 빠른 비교적 간단한 수술이므로 수술에 대한 염려는 크게 하지 않아도 된다. 마취과 의사도 자신의 나이 어린 자녀를 직접 마취하고 수술시키기도 한다. 필자의 장남은 두 번, 차남도 한 번 전신마취로 수술을 받은 적이 있다.

어떤 부모는 아이의 눈 모양이 크게 변하는 것이 싫다고 수술을 하지 않겠다는 경우도 있다. 우리가 알아야 할 것은, 최우선은 눈의 건강이며 그 다음이 눈의 모양이라는 것이다. 하지만 수술 후에도 눈 모양은 크게 변하지 않고 오히려 더 시원해 보이며 좋은 모습이 되는 경우가 많다는 것을 알았으면 좋겠다.

성인은 본인의 판단으로 수술을 결정하고, 부분마취로 쉽게 수술할 수 있기 때문에 별문제가 되지 않는다.

안검내반의 수술

눈을 찌르는 속눈썹을 뽑으면 쉽게 눈의 불편감을 없앨 수 있다. 하지만 아기나 어린이의 속눈썹을 뽑기란 여간 어려운 일이 아니다. 어린이의 협조하에 눈을 찌르는 속눈썹만 정확히 뽑는 것은 거의 불가능에 가깝다. 몇 가닥의 속눈썹을 뽑기도 어려운 상황에서 많은 속눈썹을 무리하게 뽑으려다가 눈에 상처를 낼 수도 있다. 또한 어른이 움직이지 못하도록 꽉 붙들고 눈을 억지로 벌려 속눈썹을 뽑는다면 어린이는 엄청난 공포에 휩싸일 것이다. 또 속눈썹은 계속 나기 때문에 정기적으로 속눈썹을 뽑는 것은 생각할 수도 없는 일이다.

최근에 필자는 안검내반이 있는 아이를 둔 어떤 어머니가 집에서 속눈썹 아이론(속칭 고데기)을 사용해 속눈썹 방향을 밖으로 피려고 했다는 말을 듣고 놀란 적이 있다. 치료가 될 것 같지도 않거니와 너무 위험하다는 생각이 들었다. 우선 눈 안쪽에 있는 속눈썹에 고데기를 사용하기도 힘들며, 열이 발생하기 때문에 눈이 다칠 위험이 있다. 설령 성공해도 세수만으로 속눈썹이 제자리로 돌아간다니 너무 무모한 시도라는 생각이 들었다.

성인의 경우 일부 속눈썹만 찌른다면 쉽게 제거할 수 있지만, 눈꺼풀의 많은 부분이 말려 들어가 있으면 속눈썹을 뽑는 것보다 수술하는 편이 훨씬 나을 것이다.

찌르는 속눈썹의 모근을 파괴해 다시 나지 않도록 하는 시술은 속눈썹 몇 개만 찌를 때 할 수 있는 치료이다. 한 번에 찌르는 속눈썹 모두를 소작하기 어려우므로 여러 번 시술해야 하는 경우가 생긴다. 성인의 경우 속눈썹 일부가 눈 안쪽으로 향했을 때 시행할 수 있지만 어린이에게는 할 수 없는 치료법이다.

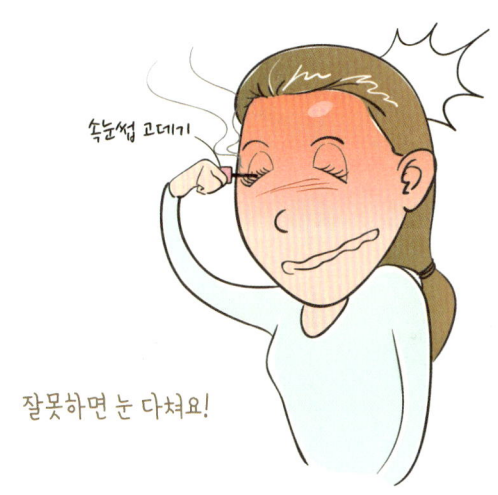

수술 방법

아래눈꺼풀

아래눈꺼풀의 안검내반은 속눈썹 바로 아래의 피부를 절개하고 과도한 눈둘레근과 피부를 절제하는 수술법으로 교정한다. 과도한 조직을 절제한 후 봉합해 아래속눈썹이 밖으로 향하도록 방향을 틀어주는 수술로 안검내반을 교정한다. 가끔 아래눈꺼풀당김기라는 조직을 강화시키는 시술을 동시에 시행하기도 한다. 봉합은 안검하수 수술과 마찬가지로 '6-0 fast absorbing gut'이라는 가늘고 빨리 녹는 실을 사용하기 때문에 실은 뽑지 않아도 된다.

어려운 수술은 아니지만 그렇다고 의사가 쉽게 접근하지도 않으며, 나타날 수 있는 합병증을 사전에 예방할 필요가 있다.

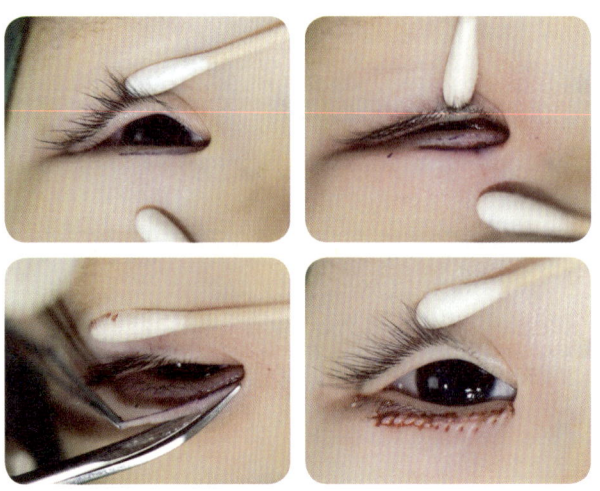

아래눈꺼풀 안검내반 교정술. 과도한 눈둘레근과 피부를 제거한다.

위눈꺼풀

위눈꺼풀은 안구 방향으로 들어가는 속눈썹을 밖으로 향하도록 방향을 바꾸기 위해 쌍꺼풀 수술을 한다. 쌍꺼풀을 만들어주면 눈을 뜰 때 눈꺼풀올림근의 힘으로 속눈썹이 밖으로 향한다.

쌍꺼풀 수술은 눈꺼풀선을 따라 절개하는 절개법과 소절개를 통해 쌍꺼풀을 만드는 매몰법 즉, 흔히 말하는 '집는 수술'로 나눌 수 있다.

절개법은 여유분의 피부를 절제할 수 있기 때문에 피부가 불룩한 성인이나 나이가 많은 노년층에게 좋은 수술이다. 어린이의 쌍꺼풀 수술은 피부 절개 없는 매몰법으로도 좋은 결과를 얻을 수 있다. 어린이에게 매몰법을 시술하면 쌍꺼풀 모양은 크게 나오지 않으면서 속쌍꺼풀처럼 보이는 경우가 많아 눈 모양이 많이 변하지 않고도 시원하게 보인다.

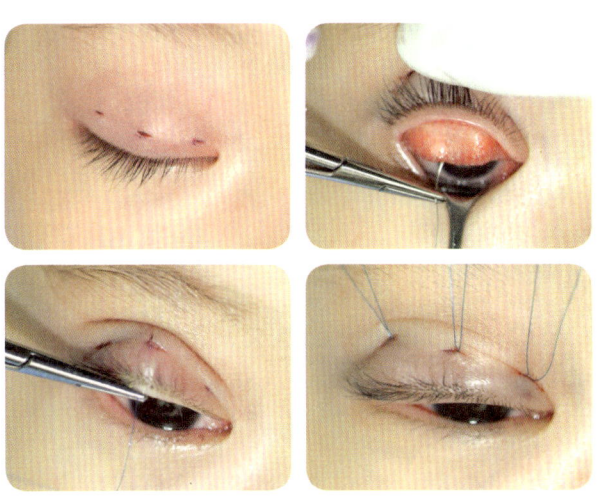

위눈꺼풀 안검내반의 교정을 위한 매몰봉합법.

●● 퇴행성 안검내반의 수술

노년층의 퇴행성 안검내반은 주로 아래눈꺼풀에서 나타난다. 나이가 들면서 눈꺼풀 인대가 약해지는 경우가 많기 때문에 이를 강화시키는 수술을 시행하고, 눈꺼풀이 심하게 말려 들어가 있으면 아래눈꺼풀을 당겨주는 구조를 강화시켜 속눈썹을 약간 아래쪽 및 바깥쪽으로 향하게 하는 수술을 동시에 시술한다. 또한 늘어난 피부와 눈둘레근을 절제해 속눈썹이 안으로 말려들지 않도록 하는 수술을 시행한다. 지방이 나와 불룩하면 지방을 절제하는 성형술도 동시에 시행할 수 있다.

위눈꺼풀의 안검내반은 흔치 않지만 나타날 경우 위눈꺼풀 성형술을 시행하고 안검하수가 동반되어 있으면 눈꺼풀올림근절제술을 함께 시술할 수 있다.

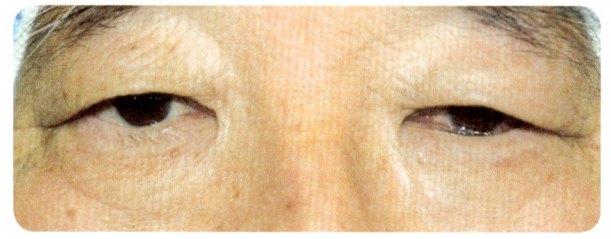

나이 든 환자에게 생긴 왼쪽 눈의 퇴행성 안검내반. 정상적인 오른쪽 눈에 비해 왼쪽 눈의 아래눈꺼풀이 속말림으로 속눈썹찔림이 관찰된다.

안검내반의
수술 후 치료

수술 직후에는 아이가 눈에 손을 대지 못하도록 보호 안경을 착용시킨다. 수술 후 아이는 정신이 몽롱하고 눈이 불편하기 때문에 울면서 저절로 눈에 손을 대기 쉬우므로 옆에서 잘 지켜봐야 한다. 치료는 처방된 항생제 안연고를 깨끗한 면봉에 묻혀 하루에 2~3번씩 살짝 발라준다. 아이가 눈을 꼭 감고 머리를 흔들면서 거부하면 억지로 바르다가 상처를 내는 것보다 그냥 두는 것이 낫다.

눈곱이 많이 끼면 면봉이나 소독약과 솜으로 된 드레싱 용품으로 살며시 닦아주면 된다. 가장 조심해야 할 것은 손을 대지 말아야 한다는 점이다. 상처 부위를 아주 약한 실로 꿰매놓기 때문에 조금만 강한 충격을 받아도 상처가 벌어질 수 있다. 상처가 벌어지면 다시 봉합해야 하는데 어려서 협조가 안 되기 때문에 또 전신마취를 해야 하는 경우가 생길 수 있다.

하루 이틀 지나면 부기도 가라앉고 눈 모양도 정상적으로 돌아온다. 1주 정도면 실이 많이 녹아 없어지며 2주 정도면 거의 없어진다. 가끔 상처 부위에서 떨어져 나온 가느다란 실을 볼 수 있다. 어떤 부모는 손으로 실을 당기기도 하는데 그대로 두는 것이 좋다. 이때쯤이면 절개 부위가 상당히 단단하게 아물지만 그래도 강한 충격에는 벌어질 수 있기 때문이다. 그래서 물놀이나 수영장은 1개월쯤 지난 후에 가는 것이 좋다.

절개 부위의 치유 경과는 개인차가 크다. 수술 후 1~2주경에 거의 표시가 나지 않을 정도로 깨끗이 낫기도 하고, 한 달 가까이 절개 부위가 발갛게 붓기도 한다. 어떤 경우는 상처가 깨끗하지 않고 오돌토돌 솟아오르기도 하며, 피부 주름이 두드러져 보이기도 한다. 환자마다 다른 경과를 거치지만 시간이 지나면서 점차 표

Before

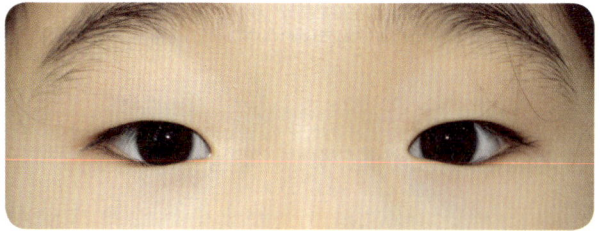

After

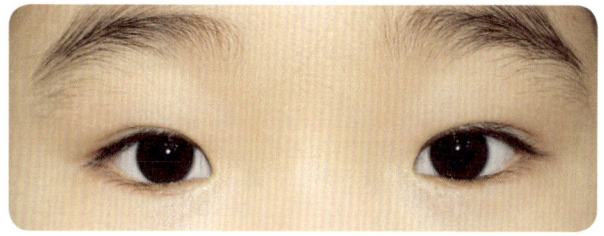

위아래눈꺼풀 안검내반 수술 전(위)과 후(아래)의 모습. 눈 모양은 많이 변하지 않았는데도 시원한 느낌을 준다.

시가 나지 않을 정도로 낮는다. 성인의 치료도 어린이와 비슷하며 수술 후 1주경에 실을 뽑는다.

●● 수술의 합병증

재발

아래눈꺼풀의 안검내반은 수술 후 재발이 흔하지 않다. 심한 경우에 재발될 수 있지만 빈도는 2~3% 정도로 낮은 편이라 할 수 있다. 재발을 막기 위해 수술 도중 안검내반이 충분히 교정되는지를 확인하지만 드물게 생기는 것까지 막을 수는 없다. 재발되어 속눈썹이 다시 눈을 찌르면 재수술을 할 수밖에 없다.

흔치 않지만 위눈꺼풀의 쌍꺼풀이 풀리면서 안검내반이 다시 생기는 경우가 있다. 특히 눈에 지방이 많아 두툼한 경우 더 잘 생기는 경향이 있다. 많이 찌르면 다시 수술해야겠지만 조금 찌르면 지켜본 후 결정한다. 재수술을 할 때는 절개법으로 두툼한 눈에서 지방을 조금 제거해야 재발을 막는 데 도움이 된다.

안검외반

아래눈꺼풀이 밖으로 벌어지거나 아래로 당겨지는 현상으로 안검내반 수술의 가장 심각한 합병증이라 할 수 있다. 피부나 근육을 과도하게 절제하거나, 염증이 생기면서 아래눈꺼풀이 밖으로 혹은 아래로 당겨지기 때문에 발생한다.

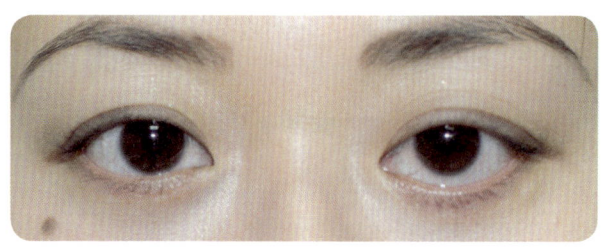

외국 병원에서 수술 후 필자를 찾아온 환자. 왼쪽 아래눈꺼풀이 아래쪽으로 당겨져 있다.

안검외반이 생기면 치료가 꽤 까다롭다. 아래눈꺼풀의 이완 현상이 있으면 이를 강화시켜주는 교정술을 해야 하며, 피부를 과도하게 절제했으면 모자라는 피부를 보충하기 위해 피부이식까지 해야 하는데 이 과정에서 불가피하게 작은 흉이 남는다.

그래서 집도의는 이런 합병증을 피하기 위해 피부나 근육을 절제할 때 과하지 않도록 주의해야 한다. 반대로 너무 조심해서 덜 절제하면 재발되는 경우가 있어 수술이란 늘 어렵다고 느낀다. 다행히 이러한 합병증은 조심하면 피할 수 있기 때문에 그렇게 걱정하지 않아도 된다.

흉터

안검내반 수술은, 아래눈꺼풀 속눈썹 바로 아래를 절개하고, 위눈꺼풀을 작게 절개 후 쌍꺼풀을 만들기 때문에 흉이 거의 생기지 않는다. 흉터는 체질에 의해 좌우되는 경향이 크기 때문에 수술 전에 미리 발생 여부를 정확히 알 수는 없다. 수술 후 절개 부위가 약간 발갛게 부풀어 오르기도 하지만 시간이 지나면 대부분 가라

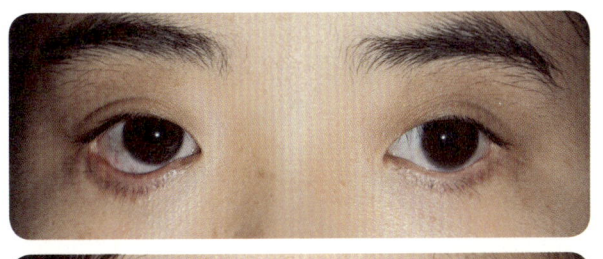

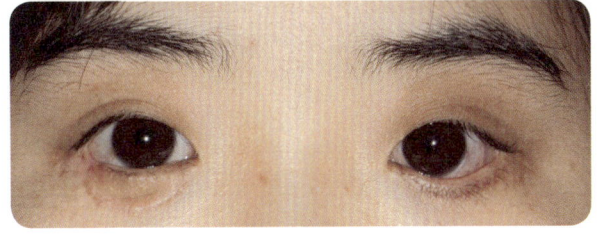

다른 병원에서 수술 후 필자를 찾아온 환자. 오른쪽 아래눈꺼풀이 밖으로 벌어져(위) 피부 이식으로 교정했다(아래). 흉터는 시간이 지나면 옅어진다.

앉는다. 아주 가느다란 절개선이 남는 경우도 있지만 이마저도 남지 않는 경우가 대부분이니 너무 걱정할 필요는 없다.

부모가 켈로이드keloid 체질이라고 걱정을 하는 경우가 있는데 그렇게 염려하지 않아도 된다. 켈로이드에 관해서는 다음의 '궁금증 풀기' 파트에 잘 기술되어 있으니 참고하기 바란다.

필자는 많은 안검내반 환자를 오랜 기간에 걸쳐 수술했지만 흉터 때문에 문제가 된 경우는 한 번도 없었다.

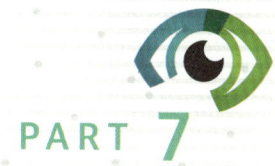

PART 7

궁금증 풀기

안검하수 진단을
받았습니다

> **좀 더 크면 수술시키려고 했는데
> 약시가 올 수 있다고 하니 걱정이 됩니다.**

Q 저는 생후 28일된 남자아이의 엄마입니다. 제가 태어날 때부터 안검하수가 있었는데, 제 부모님은 그런 사실을 모르셨고, 초등학교 때부터 안경을 썼습니다. 그러다가 눈이 너무 안 좋아져서 안과에 가봤더니 저보고 약시라고, 교정이 어렵다고 하더라고요.

그런데 생후 한 달 된 아들 역시 유전인지 안검하수가 있는 것 같습니다. 소아과 의사 선생님이 아기가 안검하수가 의심된다고 큰 병원의 안과를 가보라고 하더군요. 오른쪽 눈을 잘 못 뜨고, 뜨더라도 실눈처럼 절반만 뜨는 상태거든요. 저희 아들은 현재 중국에 있는데 저번 주에 안과에 갔더니 하루빨리 수술해서 치료해주지 않으면 시력이 점점 안 좋아져서 약시가 될 수도 있다고 합니다.

* 필자가 운영하는 온라인 카페를 통해 많은 분께서 질의하신 내용 중 필요하다고 생각되는 48가지의 질문을 추려서 답변과 함께 엮었다.

저는 좀 더 크면 수술시키려고 했는데 이런 말을 듣고 요즘 잠이 안 오고 너무 가슴 아픕니다. 언제 방문해야 하는지 또 치료 및 검사 시기를 문의드립니다.

A 태어난 지 한 달밖에 안 된 아기는 눈의 상태를 정확히 파악하기가 힘듭니다. 하루가 다르게 성장하므로 눈도 조금 더 뜰 가능성이 있습니다. 3~5개월 정도면 눈 상태를 제대로 파악할 수 있습니다. 때문에 백일이 지난 후에 시기능 검사를 권합니다.

수술 시기는 눈 상태를 보고 결정합니다. 눈꺼풀이 많이 처져 있거나 양쪽 눈 모양이 크게 다르거나, 굴절이상이 심하면 조기 수술을 하기도 합니다. 안검하수가 너무 심하면 태어난 지 3개월에 수술하는 경우도 있으며, 중간 이상 정도면 돌 전후에 수술이 가능합니다. 돌이 된 아기는 전신마취를 해도 큰 문제없이 수술 받을 수 있는 정도로 성장한 상태이기 때문입니다.

덧붙여 안검하수는 유전 질환이 아닙니다. 가족력이 있으면 자녀 중에 안검하수가 나타나는 빈도가 약간 높아지는 경향이 있는 정도로 이해하시고 자책하실 필요는 없습니다.

> **아이가 태어나서 처음으로 눈이 불편하다고 하는데, 수술 시기는 언제가 좋을까요?**

Q 저희 아이 안검하수 문제로 교수님을 두 번 뵈었네요. 갈 때마다 많이 심하지 않으니 좀 더 지켜보자고 말씀하셨고 6개월마다 정기검진 형식으로 일단 보자고 말씀하셨답니다. 또한 수술 시기는 유치원 들어가기 전 세 돌쯤이 적당할 것 같다고 하셨어요.

그런데 저희 아이가 이틀 전에 태어나서 처음으로 눈이 불편하다고 이야기하더라고요. 지금 25개월이라 정확하게 말한 것은 아니지만 오른쪽 눈을 비비면서 저한테 뭐라고 하는 거예요. 이번 달부터는 어린이집도 다니는데 외출하면 또래 친구들이 눈이 이상하다고 하니까 바깥 활동도 자제하는 편이 되었고요. 스스로도 눈이 이상한 걸 인식해서 거울 보면서 손으로 자꾸 눈꺼풀을 올리더라고요.

이제 아이도 불편함을 느끼고 표현할 줄 알 때가 되니 부모로서 더 걱정이 됩니다. 올해 5월쯤에 검진을 가려고 하는데 심하지 않으면 수술은 세 돌쯤에 해야 하나요?

A 안검하수의 정도가 심하지 않아 조기 수술을 하지 않은 경우의 수술 시기는 3~5세경이 적당하다고 생각합니다. 이때가 자신의 눈 모양을 인지하고, 어린이집에 다니고 친구가 생기는 등 어린이로서 사회 활동을 시작하는 나이이기 때문입니다.

또한 이때는 눈꺼풀올림근의 기능과 처진 정도를 측정할 수 있기 때문에 수술 방법을 결정하기 좋습니다. 물론 눈꺼풀이 많이 처지고 눈썹이 올라가는 등 기능이 나쁜 증상이 나타나는 경우는 측정을 못 하더라도 조기 수술을 하는 경우가 있습니다. 하지만 빨리 수술을 받고 싶더라도 자가근막을 사용하는 수술을 해야 하면 다리가 충분히 성장한 36개월은 되어야 합니다.

"
가림 치료를 하는데 네 살 된 아들이 협조해주지 않아요.

Q 시력검사에서 0.4/0.7이 나와서 하루에 2시간씩 가림 치료를 하라고 하셨는데요. 네 살인 아들이 협조를 안 합니다. 가림

치료를 안 하면 시력 발달에 그렇게 나쁜가요? 애가 울고불고 난리를 쳐도 꼭 해야만 하나 싶어서요.

그리고 괜찮은 눈을 가리니까 안검하수 쪽 눈을 더 치켜뜨고 이마 주름이 생기는 것도 신경 쓰이네요.

A 한쪽 눈이 반대쪽 눈에 비해 시력이 덜 나왔는데 안검하수가 시력 발달에 영향을 미친 것으로 보여 가림 치료를 권했습니다. 시력이 좋은 쪽 눈을 가려 나쁜 눈을 많이 사용하도록 하여 시력 발달을 유도하는 방법입니다.

시력이 좋은 눈을 가리고 처진 눈으로만 보게 하니 시야가 얼마나 답답하겠습니까? 아이 입장에서는 쉽지 않을 수 있습니다. 잘 달래고 이해시켜 치료하는 수밖에 없습니다. 그래도 안 되면 중단해야지요.

한 가지 대안은 민스 안경이라고 약시 치료를 위해 고안된 안경이 있습니다. 한쪽의 안경렌즈 내면에 미세 굴곡을 만들거나 굴절률이 다른 코팅 재료를 혼합해 코팅함으로써 안경을 쓴 아이가 밖을 볼 때는 안대 착용한 것과 같이 잘 보이지 않으나 밖에서 볼 때는 아이의 눈이 잘 보이는 안경입니다.

> **시력만 나빠지지 않는다면
> 나중에 수술을 시키고 싶은데 괜찮을까요?**

Q 동네 안과에서 아이의 좌측 눈이 안검하수 같다고 합니다. 검사를 하면 어떤 검사를 받는지 궁금합니다. 정확한 시력검사도 가능한지 궁금하고요. 시력만 괜찮다면 좀 더 커서 수술시키고 싶은 마음에 여쭤봅니다. 어떤 게 현명한 선택일지 고민스럽습니다.

A 안검하수가 있으면 기본적으로 시력검사를 해야 합니다. 그 외 사시가 있는지, 망막은 아무런 이상이 없는지, 또 근시, 원시, 난시 등의 굴절이상이 심하지 않은지 등을 검사해야 합니다.

하지만 아이가 시력표를 보고 읽어주기 전까지는 시력을 측정하기 힘듭니다. 3~4세경이 되어야 정확한 시력을 측정할 수 있습니다. 아기일 때 수면제를 먹인 후 눈에 산동제를 넣어 망막검사를 하는 병원도 있습니다만, 이 방법도 시력을 정확히 측정할 수는 없습니다. 눈에 이상이 있는지 혹은 굴절이상이 있는지 정도만 알 수 있습니다. 저는 진료할 때 수면제를 먹이면서 검사하지 않고, 약 없이 굴절검사를 하며 수술할 때 정밀 검사를 합니다.

시력이 괜찮으면 수술을 미루고 싶다고 하는 분이 많은데 아기 때 시력이 괜찮은지의 여부는 정확히 알 수 없으며, 단지 안검하수인 아기가 성장한 후에 14~23% 정도 약시가 나타났다는 통계가 있습니다. 굴절이상이 심하면 약시가 발생할 가능성이 더 높아지기도 합니다. 그래서 시력 발달에 이상이 생길 가능성이 있는 심한 안검하수는 조기에 수술하는 것이 좋은 선택이라고 생각합니다.

> **신생아는 안검하수가 자연스럽게 낫기도 하나요?**

Q 생후 32일 된 아가 엄마입니다. 아이가 태어나선 눈을 못 뜨다가 최근에 뜨기 시작했는데 반 정도밖에 못 뜨네요. 어떤 때는 더 많이 뜨다가도 또 어떤 때는 반 정도밖에 못 뜨는데 인터넷으로 찾다가 이곳까지 왔습니다.

신생아의 경우 안검하수가 자연스럽게 낫는 경우가 있는지요? 보통 백일 지나서 진료를 보라고 하는데 백일을 기다리는 게 무슨 의미인가요? 그리고 이제 눈을 맞추려고 하는데, 안검하수인 눈은 항상 반이 감겨 있어요. 시력에 별문제는 없을까요? 요즘 들어 마음이 더 조급해지는 것 같습니다.

A 선천안검하수 아기는 태어났을 때 눈이 많이 처졌다가 생후 3~4개월 정도 되면 제법 좋아지는 경우가 많습니다. 6개월까지 좋아지는 경우도 있지만 이후부터는 더 이상 좋아지기 힘듭니다. 자연스럽게 낫는 경우는 거의 없다고 보면 됩니다.

진료를 백일쯤에 본다는 것은 특별한 의미가 있는 것은 아니지만, 아기가 나들이를 할 수 있고 눈 상태도 어느 정도 검사할 수 있는 시기라 이때쯤이면 좋은 진료 시기라고 알려져 있는 것입니다. 하지만 아기 눈꺼풀처짐이 심하면 좀 더 일찍 진료해 예상되는 문제점이나 다른 이상이 있는지 여부를 보는 것이 좋을 거라고 생각합니다.

> **한쪽 눈만 안검하수일 때 수술하면
> 두 눈의 모양이 비슷해질까요?**

Q 안녕하세요. 제 딸의 왼쪽 눈이 안검하수여서 문의드립니다. 아기일 때는 몰랐는데 3~4세쯤 되어 밖에 데리고 가니 눈이 이상하다고 해서 안과에 갔습니다. 그랬더니 안검하수라고 해서 주기적으로 시력검사를 하고 있습니다. 시력 발달은 정상이라고 했어요. 어려서 수술하면 전신마취를 해야 한다고 하고 시력에 이상이 없으면 좀 커서 해줘도 된다고 해서요.

이제 초등학교 2학년이 되었는데요. 어느 각도에서 보면 정상처럼 보이고 어느 각도에서 보면 심해 보여서 주변 애들이 너 눈이 왜 그러냐고 한마디씩 한대요. 밖에 나가서 놀면 더욱 상처를 받고 옵니다(어떤 언니가 우리 딸보고 눈이 이상하니 놀지 말라며 선동을 하더래요).

그래서 수술 상담드립니다. 한쪽만 안검하수인데 수술 후 두 눈이 비슷해질까요? 수술 후 눈이 완전히 감기지 않는다는 말도 들어서 걱정입니다. 부작용은 없나요?

A 제 생각에는 수술 시기가 좀 늦은 감이 있습니다. 요즘 아이는 사춘기가 빨라 일찍 예민해질 수 있는데 아이가 그동안 상처를 받지 않았는지 걱정됩니다. 진료하면서 수술 시기를 놓친 성인 환자로부터 어릴 적에 스트레스를 받았다는 말을 종종 듣습니다.

적어도 14~15세는 되어야 전신마취를 하지 않고 부분마취를 할 수 있으며 수술 방법에 따라 더 커야 하는 경우도 있습니다. 하지만 그때까지 기다리는 것은 좋지 않다고 생각합니다. 전신마취도 그렇게 걱정할 일이 아닙니다.

수술 후 부작용은 어느 정도 있습니다. 수술 후 눈이 완전히 안 감기는 것이 아니라 조금 덜 감는 정도입니다. 물론 안검하수 정도와 개인에 따라 차이가 있어 정확히 말씀드리기는 어려우나 아이가 받는 스트레스에 비하면 수술을 하는 게 더 좋지 않을까요?

> **아래를 볼 때 안검하수인 눈이 더 커 보입니다.**

Q 다름이 아니라 제 아이가 아래를 볼 때 안검하수인 쪽 눈이 더 크거든요. 수술하고 나면 눈을 뜨고 잘 확률이 더 높겠죠? 흰자위도 더 많이 보이겠지요?

역시 올까봐 수술을 결정했는데 아래쪽 볼 때 흰자위가 많이 보이면 인간관계에 주눅 들까 싶기도 하고, 친구들과 책 읽고 그럴 때 신경 쓰이는 건 아닌지 생각이 너무 많네요.

수술한 아이 중에 우리 아이처럼 안검하수인 쪽 눈이 더 큰 아이도 있었나요? 아니면 우리 아이만 안검하수인 쪽 눈이 더 큰 건가요? 이런저런 걱정에 교수님께 문의드립니다.

A 눈은 아래를 볼 때 눈을 뜨는 근육인 눈꺼풀올림근이 이완되는 게 정상인데, 안검하수인 눈은 근육 자체가 변성으로 인해 탄력이 떨어져 이완되지 못하는 현상이 나타나, 아래를 볼 때 덜 따라 내려갑니다. 그래서 반대쪽의 정상 눈보다 커 보이는 증상이 나타날 수 있습니다.

이 현상은 선천성안검하수의 전형적인 특징입니다. 물론 개인차가 있어 사람마다 그 정도는 조금씩 다릅니다. 수술 후에는 눈꺼풀을 위로 당겨놓기 때문에 증상이 더 심해집니다. 시간이 지나면 적응하겠지만 아래를 볼 때 눈만 내려뜨지 말고 고개를 숙이는 훈련을 해서 티가 덜 나게 하는 것이 좋습니다. 어릴 때는 힘들겠지만 나이가 들면서 차츰 터득할 거라고 생각합니다.

> **호르너 증후군과 안검하수가 동시에 있는 아이는 어떤 수술을 하나요?**

Q 안녕하세요. 제 아들은 세 군데 병원에서 호르너 증후군으로 확정받았습니다. 현재 한쪽 눈이 제법 처져 있습니다. 한 병원에선 소아과 진료와 CT 촬영 및 그 외 검사도 했고요. 증상은 안검하수 외에 땀이 한쪽에만 나고 열도 한쪽에만 나며, 더울 때 얼굴도

한쪽만 빨개집니다.

제 생각에는 현재 유치원을 다니고 있기에 최대한 빨리 수술을 시켜주고 싶은 마음인데요. 무엇보다도 아이 스스로 사진을 찍거나 거울을 보며 왜 한쪽 눈이 작은지 질문을 할 때마다 얼마나 가슴이 메어지는지 모릅니다. 최근에는 정면을 보는 것보다 고개를 드는 현상이 더 잦아졌고 모든 사물을 볼 때 고개를 듭니다. 이마에 주름도 잡혔고요.

이 경우 수술을 하면 무슨 수술을 하나요? 한쪽만 하면 또다시 짝짝이 눈이 될까 걱정도 되고 마음이 안 좋네요.

A 호르너 증후군이란 교감신경장애로 인해 안검하수가 나타나는 경우를 말합니다. 눈꺼풀에는 뮐러근에 교감신경이 분포하는데 이 근육에 장애가 있을 경우 경미한 안검하수가 나타나며 눈꺼풀올림근의 기능은 많이 감소하지 않고 비교적 좋은 특징을 갖고 있습니다. 그 외 얼굴 한쪽에 땀이 나지 않는 증상이 나타납니다.

그런데 이 질문에서는 고개를 들거나 이마에 주름이 잡힌 것으로 보아 안검하수의 정도가 적어도 중간 정도는 된다고 보입니다. 일반적인 호르너 증후군보다 조금 더 심한 것으로 보입니다.

호르너 증후군의 경우 눈꺼풀이 처진 정도에 따라 결막-뮐러근절제술이나 눈꺼풀올림근절제술을 시행합니다.

> **턱-윙크 증후군도 수술로 치료가 가능한가요?**

Q 교수님 안녕하세요. 턱-윙크 증후군을 가지고 있는 학생입니다. 인터넷으로 검색하다가 교수님을 알게 되어 이렇게 연락

드려요. 너무 간절하게 치료하고 싶습니다. 이것 때문에 스트레스가 너무 심해서요. 수술로 치료가 가능한가요? 검색해보면 가능하단 의견도 있고 불가능하다는 의견도 있어서 사례가 있는지 여쭤보고 싶어 이렇게 연락드립니다.

A 턱-윙크 증후군은 수술로 교정이 가능합니다. 턱이 움직일 때 눈꺼풀이 깜빡이는 현상은 원인이 되는 신경을 수술할 수 없기 때문에 눈꺼풀의 근육을 수술합니다. 눈의 깜빡임을 없애기 위해 눈꺼풀올림근을 제거해야 합니다. 눈을 뜨는 근육을 제거하면 안검하수가 나타나기 때문에 안검하수 수술을 다시 합니다. 결과적으로 안검하수 수술을 하기 때문에 눈을 완전히 감지 못하는 토안 현상이나 아래를 볼 때 흰자위가 보이는 현상 혹은 깜빡임이 약한 현상 등이 나타납니다.

턱-윙크 현상이 없어진다는 좋은 점이 있는 반면 토안 현상과 같은 불편한 점도 생기기 때문에 수술은 신중을 기해 결정해야 합니다. 그래서 턱-윙크 증후군이 안검하수와 동반되어 있거나 턱-윙크 증후군으로 인해 정신적으로 스트레스가 너무 심하면 수술 후 나타날 수 있는 불편함을 감수하고 수술할 수 있습니다.

> **경미한 턱-윙크 현상이 있지만
> 안검하수는 없는 딸아이의 눈 관리를 어떻게 해야 할까요?**

Q 안녕하세요. 이제 갓 5개월 지난 딸아이 아빠입니다. 딸아이가 분유를 먹을 때 눈을 깜박이는 것이 이상해서, 3일 전 가까운 병원에 갔는데 마르쿠스건 증후군이라는 진단을 받았습니다. 병

원에서 각종 검사를 권했지만 우선 검사를 미루고 집에 왔습니다. 처음엔 워낙 명칭이 생소해 3일간 각종 구글링과 논문 검색 등을 통해 이제야 마르쿠스건 증후군에 대해 조금 이해했습니다. 그러다가 이곳 온라인 카페까지 오게 되었습니다. 정말 눈에 넣어도 아프지 않는 딸인데, 너무 마음이 아픕니다.

제 딸아이는 오른쪽 눈에 경미한 턱-윙크 현상이 있는데요. 현재 안검하수는 없습니다. "유전성 질환이 아니며 근본적인 치료는 없다" 이렇게 여러 논문상에도 나오던데요. 정말 그런가요? 이제 6개월에 접어드는데 향후 안검하수가 나타날 수도 있는 건지요? 앞으로 딸아이의 눈 관리를 어떻게 해줘야 아이가 좀 더 편안해할지요. 교수님의 따뜻한 조언 부탁드립니다.

A 안검하수가 없고 턱-윙크 현상이 경미하다니 다행입니다. 먼저 결론부터 말씀드리면 수술할 정도는 아니라고 생각합니다. 경미한 턱-윙크 현상 수술 후 나타나는 눈의 부자연스러움이 더 심할 것으로 예상됩니다.

수술은 눈꺼풀올림근을 전부 제거하고, 이로 인해 나타나는 안검하수를 이마근걸기술로 교정해주는 방법입니다. 따라서 안검하수 수술 후의 부작용이 나타나기 때문에 턱-윙크 현상이 심하지 않으면 수술을 하지 않는 것이 좋습니다.

경미한 턱-윙크 현상이 있더라도 아이가 성장하면 이를 인지하고 입을 덜 움직여 턱-윙크 현상을 의식적으로 줄일 수 있으리라고 생각합니다. 너무 걱정하지 마시고 성장하는 것을 지켜보시기 바랍니다.

> **생후 2개월 된 아기 눈의 초점이 맞지 않아 보입니다.**

Q 생후 2개월 된 아기 눈의 초점에 관한 질문입니다. 앞을 볼 때 한쪽 눈동자는 가운데 있는데 다른 한쪽은 눈동자가 몰려서 보입니다. 다른 병원에서 진단을 받았지만 시선과 초점은 잘 맞추는 것 같다고, 6개월이 되면 다시 검진을 받자고 하시네요.

그때까지 그냥 기다려도 상관없는 건가요? 만약 6개월 후에도 같은 증상을 보인다면 어떤 치료가 필요한가요?

A 눈이 몰려 보일 때 가장 중요한 것은 사시가 있는지의 여부입니다. 안으로 몰리는 사시를 내사시라고 하는데 아기 때 내사시가 심하면 선천성으로 전문적인 검사와 치료가 필요합니다.

또 실제 사시는 없지만 미간이 넓고 눈 안쪽에 주름이 있어 흰자위가 잘 보이지 않아 내사시처럼 보이는 가성 내사시일 가능성도 있습니다. 먼저 안과에서 사시 검사를 받아보시기 바랍니다. 사시가 있으면 사시 전문가에게 치료를 의뢰하시고 사시가 없으면 급하게 치료할 필요는 없습니다.

성장한 후에도 눈이 몰려 보이는 미용적 문제가 있으면 눈 안쪽 성형술, 흔히 말하는 앞트임 수술로 호전될 수 있으니 크게 걱정하지 않으셔도 됩니다.

안검하수 수술을
생각하고 있습니다

" 안검하수 수술을 하면 평생 눈을 감지 못하나요?

Q 안녕하세요. 안검하수 증상이 있는 생후 6개월 아이의 아빠입니다. 안검하수에 관한 정보를 교수님과 안과 선생님에게 많이 받았는데요. 수술 후의 주의사항이 궁금합니다. 특히 수술 후 눈이 평생 감기지 않는지, 수술 후 눈이 평생 감기지 않을 확률은 얼마나 되는지, 안약과 연고는 평생 투약해야 하는지, 안검하수 판정을 받은 아이의 부모로서 너무 궁금합니다.

A 안검하수 수술은 눈꺼풀을 위로 당기는 수술이기 때문에 어느 정도 눈이 덜 감기는 것은 어쩔 수 없습니다. 그 정도는 안검하수 정도, 수술 방법, 그리고 개인차에 따라 다르게 나타납니다. 평생 나타나는지의 여부도 개인차가 많으나 어느 정도는 나타난다고 이해하시면 되겠습니다. 눈을 많이 감지 못하고 불편함을 느끼면 계속 약을 넣어야겠지만, 제 환자 중 상당수는 실눈 정도로만 눈을 뜨고 자

거나 안약을 넣을 필요가 없는 환자도 많습니다. 약간의 토안이 나타나는데도 불구하고 약을 넣지 않고도 불편 없이 지내는 경우도 적지 않습니다. 또 각막 상태를 지켜보면서 깨끗하게 유지되면 약을 줄여보고 다음 단계로 약을 끊는 시도도 할 수 있습니다.

어릴 때 수술을 받은 환자 역시 수술 후 나타나는 토안을 관리하면서 큰 문제없이 잘 살아가고 있습니다. 수술 부작용으로 인한 불편감보다 안검하수로 인한 문제가 더 크리라 생각합니다. 아이의 문제점을 덮기보다 제대로 치료해주고 나타나는 부작용은 관리해주는 것이 더 나은 선택이라고 생각합니다.

> **눈꺼풀올림근절제술과 이마근걸기술 중
> 어느 쪽이 수술 후 눈이 더 잘 감기나요?**

Q 저희 아기는 오른쪽 눈에 심하지 않은 안검하수가 있는 13개월 남아입니다. 저번에 진료실에서 절개법을 권유해주셨는데 부모가 둘 다 눈이 나쁘고 마음고생도 심했기 때문에 실리콘으로 수술 날짜를 잡았습니다.

궁금한 점은 첫째, 눈꺼풀올림근절제술의 경우 실리콘 이마근걸기술보다 눈이 잘 감기는지, 둘째, 쌍꺼풀을 꼭 만들어야 하는지, 셋째, 재발률은 어느 것이 더 낮은지입니다. 늘 수고해주셔서 감사드립니다.

A 눈꺼풀올림근절제술과 이마근걸기술 중 어느 쪽이 수술 후 눈이 더 잘 감기는지 단순 비교하기는 힘듭니다. 눈이 처진 정도나 눈꺼풀올림근의 기능 정도에 따라 차이가 생길 수 있기 때문입니

다. 개인차가 있지만 근육의 기능이 약하고 많이 처진 눈에서 좀 더 토안 증상이 나타난다고 보면 됩니다.

눈꺼풀올림근절제술은 근육의 기능이 일정 기준 일상일 때 시행하는데 아기는 이 근육의 기능을 측정하지 못하기 때문에 잘 시술하지 않습니다. 경험이 많은 안과 의사는 눈꺼풀이 제법 처지고 기능이 약해 보이는 눈을 구분하여, 이런 눈에는 주로 실리콘을 사용하는 이마근걸기술을 시행합니다. 이 수술에서 쌍꺼풀을 의도적으로 만들지는 않습니다. 하지만 실리콘으로 눈꺼풀을 올리는 과정에서 저절로 쌍꺼풀이 생기는 경우가 있습니다.

재발률도 단순 비교는 어렵습니다. 3년 이내에 실리콘 이마근걸기술의 재발률은 20% 정도 됩니다. 눈꺼풀올림근절제술은 근육의 기능이 나쁠수록 높아집니다.

> **"**
> **자가근막 이마근걸기술이 재발률이 가장 낮다는데**
> **어떤 경우에 눈꺼풀올림근절제술을 하나요?**

Q 교수님 온라인 카페에서 보니 자가근막을 이용한 이마근걸기술이 재수술 확률이 가장 적다고 되어 있더라고요. 그렇다면 신생아 말고는 자가근막을 이용한 수술이 가장 이상적인 수술 방법일 것 같은데 어떤 경우에 눈꺼풀올림근절제술을 하는 걸까요?

눈 뜨는 힘이 어느 정도 될 때 이런 수술을 한다고 하셨는데요. 재발률이 가장 적은 자가근막을 이용한 수술 말고 굳이 눈꺼풀올림근절제술을 하는 이유가 궁금해서요. 그리고 눈꺼풀올림근절제술이 풀리면 재수술은 자가근막으로 하신다고 들었고요.

왠지 수술한 눈이 곧 처질 것 같은 아이의 한쪽 눈을 보면서 어차피 재수술을 각오해야 한다면 처음부터 자가근막을 이용한 수술법이 좋지 않았을까 싶네요. 눈꺼풀올림근절제술과 비교했을 때 자가근막을 이용한 이마근걸기술이 가지는 단점이 별도로 있나요?

A 수술 방법은 주로 눈꺼풀을 올리는 힘을 측정해 결정합니다. 눈을 아래에서 위로 쳐다볼 때 눈꺼풀이 이동하는 거리를 재어 눈꺼풀올림근의 기능을 측정합니다. 이 기능이 5mm 이상일 때 눈꺼풀올림근절제술을 시행하고, 5mm 미만일 때 이마근걸기술을 시행한다는 기준은 대부분의 성형안과 교과서에서 채택하고 있는 수술 원칙입니다. 5mm 이상일 때 눈꺼풀올림근절제술을 시행하는 것은 특별한 이견이 없습니다만, 5mm 미만이더라도 눈꺼풀올림근절제술을 선호하는 의사도 있습니다.

눈꺼풀올림근절제술 후 재수술할 때 이마근걸기술로만 하는 것은 아닙니다. 눈꺼풀올림근의 기능이 괜찮으면 다시 눈꺼풀올림근절제술을 시행합니다. 하지만 눈꺼풀올림근의 기능이 나쁜 경우는 자가근막을 사용한 이마근걸기술이 좋은 선택일 수 있습니다.

이마근걸기술의 단점은 자가근막을 얻기 위해 다리에 2.5cm 정도, 그리고 이마에 작은 절개를 추가로 해야 하는 문제가 있다는 겁니다.

눈꺼풀올림근절제술 역시 기능이 나쁜 눈꺼풀올림근을 많이 당기기 위해서 주변 조직으로부터 많이 분리하고 절제도 많이 해야 하기 때문에 조직 손상이 많으며 시간이 갈수록 조금씩 처질 수 있다는 단점이 있습니다.

이런 경우 눈이 처져 재수술을 한다면 이마근걸기술이 좋은 선택이 되겠지요. 수술 방법의 선택은 의사에 따른 수술 기법이나 선호 수술 등에 차이가 있을 수 있습니다.

> ## 실리콘으로 이마근걸기술을 한 아이는 자가근막으로 재수술을 시켜야 하나요?

Q 아기의 동그란 눈을 보며 항상 교수님께 감사의 마음을 갖고 생활한답니다. 다름이 아니오라 36개월 이후에 한다는 자가근막 이마근걸기술에 대해 문의드립니다. 실리콘으로 수술한 눈이 시간이 지나도 별 이상이 없고 풀리지 않고 유지되고 있다면 굳이 자가근막으로 재수술을 안 해도 되는지요?

저의 생각은 언젠가는 재발한다면 36개월 즈음에 자가근막으로 재수술을 해주고 싶거든요. 실리콘으로 수술한 눈이 잘 유지가 되고 있다 해도 말입니다. 교수님 생각은 어떠신지 궁금합니다.

A 실리콘을 사용해 이마근걸기술을 시행했을 때 재발의 위험성은 있습니다. 재발이 예상됨에도 불구하고 아기의 안검하수로 인한 불편함이나 시야 확보, 그리고 시력 발달 등의 이유로 조기에 수술해야 하는 경우가 있습니다.

재발의 위험은 3년 내에 20% 정도입니다. 즉, 수술한 지 3년이 경과했을 때 100명 중 20명 정도가 재발했다는 통계로, 안과 학술지에 게재되어 있습니다. 생각보다 재발이 높지는 않습니다. 더 오래 시간이 경과되면 재발이 높아질 것으로 예상하지만 정확한 수치는 없는 상태입니다. 하지만 꽤 오랜 시간이 지나도 재발하지 않고 어느 정도 유지하는 경우도 제법 있습니다.

따라서 재발하지 않고 잘 유지되면 좀 더 기다려보는 것이 좋지 않을까 생각합니다. 다음에 재발해 금방 눈에 뜨일 정도로 눈꺼풀의 모습이 변하면 그때 수술해도 늦지 않을 것으로 생각합니다.

> **어차피 수술할 거라면 빨리 하자고 말씀하셨는데,
> 이대로 두면 시력에 영향이 있는 건가요?**

Q 지난번에 진료받고 수술 예약을 했습니다. 진료 중에 어차피 수술할 거 빨리 하자고 말씀하셔서 이대로라면 시력에 영향이 있는 것인지, 시력이 나빠질 수 있는 것인지 여쭤보니 시력에 관해서는 좋다 나쁘다 말할 수 없다고 하셨습니다. 안검하수가 심해 고개를 치켜들고 있어 아기가 많이 불편하겠다고 말씀하셨습니다. 그런데 상담실에서 스케줄을 의논하며 듣기론 약시가 될 수 있어서 수술을 빨리 하라고 하신 것 같다고 하네요.

오늘 다른 온라인 카페에서 선생님께 진료를 본 엄마의 글을 보니 그 아가는 시력에 영향이 없으니 수술은 천천히 하자고 하셨다고 하더군요. 저희 아가가 너무 어려서 시력에 관해선 모르겠다는 말씀인지, 아니면 안검하수가 심해서 그렇게 말씀하신 건가요?

A 조기에 수술을 하는 가장 큰 이유는 시력 발달을 더 잘 시키기 위함이며, 그 외 고개를 치켜뜨는 불편을 없애고 어리더라도 모양을 좋게 하여 부모님의 걱정을 줄여주는 목적이 있습니다.

안검하수 환자에게 약시가 생길 확률은 14~23% 정도이지만 아기가 어릴 때는 약시가 있는지 없는지 시력을 측정하지 못하니 알 수 없습니다. 시력은 아이가 시력표의 숫자나 그림을 보고 답해주어야 알 수 있습니다. 약시 여부도 그때 알 수 있습니다. 아기 눈을 비추면 시력이 얼마라고 나오는 장비가 있으면 좋겠지만 존재하지 않습니다. 단지 근시, 원시, 난시가 심한지 정도만 측정할 수 있습니다. 그래서 안검하수나 굴절이상이 심하면 약시의 위험성이나 아기의 불편

을 예상해 조기에 수술하는 것이 좋은 선택이라고 생각합니다.

> **어릴 때 안검하수 수술을 했는데 재수술할 수 있을까요?**

Q 저는 지금 20대 후반이고요. 두 아이를 가진 엄마입니다. 선천성 양안 안검하수로 태어나 다섯 살 때 쌍꺼풀 수술과 동시에 실리콘 이마근걸기술로 안검하수 수술을 받았어요. 그런데 금방 쌍꺼풀이 풀려서 어릴 때도 "졸리냐"거나 "왜 쌍꺼풀 자국이 있냐"는 질문을 받곤 했어요. 그게 항상 스트레스이고 콤플렉스였어요.

20대 들어서면서 화장으로 어느 정도 안검하수인 것을 숨기고 다녔어요. 그리고 결혼하고 임신하고 출산하고 살이 빠지면서 안검하수 증상이 더 심해진 것 같아서요. 예전에는 눈뜰 때 이마에 주름이 생기지 않았는데 요즘 들어 부쩍 이마에 주름도 많이 생기고 눈뜨기도 힘들어요. 눈에 힘주지 않고 보면 시야 확보가 안 되는지 선명하게 안 보여요. 짝짝이로 쌍꺼풀 흉터가 있는 데다가 오른쪽 눈엔 안검내반이 있어서 눈구석 쪽에 속눈썹이 눈을 찌르고 그래요.

안검하수 수술 받을 때 쌍꺼풀 흉터는 어떻게 안 되겠죠? 쌍꺼풀을 다시 해야 하나요? 다시 한다면 또 풀릴 가능성이 있는지요? 안검하수 수술은 자가근막으로 하나요? 그럼 이마주름이 좀 덜 생기나요?

A 당연히 재수술이 가능합니다. 하지만 처음 수술하는 경우보다 수술의 난이도가 더 높다고 봐야 합니다. 눈꺼풀이 처져 시야에 지장을 주면, 눈꺼풀을 올리는 힘이 부족하기 때문에 이마의 근육 힘을 이용해 눈꺼풀을 올리는 습관이 생기기 쉽습니다. 그러면 이마에 힘이 많이 들어가고 눈썹이 위로 올라가면서 만성 두통 혹은 피로

에 시달리는 경우가 종종 있습니다. 또 안검하수가 제대로 교정되지 않으면 쌍꺼풀이 잘 형성되지 않기 때문에 절개한 부위에 흉이 보입니다.

이런 경우에는 재발 위험이 가장 낮은 자가근막을 사용해 이마근걸기술을 하는 것이 좋습니다. 자가근막으로 수술했을 때 재발률은 5% 이하로 알려져 있습니다. 안검하수가 교정되어 눈꺼풀이 올라가 시야가 개선되면, 이마에 힘주는 것이 자연적으로 해소되어 이마주름도 개선되며 올라간 눈썹도 내려옵니다.

안검내반도 있으니 수술 때 쌍꺼풀을 만들어주는 것이 좋습니다. 안검하수가 교정되고 절개 부위로 쌍꺼풀을 만들면 흉도 쌍꺼풀로 접혀서 안 보일 가능성이 있습니다.

> **" 여러 번 수술했지만 풀렸는데 재수술이 가능할까요?**

Q 교수님께서는 허벅지 근막을 이용한 이마근걸기술을 해야 된다며, 일반 안검하수 수술로는 치료가 안 되고 재발할 확률이 높다고 하셨는데요. 입원도 며칠 해야 된다는 말에 덜컥 겁이 나서 수술을 미루다가 결국 서울 압구정의 일반 성형외과에서 수술을 받았습니다. 그런데 얼마 안 돼서 다시 눈꺼풀이 풀려버리더군요. 같은 병원에서 재수술을 받았는데 결과는 똑같았습니다.

결국 남은 건 오른쪽 눈에 옅은 쌍꺼풀 자국뿐입니다. 병원에서는 애초에 속쌍꺼풀로 만들어준다고 했는데 쌍꺼풀은 전혀 만들어지지도 않았고요. 수술 후 유독 오른쪽 눈이 더 부었습니다. 평소에 오른쪽 눈에 다래끼도 엄청 자주 나는 편이기도 했고 만져보면 좀 더 부어 있는 느낌도 있었고요. 수술 전에 의사에게 그 사실을 말했으나 그런 것은 수술에 영향이 없다더니 수술하고 나니 오른쪽 눈만 유독 더 붓고 지금은 오른쪽 눈에만 쌍꺼풀 자국이 남아 있습니다.

그래서 다시 한 번 용기 내어 제대로 수술을 받아보고 싶어서 이렇게 교수님께 찾아왔습니다. 저 같은 성인 남성, 게다가 재수술인 경우에도 수술 성공 가능성이 높은지요. 오른쪽 눈의 쌍꺼풀 자국 때문에 심미적 측면에서도 너무 신경이 쓰이네요.

A 눈꺼풀올림근의 기능이 많이 약한 경우 눈꺼풀올림근절제술은 부족교정이 되거나 수술 후 재발이 많이 나타납니다. 이런 경우는 이마근걸기술로 수술해주어야 하며, 걸기 재료로 자가근막을 사용해야 합니다. 실리콘과 같은 합성물질이나 보존근막은 역시 재발 위험이 있어 이 재료의 사용은 한계가 있습니다.

이미 수술을 여러 차례 받아 눈꺼풀 속에 흉터의 유착이 심할 것이 예상되기 때문에 이마근걸기술도 소절개로 하는 방법이 아니라 눈꺼풀 전체절개를 하면서 모든 유착을 풀면서 하는 수술을 해야 할 것으로 보입니다. 소절개로는 쌍꺼풀도 제대로 만들어지지 않으며, 전체절개를 해야만 쌍꺼풀도 다시 만들어볼 수 있습니다.

제 생각에는 지금이라도 자가근막을 사용해 전체절개를 하여 이마근걸기술을 시술하는 것이 유일한 방법으로 보입니다.

> **안검하수 수술을 안과에서 받는 것이 좋을까요?
> 성형외과가 좋을까요?**

 교수님께서 안검하수는 교정과 미용적인 부분이 별개가 될 수 없고, 수술 경험에서도 성형외과보다 성형안과를 좀 더 높게 평가하셨습니다. 저는 안검하수는 아니지만 평소 졸려 보인다는 등 제 눈에 콤플렉스가 있어 눈매교정술을 하려고 하는데요. 안검하수가 없는 미용 수술을 함에 있어서도 성형안과를 더 높게 평가하시는지 궁금합니다.

A 답해 드리기 쉽지 않은 질문입니다만, 제 개인적인 생각에 대해서는, 과거 안검하수에 관해 기고한 글을 통해 알려드릴 수 있을 것 같습니다.

가끔 어린이 안검하수 수술은 성형안과가 좋은데 성인의 경우는 어디가 나은지에 관한 것과 안과는 성형외과에 비해 미용적인 부분이 약하지 않는지에 관한 질문을 받습니다. 이 질문은 많은 안검하수 환자나 보호자가 갖고 있는 의문점입니다. 이에 대한 저의 견해를 말씀드리고자 합니다. 물론 제가 안과 의사라 안과 쪽에 약간 편향된 시각이 있다는 점은 부인하기 힘들지만 최대한 객관적인 사실을 예로 들어 말씀드리겠습니다. 안과라고 하더라도 모든 안과 의사를 대상으로 하는 것이 아니고 안과 중의 한 분야인 성형안과를 전문으로 하는 안과 의사가 대상입니다.

결론부터 말씀드리면 많은 면에서 성형안과 의사가 낫다고 생각합니다. 이유는 다음과 같습니다.

첫째, 안검하수는 눈꺼풀에 생기는 질환으로 눈의 기능과 밀접한 관계가 있습니다. 어린이는 시력 발달, 근시나 난시 등의 굴절이상, 약시 발생 등 눈의 기능을 반드시 검사하고 동시에 치료해야 하는 문제가 있습니다. 성인은 전신 질환, 신경 질환, 혹은 근육 질환의 일환으로 안검하수가 나타나는 경우가 많이 있습니다. 그렇기 때문에 안검하수의 원인을 판단하고, 치료 과정에 눈의 기능과 구조에 훨씬 많은 지식과 경험을 갖고 있는 성형안과 의사가 안검하수를 다루는 데 더 낫다고 생각합니다.

둘째, 성형안과 의사는 오로지 눈과 눈꺼풀의 미용 및 재건을 위해 모든 노력을 쏟아붓는 데 반해, 성형외과 의사는 몸 전체의 성형수술을 하며 눈은 한 부분에 불과합니다. 대부분의 대학병원 안과에서 성형안과 클리닉이 활성화되어 있는 반면, 눈만 전문으로 하는 성형외과 교수는 없습니다. 이러니 안검하수와 같은 눈꺼풀 질환의 치료 경험이나 연구에서 차이가 날 수밖에 없습니다.

셋째, 안과에서는 안과 전문의 취득 후 성형안과 분야만 전문으로 하는 강사 혹은 전임의fellow 과정을 통해 충분한 경험과 지식이 있는 성형안과 의사를 길러내고 있는 데 반해 성형외과에서는 그렇지 못해 눈꺼풀 수술에 관한 다양한 경험을 가진 성형외과 의사를 양성할 수가 없습니다. 실제로 필자는 세브란스병원 안과 근무 당시 안검하수 등의 눈꺼풀 수술을 1년에 700~800명(1200안) 이상 시행하면서 많은 경험을 축적하고 연구 결과를 발표했습니다. 또 지금까지 후진을 양성하고 있습니다.

넷째, 어린이의 안검하수 수술과 어른의 안검하수 수술 방법은 근본적으로 비슷하다고 보면 됩니다. 하지만 어른은 신경, 근육 질환 등 안검하수가 생기는 원인이 어린이보다 다양하고 복잡하기 때문에 먼저 이를 잘 판단하고, 눈을 뜨는 근육의 기능을 잘 검사한 후에 시술을 합니다. 물론 어린이의 안검하수가 더 심하고 눈꺼풀올림근의 기능이 약하기 때문에 교정하기가 까다로운 면이 있습니다. 하지만 성형안과 의사가 충분한 경험을 바탕으로 수술저 교정에 따른 원칙을 잘 지킨다면 어른이나 어린이 모두에게 더 좋은 결과를 가져올 수 있다고 확신합니다. 쌍꺼풀 수술을 위해 성형외과를 방문한 많은 환자가 안검하수가 있다고 안과를 다시 추천받는 것을 보면 알 수 있습니다.

다섯째, 안과에서는 미용적인 부분이 약하다는 의견이 있습니다. 하지만 안검하수의 교정과 미용적인 부분이 서로 별개가 될 수 없습니다. 안검하수가 잘 교정되면 눈도 예뻐지며, 반대로 미관상 좋은 눈이 되기 위해서는 안검하수가 잘 교정되어야 합니다. 안검하수가 제대로 교정되지 않았는데 예쁜 눈이 되지는 않습니다. 그래서 성형안과에서는 안검하수를 잘 교정하고, 예쁜 눈을 만들기 위해 최선을 다합니다. 과거 성형외과에서 여러 번 수술로도 교정되지 않았지만 저의 안검하수 클리닉에 오셔서 만족스럽게 교정한 많은 분이 이를 증명하고 있습니다.

공감하셨는지요? 공감하지 않는 분이 계실지도 모르지만, 잘 판단하셔서 좋은 결과를 얻으시길 바랍니다.

> **중증근육무력증으로 다리근막을 이용해 수술하면 재발 확률이 낮다던데 왜 실리콘을 사용하는지요?**

Q 저는 중증근육무력증으로 인해 생긴 안검하수로 다음 달에 이마근걸기술을 받기로 한 환자입니다.

여기서 제가 궁금한 몇 가지는, 첫째, 여러 가지 재료를 이용해서 수술할 수 있고 그중에서 다리근막을 이용해서 수술을 할 경우가 재발 확률이 낮다던데 왜 저는 실리콘을 사용해야 하는지요? 둘째, 수술 후에는 수술한 만큼의 크기로만 눈을 뜨고 감을 수 있는지요? 셋째, 수술 전보다 더 부자연스럽고 이상하다고 느끼면 수술한 걸 풀어서 수술 전으로 돌아갈 수 있는지요?

크게 뜨는 목적 하나만 보고 수술하는 거라지만 아직 30대 초반의 여성이다 보니 미용적으로도 생각하지 않을 수 없네요.

A 중증근육무력증이라고 반드시 이마근걸기술을 시행하는 것은 아닙니다. 눈꺼풀올림근의 기능이 많이 남아 있으면 눈꺼풀올

림근절제술을 할 수 있습니다. 보통 근육의 기능이 5mm 이상이 되어야 절제술을 하지만 중증근육무력증인 경우는 7~8mm 이상이 되어야 할 수 있습니다.

중증근육무력증인 경우는 안구운동장애가 같이 나타나는 경우가 많습니다. 그러면 눈을 보호하는 벨 현상이 손상되기 때문에 안검하수 수술 후 나타날 수 있는 토안으로 인해 각막에 염증이 생길 가능성이 높습니다. 이마근걸기술 때 실리콘을 사용하면 다른 걸기 재료에 비해 잘 때 비교적 눈을 많이 감기 때문에 눈이 훨씬 편합니다. 또 혹시 각막에 염증이 예상보다 많아 눈의 손상이 심하면 쉽게 실리콘을 제거할 수 있는 장점이 있어 실리콘을 많이 사용하고 있습니다. 다만 재발이 될 수 있다는 문제점이 있습니다. 수술 후 나타나는 토안에도 각막이 잘 견디면 재발했을 때 자가근막을 사용해 이마근걸기술을 시도해볼 수 있습니다.

수술 후 눈을 못 감는 정도는 수술로 눈꺼풀을 올린 정도와 어느 정도는 비례합니다만 반드시 그렇지는 않습니다.

> ### 안검하수와 턱-윙크 증후군이 동반된 경우 안검하수만 수술할 수 있나요?

 교수님, 안녕하셔요? 궁금한 사항이 있어 질의드립니다. 저희 아이는 5세 남자아이인데 오른쪽 눈에 안검하수가 있으며 턱-윙크 현상을 동반한 상태입니다.

궁금한 내용은 마르쿠스건은 치료가 쉽지 않은 것으로 알고 있는데 이 상태에서 마르쿠스건 치료는 그냥 놔두고 안검하수만 수술하는 것은 불가능한지요? 아이가 곧 유치원에 가서 활동하는데 안검하수라서 외관상의 걱정이 부모로서 앞섭니다.

A 안검하수와 턱-윙크 현상이 동반된 상태에서, 안검하수만 수술할지의 여부는 증상이 심한 정도에 달려 있습니다. 턱-윙크 현상이 심하면 안검하수 교정과 턱-윙크 현상을 동시에 없애는 수술을 하는 것이 좋지만, 심하지 않으면 안검하수만 수술할 수도 있습니다. 하지만 안검하수가 교정된 상태에서 턱-윙크 현상이 전과 똑같이 나타날 수 있다는 점을 알아야 합니다. 증상이 경미할 경우에는 입의 움직임을 줄여 턱-윙크 현상이 덜 나타나게 할 필요가 있습니다. 음식을 먹을 때 입을 다물고 오물오물 씹는 것도 한 방법입니다.

결론적으로 턱-윙크 현상의 수술은 하지 않고 안검하수만 수술하는 것은 가능합니다. 하지만 턱-윙크 현상이 심하지 않아야 하며 수술 후에는 턱-윙크 현상이 덜 나타나도록 신경을 많이 써야 합니다.

> **눈꺼풀틈새축소증후근 수술을 할 때
> 앞트임도 같이 할 수 있나요?**

Q 안녕하세요, 선생님. 수술 예약이 잡힌 눈꺼풀틈새축소증후군 아가의 엄마입니다. 항상 담대해지려고 노력하고 있는데 막상 수술 날이 다가오니 엄마로서 많이 두렵고 걱정이 앞섭니다.

제가 아는 성형안과 전문의 선생님께 물어보니 수술할 때 앞트임을 할 수 있다고 하시더라고요. 선생님께 부탁드려보라고 하시네요. 어차피 우리 딸아이 같은 눈꺼풀틈새축소증후군이 동반된 아이는 성인이 될 때까지 몇 차례에 걸쳐 서서히 눈 크기를 넓히고 높여야 하니, 부모가 원한다면 살짝 앞트임을 해도 무방하다 하네요.

요즘 아이는 발달이 워낙 빨라서 24개월만 넘어가도 친구끼리 외모를 보고 놀린다더군요. 눈꺼풀틈새축소증후군 환자 중 실리콘 이마근걸기술만 시술한 아이들 사진을 보니, 흰자가 아예 보이지 않고 부자연스럽게 눈을 뜨고 있는 모습이더라고요. 가뜩이나 외모에 예민한 여자아이라 놀림감은 되지 않을지, 엄마로서 너무 걱정됩니다.

A 눈꺼풀틈새축소증후군의 수술 시기는 다른 안검하수와 마찬가지로 눈꺼풀이 처진 정도에 달려 있습니다. 너무 많이 처져 시야 확보가 어렵고 시력 발달에 문제가 있을 것으로 예상되고 아기가 너무 불편할 것 같으면 일찍 수술하는 것도 고려하는 것이 좋겠습니다. 일반적으로 이른 안검하수 수술 시기는 돌 무렵입니다만 너무 심하면 더 일찍 해주는 것도 좋습니다.

돌 전후의 아기가 눈꺼풀틈새축소증후군 수술을 할 때 예전에는 앞트임을 해주지 않았지만, 최근 너무 심한 케이스라 앞트임을 했더니 모양도 좋고 눈동자가 보인다고 아기 어머니가 너무 좋아하셨습니다. 눈 모양과 아기에 따라 앞트임을 고려할 수도 있습니다. 이때의 앞트임은 안쪽만 조금 절개해 모양이 보기 좋도록 해줍니다. 3세 이후의 어린이가 자가근막 이마근걸기술과 같이할 때는 눈 안쪽의 인대를 당겨 앞트임 효과가 더 크게 나타나도록 합니다.

> **성형외과에서 하는 비절개 눈매교정술로 안검하수를 치료할 수 있나요?**

Q 초등학교 4학년 남아입니다. 한쪽 눈만 안검하수가 있어요. 다른 한쪽은 굉장히 뚜렷한 쌍꺼풀로 눈도 크고 다들 소위 부

러워하는 예쁜 눈이에요. 안검하수가 있는 눈도 쌍꺼풀이 없는 건 아닌데 다 못 뜨니 쌍꺼풀이 희미하게 보이죠. 특별히 시력이나 기타 시각적인 문제는 없는데(아주 심한 안검하수는 아니에요) 미용적인 측면에서 수술을 해야 하나 고민이 많습니다.

학교에서도 친구들이 눈이 왜 그러냐고 자주 묻는대요. 스트레스 받을까봐 걱정도 되고. 그런데 제가 수술이라는 거에 좀 겁이 많아서요(특히 마취 같은). 아이라 그런지 전신마취를 해야 한다고 하더라고요. 그래서 전신마취를 하지 않아도 되는 나이에 하는 게 좋을 것 같아 계속 미루고 있었어요.

근데 인터넷 검색을 하다가 비절개 눈매교정술로 안검하수 치료가 가능하다는 글을 많이 봤어요. 이 수술법은 전신마취 없이 가능한가요? 그리고 이 수술법의 부작용이나 효과, 회복 기간 등을 정확하게 알고 싶습니다. 비절개 눈매교정술이 아닌 다른 절개법이나 기타 다른 방법으로 수술을 한 경우 회복 기간은 어찌 되나요?

A 한쪽 눈에 심하지 않는 안검하수가 있는 것으로 보입니다. 먼저 수술 시기는 꼭 언제 해야 한다고 말할 수는 없습니다. 안검하수가 심하면 지금도 늦었다고 할 수 있습니다만 경미하다면 여러 가지를 고려할 수 있습니다.

지금 나이면 자신의 모습이 좀 다르다는 것을 인지하고 스트레스를 받을 가능성이 있으며 또 주변 사람의 입에 오르내려 스트레스를 받을 가능성도 있습니다. 이를 아이가 현명하게 잘 극복하고 있으면 수술을 좀 늦추어도 별문제는 없어 보입니다. 수술 시기를 늦추어 부분마취로 수술하면 이로 인한 장점은 분명히 있습니다만, 적어도 중학교 2~3학년은 되어야 가능합니다. 하지만 안검하수로 인해 상처를 받고 있으면 지금 수술을 고려하는 것이 더 좋지 않을까 생각합니다.

물론 마취가 걱정되시겠지만 눈의 치료에 우선을 두어 결정하는 것이 더 좋으리라 생각합니다. 마취 기술도 아주 발전해 몸에 별 무리는 없으니 크게 걱정할 필요는 없습니다. 이런저런 이유로 아이가 전신마취를 해서 수술하는 경우가 얼마나 많겠습니까?

수술 방법은 안검하수가 심하지 않으면 눈꺼풀올림근절제술로 수술이 가능할 것으로 예상합니다. 비절개 눈매교정술이란 성형외과에서 사용하고 있는 용어로서 정확한 의학용어는 아닙니다. 그러다 보니 수술 방법이 정형화되어 있지 않고 결과의 신뢰성도 떨어집니다. 특히 선천성 안검하수인 경우에는 이 수술로 교정할 수 없습니다.

> **어렸을 때 안검하수 수술을 하면
> 크면서 얼굴이 바뀔 텐데 문제가 없나요?**

Q 선생님 안녕하세요. 어제 진료받고 온 아이 엄마입니다. 눈꺼풀올림근절제술로 수술하기로 했는데요. 아이 얼굴이 지금과 많이 달라질 것 같아 조금 걱정이 됩니다.

제가 궁금한 점은 지금 5세인데 수술을 하면 앞으로 성장하면서 얼굴도 눈도 커질 텐데 지금 수술한 눈은 성장하는 데 괜찮은 건지요? 아니면 안검하수가 재발하지 않더라도 성장 과정에서 지금 수술한 부분이 부자연스러워져 다시 수술해야 할 수도 있나요? 또 하나, 보통 행해지는 쌍꺼풀 수술에 따른 부작용(과교정) 걱정은 안 해도 되는지요? 아이의 얼굴 수술이라 걱정이 많이 됩니다.

A 안검하수 수술을 하더라도 아이 모습이 크게 달라지지는 않습니다. 오히려 비정상이었던 눈을 정상적인 모양의 눈으로 만

든다고 생각하면 좋겠습니다. 5세경에 수술한다고 해도 성장하면서 크게 변하지는 않습니다. 물론 오랜 시간이 지나면 얼굴이나 눈 모양이 좀 달라지는 것은 감안해야지요.

안검하수 수술을 할 때 쌍꺼풀 수술을 같이 하는 이유는 쌍꺼풀이 있어야 속눈썹처짐이라고 속눈썹이 아래로 향하면서 시야를 막는 듯한 모습을 개선시켜주고, 위눈꺼풀의 속눈썹이 안구를 찌르는 안검내반 현상을 막아주며, 미관상으로도 보기가 더 좋기 때문입니다. 수술을 했는데 두껍고 미운 쌍꺼풀이나 소시지 모양의 쌍꺼풀이 나와서는 안 되지요. 우리나라에서는 작고 얇은 쌍꺼풀을 좋아하므로 그러한 점도 신경을 쓰고 있습니다.

> **약시 때문에 테이핑 치료를 하고 있는데, 짜증과 신경질이 늘었어요. 빨리 수술을 하는 게 나을까요?**

Q 아이의 돌이 한 달도 남지 않았는데 약시가 많이 진행되는 것 같습니다. 왼쪽 눈은 손으로 앞을 가려도 아무 반응이 없는데 오른쪽 눈 앞을 가리면 신경질을 내면서 손을 치워버립니다. 우유를 먹이면서도 자세히 보면 오른쪽 눈 위주로 보고 있다는 생각이 자주 들고요. 또 상당히 신경질적으로 변해가고 짜증도 잘 부리는데 눈이 잘 안 보여서 그런 건 아닌지 괜히 더 걱정이 됩니다.

왼쪽 눈을 테이핑해주었는데 자꾸 떼어버리기도 하고 몇 시간만 붙이고 있어도 발진이 납니다. 하루를 꼬박 붙이고 있는 날은 눈꺼풀에 피가 나서 3~4일은 다시 테이프를 붙이지 못합니다.

이렇게 아이에게 약시가 진행되고 성격이 변해가는 모습을 가만히 앉아서 보고만 있자니 미칠 것 같습니다. 물론 수술은 순서대로 하는 것이고, 저희보다 더 급한 경우도 많이 있겠지만 지금 잘못해서 평생 불편한 눈을 가지고 살아가야 할지도 모르는 아이를 생각하면 어찌해야 할지 모르겠습니다.

A 안검하수 때 약시는 원시, 난시, 혹은 근시 등의 굴절이상이 심하거나 한쪽 눈이 정상 눈에 비해 많이 처져 있을 때 더 잘 생깁니다. 그래서 안검하수인 눈에 비교적 자극이 적은 종이테이프로 눈꺼풀을 올려주면 시력 발달에 도움이 되지만 질문하신 내용과 같은 부작용이 있어 하기 힘들기도 합니다. 아니면 젖을 먹일 때 손으로 눈꺼풀을 들어주어 아기가 그쪽 눈으로 많이 볼 수 있도록 하는 방법도 시도해보세요.

조기 수술로 시야를 좋게 하여 시력 발달에 도움이 되는 것은 수술의 일차적인 목표입니다. 그 외에 돌이 되기 전 일찍 수술을 받은 아이의 어머니로부터 수술을 받고 나니 아이가 활발해지고 밝아졌다는 말을 많이 듣습니다. 어떤 아이는 자주 짜증을 내는 일이 없어졌다고 했습니다. 물론 고개도 들지 않고 보니 너무 좋다는 말도 들었습니다. 조기에 수술했을 때 아기의 성격 변화에 대한 제 연구 결과도 이를 뒷받침해주고 있습니다.

이런 장점이 있는 반면 아기가 어린 나이에 수술을 해야 한다는 부담도 있습니다. 또 아기는 실리콘을 사용한 이마근걸기술을 하기 때문에 성장하면서 재발해 재수술이 필요하다는 것을 염두에 두어야 해서 싫어하는 분도 있습니다.

조기 수술의 장점과 단점을 잘 이해하는 것이 수술 시기를 결정하는 데 도움이 되리라 생각합니다.

> **눈 크기를 맞추기 위해 안검하수가 아닌 눈도
> 수술해야 한다던데, 꼭 그래야 하나요?**

Q 오른쪽 눈이 안검하수인데 수술하고 나면 상대적으로 왼쪽 눈이 작아 보인다며 왼쪽 눈도 수술하자고 했던 네 살 아이 엄마입니다.

수술은 어떻게 해야 하는지, 원래 예정대로 하면 될지, 아니면 안검하수 수술만 하고 왼쪽 눈은 좀 지켜본 후 결정해야 하는지, 그러면 수술대에 두 번이나 올려야 하는데 어떻게 해야 할지 고민입니다.

A 한쪽 눈에 안검하수가 있어 시야에 장애가 있으면 자신도 모르게 이마근육을 사용해 눈꺼풀을 올립니다. 눈썹을 보면 위로 올라가 있거나 자꾸 움직이는 것을 볼 수 있습니다. 이마를 쓰면서 안검하수 아닌 쪽 눈에도 영향을 미쳐 눈의 크기가 약간 커집니다. 그래서 경미한 안검하수가 있는 눈은 정상처럼 보이는 것입니다.

이때 안검하수인 눈만 수술해 눈꺼풀을 올려주면 이마근육을 사용하지 않아도 되기 때문에 반대쪽 눈꺼풀 역시 처져 보일 수 있습니다. 안검하수인 눈의 눈꺼풀을 손가락으로 올려주면 반대쪽 눈이 작아지는 것을 확인할 수 있는 경우도 있지만, 진료실에서 이를 판단하기는 쉽지 않습니다.

그래서 반대쪽 눈도 경미한 안검하수 수술을 같이 해서 눈 높이를 맞춰주는 방법이 있습니다. 어린 안검하수 환자는 진단이나 치료가 참 쉽지 않습니다.

> **엄마가 등에 켈로이드 흉터가 있는데
> 아이도 수술 후에 켈로이드가 생길 확률이 높은가요?**

Q 수술을 앞두고 궁금한 게 생겨 문의드립니다. 엄마인 제 등에 켈로이드 흉터가 있는데요. 켈로이드가 유전 경향이 있는 걸로 아는데 그럼 제 아이도 안검하수, 쌍꺼풀, 안검내반 수술 후에 켈로이드가 형성될 가능성이 더 높지 않나 해서요. 검색해보니깐 눈꺼풀에는 켈로이드가 잘 안 생긴다고도 하던데 걱정되네요. 아니면 켈로이드를 고려해서 수술할 수 있는 방법이 따로 있는지요.

A 먼저 결론부터 말씀드리면 눈꺼풀에는 켈로이드가 잘 생기지 않습니다. 흉터가 약간 크게 보이면 대부분 비후성 반흔인데 켈로이드라고 오인하는 경우가 많습니다.

비후성 반흔은 상처 난 경계 부위 안에만 흉터 조직이 피부 표면보다 약간 솟아올라 있습니다. 비후성 반흔은 1~2년 정도 지나면서 엷어지고 흡수되는 경향이 있으며 좀 두드러지게 보이면 스테로이드 주사를 맞으면 호전됩니다. 켈로이드성 반흔은 상처가 난 경계 부위 밖으로 흉터 조직이 자라 나는 것이며, 시간이 지날수록 더 넓게 퍼지는 경향이 있습니다.

켈로이드는 아무한테나 생기는 것이 아니고 그런 체질을 가진 가족이나 흑인과 같은 유색인종에게 잘 나타납니다. 미국인은 전체 인구의 10% 정도가 켈로이드 체질인데, 한국인은 비교적 드물다고 알려져 있습니다.

안검하수 수술을 받았습니다

> **안약과 안연고를 넣으면 눈가가 빨개지고 자주 비빕니다.**

Q 아이가 지난 주 양안 안검하수 수술을 받았는데요. 안약이랑 안연고를 넣으면 눈가가 빨개지고 가려운지 바르고 나면 더 많이 비비네요. 비비고 나면 더 빨개지고요. 약이 아이하고 안 맞는 것 같아도, 계속 넣어줘야 하는 거죠?

참, 그리고 아이가 아토피가 좀 있어요. 빨개진 곳을 보면 약간 오돌토돌 올라와 있어요. 안연고랑 안약이 아이랑 안 맞는 건가요? 어떻게 해야 하나요?

A 수술하고 퇴원할 때는 상처에 감염되지 않도록 항생제 성분의 안연고를 처방합니다. 드물지만 안연고를 바르면 드물게 과민반응을 보여 발진이 나타나는 피부염이 생기는 경우가 있습니다. 지금의 증상과 비슷하게 피부에 자극으로 인해 발진이 생기고 붓기도

합니다. 아이는 가렵다고 하고 눈곱도 많이 낍니다.

　이 경우 우선 안연고의 사용을 중단하고 주치의한테 연락해서 다른 종류의 항생제 안연고를 처방받는 것이 좋습니다. 또 스테로이드 성분의 안연고를 발진 부위에 바르는 것도 도움이 됩니다. 대개 큰 문제없이 가라앉으니 걱정하지 않으셔도 됩니다.

" 수술 후 받은 안연고 사용법에 대해 문의드립니다

Q 아이가 수술 후 잠을 깊게 못 자고 한두 시간에 한 번씩 깨는데 눈을 뜨고 자는 게 건조해서 그럴 수도 있나요?
　퇴원 시 챙겨주신 오큐프록스Ocuflox 안연고는 이마 상처 부위에 바르라고 하셔서 그렇게 하다가 어제 다시 전화 받고 자기 전에도 넣으라고 하셨는데 아직 한 번도 못 넣었습니다. 눈에 뭘 넣는 걸 너무 싫어하네요. 근데 연고 설명서에는 점안으로만 사용한다고 쓰여 있는데 이마 상처에도 바르는 게 맞나요? 일주일치 주신 가루약은 어떤 약인지 궁금합니다. 아기가 잘 먹지 않고 자꾸 뱉어버리거든요. 좀 덜 먹여도 괜찮을까요?

A 오큐프록스 안연고는 항생제 성분입니다. 수술 후 나타날 수 있는 감염을 방지하기 위해 상처에 하루에 2~3차례 발라줍니다. 밤에 잘 때 눈을 뜨고 자면 눈에도 같이 넣어줍니다. 1주일 정도 지나면 항생제 안연고가 필요 없으니 인공눈물 성분의 연고를 잘 때 눈에 넣어줍니다. 밤에 눈을 완전히 감지 못해 생기는 건조 증상은 안연고를 넣어 완화시킬 수 있으니 최대한 잘 달래서 넣어주는 것이 좋습니다.

하지만 아이에게 밤에 안연고를 넣으면 금방 깨고 너무 싫어해서 넣지 못하는 경우가 많습니다. 이때 억지로 약을 넣기가 참 힘듭니다. 조금 철이 든 아이는 잘 달래서 넣을 수 있지만 너무 어려서 보채면 넣지 않아도 됩니다. 약을 넣지 못하더라도 꼭 문제가 생기는 것은 아닙니다. 우리 몸이 가지고 있는 저항력을 믿어야지요. 약은 단지 도와주는 역할을 합니다.

수술 후 처방한 먹는 약은 항생제로서 감염을 예방하기 위해 복용합니다. 아이에게는 잘 먹일 수 있는 물약을 주로 처방합니다. 예방 차원으로 먹이는 것이 좋겠지요.

임신 중에 안연고 사용해도 괜찮나요?

Q 재작년과 작년에 2회에 걸쳐 교수님께 안검하수 수술을 받았습니다. 거울 볼 때마다 훨씬 좋아진 눈 모양을 보면서 교수님께 항상 감사드립니다.

다름이 아니라, 수술 받은 이후로 약 2년간 교수님께서 처방해주셨던 듀라티얼즈Duratears 안연고를 취침 시 꾸준히 사용하고 있는데요. 현재 제가 임신 7주 정도 되었습니다. 연고를 투여하지 않고는 눈물이 많이 나고 눈이 아파 잠을 자기가 어려워 연고를 지속적으로 사용해야만 하는데요. 설명서에 임신 중에는 투여하지 않는 것이 바람직하다고 되어 있어 어찌해야 할지 몰라 교수님께 여쭤봅니다.

얼마 전 비슷한 질문을 하신 분이 계신 거 같아 교수님께서 답변해주신 내용을 읽어보았습니다. 참을 수 있다면 연고를 사용하지 않는 것이 바람직하지만 꼭 필요하다면 사용하는 것을 고려해보라고 답변 주셨던 거 같은데요. 듀라티얼즈를 투여하지 않고는 제대로 잠을 잘 수 없는지라 걱정이 되지만 어쩔 수 없이 사용하고 있는 중입니다. 지속적인 연고 사용이 꼭 필요한데 걱정하지 않고 계속 사용해도 될지요? 아니면, 듀라티얼즈보다 임산부에게 적합한(그런 연고가 있다면요) 다른 안연고로 하루라도 빨리 바꾸어 사용해야 할지요?

A 임신 중에 꼭 약을 사용해야만 하는 경우가 생기면 누구나 태아에게 나쁜 영향이나 있지 않을까 조심스럽기도 하고 겁도 나겠지요. 안약도 예외는 아닙니다. 정확한 정보를 얻고 싶지만 어디서도 찾기가 쉽지 않습니다. 이번 기회에 임신 중 안전한 안약 사용에 대해 정리해보겠습니다.

:: 임신 5~10주 사이가 약물에 가장 민감한 시기입니다. 이때의 약물 사용은 아주 조심해야 합니다.
:: '친구는 옛 친구가 좋고 옷은 새 옷이 좋다'는 말이 있습니다. 임신 때의 약 사용도 이와 비슷합니다. 즉, 잘 아는 약을 사용하라는 뜻이며, 신약보다는 확실한 약이 더 좋습니다. 따라서 확실치 않은 약은 임신 중에는 사용하지 않는 것이 원칙입니다.
:: 경구 투약이나 주사와 같이 전신적으로 사용했을 때 위험이 있는 약이라도 눈에 점안했을 때는 전신 흡수가 많지 않기 때문에 기형을 잘 일으키지 않습니다. 다만 눈에 넣고 나서 눈물길을 손가락으로 1분간 눌러주어 눈물길로 타고 내려가 흡수되지 않도록 막는 것이 좋습니다.
:: 항생제는 아목사실린Amoxacillin, 세팔로스포린Cephalosporine, 페니실린Penicillin은 사용 가능합니다. 하지만 수유 중에는 조심하는 게 좋습니다.
:: 인공눈물이 기형을 일으킨다는 명확한 근거는 없습니다. 문제를 일으킨다고 생각지 않지만 대체 치료로 변경하는 것이 좋습니다.
:: 듀라티얼즈에 관해 해당 회사에 문의해보았지만 사용해도 괜찮다는 답

을 얻지 못했습니다. 위의 기준에 맞추어 사용하는 것이 좋습니다. 수면 안대, 가습기 등 건조한 환경을 줄이는 방법을 찾는 것도 대안입니다.

:: 임산부 및 수유부의 약물 및 기형 유발물질에 대해 궁금한 점이 있으면 한국마더세이프 전문상담센터(www.mothersafe.or.kr, 전화상담 1588-7309)로 문의하시어 임신 중 안전한 약 사용을 하기 바랍니다.

> **수술 후 눈을 뜨고 자는 아이에게
> 테이핑이나 수면안대가 도움이 될까요?**

Q 아이가 수술 후 눈을 뜨고 자는데, 생각은 했지만 마음이 너무 아픕니다. 자기 전 약을 넣어 윤활제 역할을 돕지만 동공에 상처도 생겼다는 말에 더욱 그렇습니다.

정보를 찾던 중 눈을 뜨고 잘 경우 뜬 눈을 억지로 테이프로 감기고 자라는 이야기도 있던데, 이런 방법이 아이의 눈의 상처와 건조증을 막는 데 도움이 될까요? 또는 안대 착용이 도움이 될까요? 겨울철이 되니 더 불편해 보입니다. 수술 후 눈 관리에 대해서 참고할 만한 방법 좀 알려주세요.

A 수술 후 대부분의 아이가 눈을 약간 뜨고 자지만, 잘 견디고 적응합니다. 그럼에도 안구건조로 눈을 깜빡이거나 불편함을 호소하기도 하며 겨울철에 특히 건성안이 심해집니다. 안약으로도 건조가 심하면 다른 방법도 병행해보시기 바랍니다.

우선 주변 환경이 건조하지 않도록 집에 가습기로 충분히 습도를 유지하시기 바랍니다. 잘 때 눈이 완전히 감겨지지 않아 건조 증상이 심할 때는 안연고를 넣은 후 수면안대를 하고 재우기 바랍니다. 수면

안대는 눈물의 증발을 억제해 눈의 건조를 완화시켜줍니다. 너무 심하면 종이테이프로 눈꺼풀을 당겨 덜 뜨게 하는 방법도 있습니다만 아이에게 하기는 쉽지 않을 수 있습니다.

> ## 수술한 지 2주 만에 이마를 다쳤어요!

Q 자가근막으로 수술한 지 14일째 되는 날 이마를 다쳤어요. 우리 아이는 가만히 앉아 있었는데 다른 아이가 뛰어가다가 우리 아이한테 부딪치면서 아이 이마가 바닥에 부딪쳤어요. 수술한 부분의 약 5mm 윗부분에 긁힌 상처 같은 게 생겼어요. 그것 말고는 일단 눈 모양이나 다른 건 괜찮은 거 같은데, 보름 안에 이런 충격이나 상처가 생겨도 괜찮을까요?

눈꺼풀을 이마에 이어준 근막이 찢어진다거나, 수술 부위가 풀린다거나, 뭐 그런 일은 생기지 않나요? 걱정되네요.

A 수술 초기에 이마나 눈 주위에 강한 충격이 있으면 주변 조직에 봉합사로 고정한 자가근막이 풀리는 경우가 드물게 나타날 수 있습니다. 근막이 다치는 것이 아니라 고정한 부분이 풀리는 것입니다. 이럴 땐 잘 올라가 있던 눈꺼풀이 갑자기 처지니 금방 문제가 생겼음을 알 수 있습니다. 현재 눈 모양이 괜찮다면 아무런 문제가 없다고 보아도 무방합니다.

수술 후 2주 정도 지났으면 자가근막과 주변 조직 사이에 상당한 유착이 이미 생겼기 때문에 웬만한 충격으로는 풀리지 않습니다. 자가근막은 상당히 강하기 때문에 끊어지거나 찢어지지도 않습니다.

실리콘으로 이마근걸기술을 한 경우에 충격을 받으면 실리콘이 끊어지는 경우가 아주 드물게 나타날 수 있습니다. 이때도 갑자기 눈이 처지는 현상이 나타납니다.

> **왼쪽 눈 수술 후에 수술하지 않은 오른쪽 눈을 비비는데, 왜 그럴까요?**

Q 작년 3월 8일에 좌안 안검하수 수술을 하고 지금 1년 4개월이 지났네요. 지금 정면을 볼 때면 수술한지 모를 정도로 아주 예쁘게 수술이 잘되었어요. 이마 수술 상처도 말끔히 나았고요. 눈도 거의 다 감고 잡니다.

근데 근래 들어 눈을 부쩍 비빕니다. 수술 안 한 오른쪽 눈을 상대적으로 많이 비비는데요. 가끔 수술한 왼쪽 눈 이마에 실리콘이 만져지는지 손가락으로 집는 시늉도 하고 비비기도 하고요. 이런 행동이 안검하수 수술한 아가의 특징인지, 아니면 뭔가 다른 게 불편해서인지 궁금합니다. 답변 부탁드립니다.

A 눈 상태를 봐야 알겠지만, 눈을 비비는 원인 중 가능성이 높은 것은 건조 증상입니다. 또는 알레르기성 결막염이 있는 경우입니다. 이는 안검하수 수술과는 직접적인 연관은 없지만 아이에게 자주 나타나는 질환입니다. 수술하지 않은 눈을 비빈다는 것을 보아 가능성이 있어 보입니다.

이마 절개 부위의 한가운데는 실리콘을 고정시키는 조그만 장치가 있습니다. 이마를 만져보면 이것이 만져지기도 합니다. 특별한 이상이 있는 것은 아니지만 너무 만지지 않도록 하는 것이 좋겠습니다.

> ### 안검하수 수술 후 반년이 지나니 수술한 눈이 더 커졌습니다. 재수술해야 하나요?

Q 작년에 아이가 자가근막으로 안검하수 수술을 받을 때 정상 눈은 쌍꺼풀 수술을 같이 했습니다. 수술한 지 반년이 넘은 지금은 안검하수 수술을 한 눈이 더 큽니다. 흰자위가 많이 보이고 잘 때도 너무 많이 뜨고 자는 것 같습니다. 안검하수 수술이라는 게 완전한 수술이 아니라는 것은 잘 알고 있습니다. 어차피 완벽하게 똑같이 될 수 없다면 수술한 눈이 정상 눈보다 크지 않아야 더 자연스럽고 불편함이 없을 것 같아 이렇게 글을 올립니다.

처음 수술한 후에 너무 예쁘게 수술이 잘 돼서 엄청 기뻤습니다. 그런데 시간이 지나 정상 눈의 쌍꺼풀이 붓기가 빠지면서 반대로 됐습니다. 안검하수 수술한 눈을 조금만 내리면 지금보다 덜 불편해하고 더 자연스러워 보일 것 같아 이렇게 조심스럽게 글을 올립니다. 수술로 예뻐진 눈을 보니 부모로서 최고로 자연스럽게 해주고 싶은 욕심이 생기는 걸 이해해주시길 바랍니다.

재수술이 가능한지 알고 싶고, 처음 수술보다 어려운 건지 알고 싶고, 재수술한 후에 경과를 알고 싶습니다.

A 안검하수 수술의 가장 큰 문제점이 수술 결과를 정확히 예측하기가 어렵다는 점입니다. 수술할 때 양쪽 눈 높이를 맞추기 위해 노력하지만 오차가 생길 수 있습니다. 오차가 생기는 이유는 교정량을 정확히 맞추지 못했기 때문입니다. 수술 전 처진 정도를 정확히 측정하기 힘들고 이마로 눈을 뜨는 힘이 환자마다 다르게 작용해 이를 눈 크기에 반영하기 힘듭니다. 또 수술 중 마취를 하면 눈이 감

기지 않고 뜨고 있는 환자가 있어, 이 역시 수술에 반영하기 힘듭니다. 무엇보다 상처가 아무는 과정에서 환자마다 반응이 제각기 달라 똑같은 수술을 해도 결과가 차이가 날 수 있습니다.

그래서 가끔 재수술을 할 수밖에 없는 경우가 생겨 안타까운 심정입니다. 눈의 모양이 좋더라도 눈을 너무 많이 뜨고 자거나 불편해하면 조금 낮추어줄 수 있습니다. 그러면 눈을 내리는 만큼 잘 때 덜 뜨고 자겠지요. 하지만 수술 후에 눈 모양이 작아 보일 수도 있으니 신중히 수술을 결정해야 합니다.

눈꺼풀을 내리는 수술은 당기고 있는 자가근막을 찾아 조금씩 끊어주어야 하는데 과하지 않도록 조심하면서 진행합니다. 재수술이라도 처음 수술에 비해 그렇게 복잡하지 않으며, 수술 경과도 크게 걱정할 정도는 아닙니다.

> **1년 전에 다른 병원에서 수술을 받았는데 위눈꺼풀에 이물감이 느껴지고 다시 내려앉았습니다.**

Q 중증의 안검하수 환자인데요. 한쪽 눈만 안검하수입니다. 의식적으로 눈을 크게 뜨면 전혀 불편함이 없이 떠집니다. 단지 자연스럽게 있으면 검은 눈동자의 2/3가 가려집니다. 약 1년 전에 개인병원에서 안검하수 수술을 받았습니다. 절개해서 근육을 끊어서 다시 붙이는 방법으로 시술했습니다. 안검판에서 상안검거근(눈꺼풀올림근)을 잘라서 붙였다고 했고요. 뮐러근은 건드리지 않았다고 했어요. 그리고 쌍꺼풀 라인도 만들었는데요. 지금 상태는 절개한 부분이 아니라 그 윗부분에 쌍꺼풀이 만들어졌고, 수술하기 전의 상태로 눈꺼풀이 많이 내려왔어요.

제가 궁금한 것은, 첫째, 자꾸 위눈꺼풀에 이물감이 느껴집니다. 눈을 감으면 괜찮습니다. 눈을 크게 뜰수록 눈이 아닌 위눈꺼풀에 이물감이 느껴집니다.

둘째, 안검하수가 경미한 경우에 상안검거근만 손을 대고, 조금 심하면 뮐러근까지, 그리고 아주 심할 때는 안검판까지도 손대고, 이보다 심할 때는 이마근걸기술을 시행한다고 알고 있습니다.

셋째, 요즘 성형외과에서 비절개 눈매교정술이라고 많이 광고를 하고 있더군요. 잘라서 붙이는 것이 아니라 묶어서 고정하는 방법이라고 하더군요. 이 방법은 중증의 안검하수(한쪽 눈의 검은 눈동자가 2/3 정도가 가려짐) 환자에게 적용이 안 되는지요.

이에 대한 설명을 해주시면 감사하겠습니다.

A 어릴 적부터 안검하수가 있었으면 선천성입니다. 눈꺼풀올림근의 기능 정도는 정확히 알 수 없지만 눈은 제법 많이 처진 것 같습니다. 과거 수술은 눈꺼풀올림근절제술을 받은 것으로 보입니다. 지금은 재발한 상태인데 안검하수가 제대로 교정되지 않으면 쌍꺼풀도 잘 생기지 않거나 좋지 않은 모양을 보입니다.

이물감이 느껴지는 것은 토안으로 인한 건성안 때문일 가능성이 있습니다. 각막에 약간의 상처가 있으면 이물감이 있습니다.

선천성일 경우는 눈꺼풀올림근절제술을 할 때 기능이 약하기 때문에 대부분 뮐러근까지 수술을 하지 않을 수 없습니다. 안검판에 손을 대면 눈 모양이 좋지 않게 나올 수 있어 가능한 그냥 두는 것이 최근의 수술 추세입니다.

성형외과에서 하는 비절개 눈매교정술로는 선천성 혹은 중등도 이상의 안검하수를 교정할 수 없습니다. 이 수술은 안과에서는 호르너 증후군같이 안검하수가 경미하고 눈꺼풀올림근의 기능이 좋을 때

하는 수술인데, 최근 너무 남발하는 것이 아닌가 생각합니다.

> **실리콘으로 수술한 후에는
> 꼭 자가근막으로 재수술해야 하나요?**

Q 2년 전에 실리콘으로 이마걸기술을 했는데 요즘 들어 약간 처져 보입니다. 다음에 수술할 때는 꼭 자가근막으로 수술해야 하나요? 눈꺼풀올림근절제술이 후유증이 더 적다는데 이 방법으로 수술할 수는 없나요?

A 실리콘으로 수술하였더라도 재수술 때 꼭 자가근막으로 이마근걸기술을 하는 것은 아닙니다. 단지 아기 때 안검하수가 심하고 눈꺼풀올림근의 기능이 약해진 눈에 수술했기 때문에 또 이마근걸기술을 할 가능성이 높습니다. 이때 눈꺼풀올림근의 기능을 측정하여 기준 이상이면 올림근절제술로 수술을 할 수 있습니다.

눈꺼풀올림근절제술이 수술 방법으로 가장 좋은 수술이라고는 할 수 없습니다. 눈의 상태에 따라 수술 방법은 달라져야 합니다. 어떤 방법이 적당할지 검사한 후에 가장 좋은 방법을 선택합니다. 각 수술 방법의 장단점은 이 책에 자세히 기술되어 있으니 참고 바랍니다.

> **안검하수 수술 후 3일째인데 눈이 잘 보이지 않는다고 합니다**

Q 안녕하세요. 먼저 우리 아이 수술이 잘돼서 기쁘고 감사합니다. 아이가 수술 후 걱정했던 것보다 잘 때 눈이 많이 감겨서

정말 감사하고 있습니다. 그런데 수술한 지 3일이 지났는데 어찌된 건지 시력이 예전 같지가 않아요. 평소에 안경을 착용하긴 하지만 귀찮아서 되도록이면 안 쓰려고 하는 아이가 안경 쓰고 보겠다고 하면서 안경을 찾아서 쓰고요. 약을 계속 넣다 보니 약이 눈으로 흘러서 부옇게 보이는 건지, 책을 최대한 당겨서 보고, 그림책의 위아래 구분을 못한 적도 있네요.

A 안검하수 수술이 시력에 직접적인 영향은 미치지 않습니다만 수술 후 시력이 전보다 못 하다고 느낀다면, 여러 가지 이유를 생각해볼 수 있습니다. 그중 눈꺼풀이 부어 있기 때문일 가능성이 많습니다. 눈꺼풀이 부어 있으면 일시적으로 각막을 눌러 난시가 생기면서 시력이 떨어질 수 있으며, 안연고가 눈 속으로 들어가 부옇게 보일 수도 있습니다. 그래서 안연고는 상처에 너무 많이 바르지 말고 면봉에 묻혀 살짝 발라주면 됩니다. 잘 때는 건조를 방지하기 위해 눈 속으로 넣어주세요.

수술하고 나면 난시와 같은 굴절이상이 변한다는 보고도 있습니다. 그래서 눈꺼풀의 부기가 완전히 가라앉으면 시력검사를 다시 하는 것이 좋겠습니다.

> **조기 수술 2년 후에 시력검사 결과가 낮게 나왔어요.**

Q 저희 아이는 생후 10개월 때 교수님께 안검하수 수술(우안-실리콘)을 받았습니다. 수술한 지 2년 정도 되었고요. 오늘 소아과에서 실시한 영유아 건강검진에서 시력검사를 했습니다. '우 0.4, 좌 0.6'라는 결과가 나왔는데요. 좌우 시력 차이도 있을뿐더러 평균

에 조금 모자라는 것 같아 걱정이 되네요. 정밀하게 검사한 것이 아니라 이 결과를 100% 믿는 것은 아니지만 지켜봐야 할 의미가 있기에 부모로서 걱정되고 어찌해야 할지 모르겠어요. 지금 당장 가까운 안과라도 가서 시력검사를 다시 해볼까요?

A 3세경의 정상적인 시력 발달은 0.6~0.7 정도이니 현재의 시력은 정상에 조금 미치지 못하지만 많이 약하지는 않습니다. 안검하수가 있을 때 약시가 오는 확률은 14~23%라고 보고되어 있습니다. 약시는 동공을 많이 가리거나 난시가 심할 때 더 많이 나타나는 것으로 알려져 있으며, 특히 한쪽 눈이 안검하수일 때 빈번히 나타날 수 있습니다. 안과를 방문하여 근시 혹은 난시와 같은 굴절이상이 있는지 검사해보고, 시력 발달 상황을 계속 관찰해주시면 됩니다.

> **눈꺼풀올림근을 너무 많이 절제해서
> 눈이 안 감기는데 어떻게 하죠?**

Q 교수님 질문 드릴 게 있는데요, 절개 수술 시에 눈꺼풀올림근을 많이 절제해서 눈이 안 감길 경우에 해결책이 있나요? 눈꺼풀올림근은 한 번 절제하면 되돌릴 수 없는 건가요. 토안 증상도 없었는데 이전 병원에서 쌍꺼풀이 두꺼워서 재교정받을 때 눈꺼풀올림근을 과도하게 잘라낸 것 같다고 하시더라고요. 잘 때 눈이 다 안 감겨서 각막에 염증도 생기고 좀 아프네요.

A 어떤 경우이든 눈 상태보다 과하게 눈꺼풀올림근육을 절제하면 과교정이 생길 수 있으며, 이로 인해 토안이 나타날 수 있습

니다. 일반적으로 과교정이 되면 대부분 토안도 나타납니다.

과교정으로 반대쪽 눈보다 눈꺼풀이 과하게 올라가 있다면 많이 당기고 있는 근육을 풀어주어야 합니다. 이러면 너무 올라가 있는 눈꺼풀이 내려오고 토안도 완화됩니다. 푸는 방법은 심하지 않으면 결막을 통해 근육을 푸는 방법도 있으며, 심하면 눈꺼풀을 다시 절개해서 수술해주어야 합니다.

> **수술 후에도 속눈썹에 눈이 찔리고
> 안약을 넣으면 목으로 넘어오는 것 같습니다.**

Q 안녕하세요. 작년 7월에 아들이 안검하수 수술을 받았습니다. 오늘 국군수도병원에서 진료를 받았다고 전화가 왔는데요. 검은눈동자에 스크래치가 많이 났다고 합니다. 또 속눈썹에 눈이 찔린다고 합니다. 그리고 안약을 넣으면 약이 목으로 넘어오는 느낌이 든다고 하네요. 아들이 걱정을 많이 하고 있습니다.

A 가끔 수술 후 속눈썹이 안으로 말려들어가 각막을 자극하는 안검내반이 수술의 합병증으로 생기는 경우가 있습니다. 특히 안검하수가 심하고 눈꺼풀올림근의 기능이 나빠 눈꺼풀을 많이 당겨 교정한 눈에서 더 잘 나타납니다.

안검내반이 생기는 것을 최소화하기 위해 수술 중 여러 처치를 하며, 쌍꺼풀도 만들어줍니다. 안검하수 수술 때 쌍꺼풀을 만드는 이유는 속눈썹이 밖으로 향해 미관상 시원한 눈매를 갖게 하는 목적도 있지만 안검내반을 방지하는 목적도 있습니다.

안검내반이 생기면 수술로 교정해주어야 합니다. 대개 과도하게 당기는 부분이 있는데 이를 해소시켜야 하며, 쌍꺼풀을 만들어 속눈썹이 안으로 향하지 않도록 해주어야 합니다.

안약은 코를 통해 목으로 내려가니 목으로 넘어오는 느낌은 정상적입니다.

> ## 눈매교정술을 받았는데 한쪽이 과교정됐어요. 한쪽만 재수술할 수 있나요?

Q 안녕하세요. 검색하다가 이곳을 알았네요. 저는 처음 눈꺼풀이 처져서 수술을 받으면서 지방 이식을 한 탓인지 한쪽 눈꺼풀이 많이 처져 얼마 전 성형외과에서 눈매교정술을 다시 받았습니다. 그런데 괜찮은 눈도 같이 해야 한다고 해서 두 눈을 같이 수술을 받았는데, 괜찮은 쪽 눈을 약간 과교정해 눈을 크게 뜨면 한쪽 눈이 어색하게 좀 더 올라갑니다. 현재 수술한 지 20일 정도로, 성형외과에선 무조건 괜찮다고 하며 시간이 가면 해결된다고 하는데 절대 괜찮을 것 같지 않습니다. 한쪽 눈의 라인이 뒤쪽으로 많이 올라가고 당겨져서 눈동자가 많이 보이고 짝눈이 되었습니다.

문제가 된 한쪽 눈만 눈매 라인을 풀어서 교정하고 싶어요. 그 수술이 어렵다고 하는데 그렇게 어려운 수술인가요? 부작용이 있을 수 있나요? 수술받은 지 한 달이 안 되는데 꼭 6개월이나 1년을 기다려야만 재수술이 가능한지요?

A 눈매교정이라는 수술은 의학 교과서에 나오지 않는 실체가 불분명한 수술입니다. 성형외과에서 이 용어를 개발해 많이 사용하며, 주로 눈꺼풀 안쪽의 밀러근을 접는 봉합술로 눈을 좀 크게

뜨도록 하는 수술입니다.

    안과에서도 뮐러근 수술을 하지만 분명한 수술 적응증을 가지고 합니다. 우선 눈꺼풀올림근의 기능이 좋고, 교감신경 자극 안약을 눈에 넣어 처진 눈꺼풀이 올라가는 반응이 좋을 때 시행합니다. 주로 호르너 증후군의 경우에 이 수술을 많이 합니다.

    최근 성형외과에서 눈매교정술을 받은 환자로부터 눈이 불편하다는 증상을 호소하는 질문을 많이 받습니다. 주로 당기는 느낌이 심하게 나고, 때문에 눈매교정을 풀고 싶다는 것입니다. 안검하수 수술을 할 때는 안검하수 정도, 눈꺼풀올림근 기능, 수술 방법, 수술량 등에 관해 집도의의 정확한 기준이 있어야 하는데 눈매교정술에서는 이러한 기준이 잘 정립되어 있는지 모르겠습니다.

    재수술은 최소 3개월은 기다리며 6개월 정도 기다리면 더 좋습니다만, 눈 상태에 따라 다를 수 있습니다. 심하게 과교정되어 있으면 좀 더 일찍 재수술을 하는 경우도 있습니다.

안검내반에 대해 알려주세요

> " 안검내반으로 각막이 긁혀 있고 난시가 심하다는데 빨리 수술해야 하나요?

Q 안녕하십니까, 교수님! 바쁜 와중에 온라인 카페도 운영하신다니 얼마나 존경스러운지 모릅니다. 저희 아이는 만 3세가 지났고요. 속눈썹찔림으로 수술해야 한다는 진단을 받았습니다. 눈과 관련되고 전신마취를 해야 하니 여러모로 걱정됩니다. 각막이 긁혀 있는 상태고 난시가 심하다면 하루빨리 수술받아야 하는 건지요?

A 속눈썹이 각막을 찔러 눈을 자극하고 각막에 상처가 나 있다면 수술이 필요해 보입니다. 성인이 각막에 상처가 생길 정도로 속눈썹이 눈을 찌른다면 빨리 수술을 해달라고 요청합니다. 아이도 마찬가지라고 생각합니다. 단지 의사표현이 안 되는 것뿐이겠지요. 특히 각막에 상처가 나 있다면 더 불편할 것이며 수술로 교정해주어야 합니다.

전신마취도 크게 걱정할 필요는 없습니다. 마취과 전문의가 안전하게 해주니 염려 마세요.

> **너무 어려서 수술을 못 한다고
> 두 달마다 아래속눈썹을 뽑고 있어요**

Q 36개월 된 남아입니다. 어렸을 때부터 다른 아이에 비해 햇빛을 잘 보지 못해서 이상하다 했어요. 2012년 초에 동네 안과에 갔고요. 안검내반이라는 진단을 받았어요. 어려서 지금은 수술하기 어렵고 만 4세는 되어야 한다고 하시더라고요. 그래서 지금까지 2개월에 한 번씩 아래속눈썹을 뽑고 있어요. 그런데 아이가 클수록 너무 겁먹고 안과 가는 걸 너무 무서워해요. 그래서 그 병원 선생님께 아이가 너무 무서워하니 만 4세가 될 때까지 속눈썹을 내버려두면 안 되는지 묻자, 난시가 심해지니 안 된다고 하셨어요.
4세까지 주기적으로 눈썹을 뽑는 게 옳은 건가요? 어떤 엄마는 눈썹을 자꾸 뽑으면 거세게 자라서 더 안 좋다고 하고, 어떤 안과는 뽑는 걸 추천하지 않는다고도 하네요.

A 속눈썹이 눈을 심하게 찔러 아이가 불편해하면 빨리 수술해주는 것이 좋습니다. 수술을 만 4세까지 기다려야 하는 의학적인 이유는 없습니다. 많이 불편한데 기다릴 이유가 없지요.
아이가 안과를 가기 싫어하는 것은 당연합니다. 속눈썹을 뽑는 것도 지금 나이면 아주 하기 힘듭니다. 아이가 공포를 느껴서 울거나 눈을 꼭 감아버리면 뽑기가 어려울 뿐 아니라 잘못하면 눈이 다칠 우려도 있습니다. 아이에게 속눈썹 뽑기가 얼마나 어려운지는 이미 경험으로 알고 있으리라 생각합니다. 잠깐 재우는 동안 수술해주면 아이는 무척 편해집니다.

> **속눈썹이 찔러 눈물을 자주 흘리는데
> 일찍 수술해야 하나요?**

Q 오늘 안과에 다녀왔습니다. 안검하수와 턱-윙크 현상, 거기에 안검내반까지 있는데요. 선생님께서 안검하수나 턱-윙크 현상보다 시급한 게 안검내반이니 수술하자고 하시더라고요. 눈물이 고이다 못해 흐를 때가 많을 정도로 심하긴 한데 꼭 일찍 수술해줘야 할까요? 아님 3~4세 때 해줘도 될까요?

A 수술 여부는 안검하수와 안검내반의 심한 정도에 달려 있습니다. 안검하수도 심하면 안검내반과 함께 일찍 수술하는 것이 좋습니다.

하지만 안검하수가 심하지 않으면 안검내반의 심한 정도에 따라 수술을 결정하면 됩니다. 안검내반이 심하지 않으면 좀 더 기다려보면서 안검하수 수술 때 같이 해도 됩니다만, 안검내반이 심하면 안검하수 수술 전이라도 일찍 수술하는 편이 낫다고 생각합니다. 어릴지라도 안검내반으로 인한 불편이 상당히 심할 것이며, 각막 손상이 동반되어 있을 가능성이 높기 때문입니다.

또한 눈물이 많이 난다고 하셨는데 눈물길이 막혀 있을 가능성도 생각할 수 있습니다. 눈물길 폐쇄는 적절한 시기에 고쳐주어야 합니다. 돌 전후까지는 뚫어만 주어도 치료가 될 수 있습니다만 이 시기가 지나면 튜브를 넣는 수술을 해야 할 수도 있습니다.

> **대학병원에서 좋아질 거라고 해서 기다렸더니,
> 세 돌이 지나도 나아지질 않아 수술하라고 하네요.**

Q 저희 딸은 안검내반이 심해요. 돌 전부터 아래속눈썹이 늘 눈동자에 붙어 이상하다고 생각했는데요. 그러다가 유독 우리 아이만 눈물이 자주 나고 특히 눈꼬리 쪽은 짓물러 있었어요. 대학병원에서 좋아지는 경우가 대부분이니 관찰을 권해서 그리했으나, 세 돌이 지나도 좋아지지 않자 수술하자고 하셨어요. 다른 병원에서는 심한데 왜 아직도 수술 안 해주었냐는 말에 심쿵했어요. 오늘 정확히 24시간 만에 눈뜬 딸을 보고 남편이랑 저랑 소리 지르며 좋아했어요. 아래속눈썹이 나 좀 봐주세요, 라는 듯 활짝 펴져 있었거든요.

A 물론 아이가 자라면서 속눈썹찔림이 다소 호전되는 경우도 있지만, 만 2세경이 지나면 더 이상 크게 변하지 않는 것으로 알려져 있습니다. 만 2세 이전이라도 속눈썹찔림이 아주 심한 경우는 시간이 지나도 결국 수술을 피하기는 어렵고, 속눈썹찔림으로 인한 불편함이나 각막 손상, 그리고 시력이상의 위험성이 있기 때문에 빨리 수술을 해주는 것이 좋다고 생각합니다.

> **두 달인 아이가 안검내반인데
> 속눈썹을 뽑거나 자르면 안 되나요?**

Q 제 아이는 두 달인데 아래속눈썹이 눈에 붙어 있는 것이 보입니다. 안검내반으로 진단받았는데 수술이 겁이 납니다. 눈썹

을 뽑거나 자르면 안 되나요?

A 성인의 경우 속눈썹의 방향이 잘못됐을 때 한두 가닥 뽑거나 전기로 모근을 소작해 치료할 수 있지만, 덧눈꺼풀이나 안검내반은 찌르는 속눈썹의 수가 많고 속눈썹을 뽑아도 한 달 정도 지나면 다시 자라므로 근본적인 치료가 될 수 없습니다.

더군다나 어린이의 경우 속눈썹을 뽑기도 힘들고 뽑다가 끊어지는 경우 단면이 날카로워져서 각막에 더 심한 상처를 만들 수 있습니다. 아이가 울면 눈을 감기 때문에 찌르는 속눈썹을 정확히 뽑기는 정말 어렵습니다. 속눈썹을 자르는 것 역시 단면이 더 두꺼워지고 날카로워지기 때문에 권하지 않습니다.

> ### 안검내반 수술 후 5일째에 등교해도 되나요?

Q 아래속눈썹이 눈을 찔러 오늘 수술 날짜 잡고 왔어요. 다음 주 수술하고 금요일은 병가 내고 주말은 쉬고 5일째 되는 날 학교에 등교해도 될까요? 체육이나 무리되는 일은 하지 않게 선생님께 말씀드리겠지만, 무리인지 수술하시는 분께 여쭤봐요.

A 수술 후 5일 정도면 상처도 웬만큼 붙어 있어 큰 문제는 없습니다. 하지만 상처를 봉합하는 실이 아주 가늘고 약하기 때문에 혹시 학교에서 친구와 장난치다가 상처를 건드려 벌어지지나 않을까 하는 염려가 있습니다. 봉합사가 약한 이유는 어린이에게서 실을 뽑기가 힘들어 녹아 없어지도록 만들었기 때문입니다. 따라서 상처에 충격을 주지 않도록 조심만 한다면 학교에 가더라도 아무런 문

제가 없습니다.

> ## 안검내반 수술 후 언제쯤 물놀이에 가도 되나요?

Q 안검내반으로 아래속눈썹 수술한 아이입니다. 물놀이를 한 번도 못 가고 세수는 물로만 하고 있어요. 보통 한 달 정도 안 하는 게 정답인가요? 아이는 하고 싶다고 난리인데, 보통 언제 가능할까요?

A 수술 후 1주 정도 지나면 세수는 괜찮습니다만 눈꺼풀 수술 부위에 무리한 힘이 가해지는 것은 좋지 않습니다. 2주면 봉합 부위가 꽤 단단히 붙어 염증이 생길 위험은 없습니다.

 하지만 수영장 물속에서는 상처가 약해질 위험이 있으며, 다른 사람과 부딪칠 위험도 있습니다. 이 시기에도 강한 충격에는 상처가 벌어질 위험이 있기 때문에 조심하는 것을 권합니다. 따라서 1개월간은 수영장에 가는 것을 삼가는 편이 좋을 것 같습니다.

부록

연구 업적

이상열, 김창염 교수의 안검하수 및 안검내반에 대한 연구 업적 중 저명한 국제 학술지에 발표한 주요 논문을 소개한다.

수프라미드는 이마근걸기술에서 많이 사용되는 걸기 재료이나, 수술 후에 안검하수가 자주 재발한다는 문제가 있었다. 이 논문은 수프라미드를 이용한 이마근걸기술 후 안검하수가 재발하는 원인을, 전자현미경을 이용하여 형태학적으로 분석한 최초의 연구이다. 연구를 통해 수술 후 합성재료에 나타나는 변화가 재발의 원인이 될 수 있음을 제시하였으며, 이후 합성재료를 이용한 이마근걸기술에 많은 도움이 되었다. 이 논문은 세계 3대 안과 학술지인 〈미국 안과학 저널 Am J Ophthalmol〉에 게재되었다.

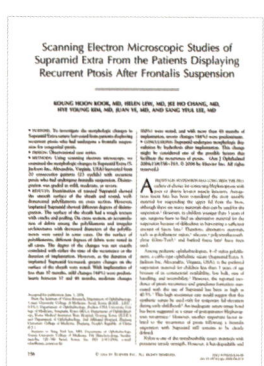

"Scanning Electron Microscopic Studies of Supramid Extra From the Patients Displaying Recurrent Ptosis After Frontalis Suspension", *American Journal of Ophthalmology*, 2004.

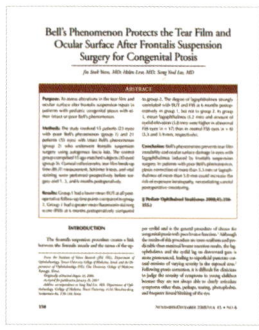

"Bell's phenomenon protects the tear film and ocular surface after frontalis suspension surgery for congenital ptosis", *Journal of Pediatric Ophthalmology & Strabismus*, 2008.

선천성 안검하수의 이마근걸기술 후 안구 표면에 나타나는 눈물층의 변화를 살펴본 연구 논문이다. 정상적인 눈의 보호 기전인 벨 현상이 안검하수 수술 후 발생하는 토안으로 인한 안구 표면의 손상을 예방함을 밝혔다. 안검하수 수술 후 토안은 필연적으로 발생하는 문제이나 정상적인 안구 반응에 의해 보호됨을 밝혔으며, 이 논문은 〈미국 소아안과 학술지 J Pediatr Ophthalmol Strabismus〉에 게재되었다.

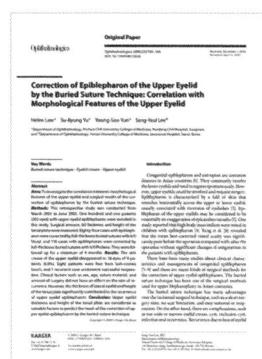

"Correction of epiblepharon of the upper eyelid by the buried suture technique: correlation with morphological features of the upper eyelid", *Ophthalmologica*, 2008.

위눈꺼풀눈썹찔림(안검내반)의 수술 치료 후 재발의 원인을 분석한 논문으로, 눈꺼풀의 두께와 눈꺼풀판의 높이가 재발과의 연관성이 있을 가능성을 제시하였다. 쌍꺼풀 수술, 특히 매몰법에 많이 응용되고 있다.

이상열 교수가 시행한 자가근막을 이용한 이마근걸기술의 장기 수술 결과를 보고한 논문으로, 안과 분야 최고 학술지인 〈안과학 Ophthalmology〉에 게재되었다. 이 논문으로 인해 이상열 교수가 시행하는 자가근막 수술의 기능적, 미용적 결과의 우수성을 인정받았으며, 세계 각국에서 널리 인용되어 안검하수의 치료와 연구에 큰 영향을 끼쳤다.

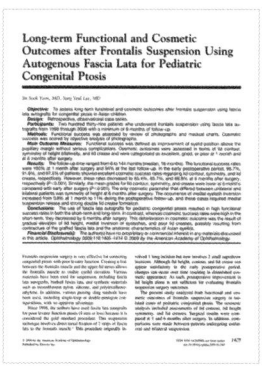

"Long-term functional and cosmetic outcomes after frontalis suspension using autogenous fascia lata for pediatric congenital ptosis", *Ophthalmology*, 2009.

소아의 안검하수 수술은 전신마취 상태에서 이루어지므로 수술 후 눈 크기를 예측하기가 상당히 어렵다. 따라서 부족교정 혹은 과교정이 빈번히 일어나며 흔히 '불확실의 과학'이라 불린다. 이상열 교수는 많은 수술 경험을 바탕으로 전신마취 수술 후에 눈 크기가 어떻게 변하는지 예측하는 방법을 고안하였고, 이 방법을 발표한 논문은 〈미국 안과학 저널〉에 게재되었다. 이러한 연구와 수술 방법으로 환자의 만족도 높은 수술 결과를 얻고 있다.

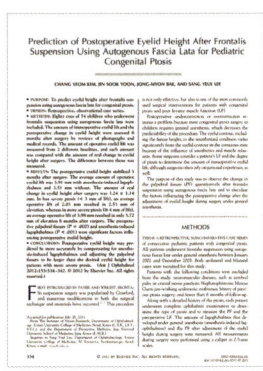

"Prediction of postoperative eyelid height after frontalis suspension using autogenous fascia lata for pediatric congenital ptosis", *American Journal of Ophthalmology*, 2012.

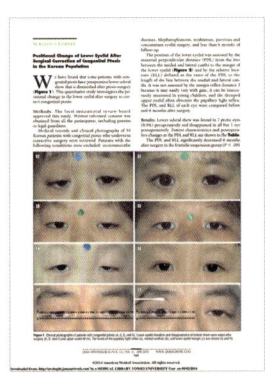

"Positional change of lower eyelid after surgical correction of congenital ptosis in the Korean population", *JAMA Ophthalmology(Archives of Ophthalmology)*, 2013.

안검하수 환아가 정면을 볼 때 검은눈동자 아래 흰자위가 보이는 현상이, 안검하수 수술 후에 호전되는 경우가 많음을 세계 최초로 발표하였다. 논문에서 이상열, 김창염 교수는 선천안검하수 수술 후에 아래눈꺼풀이 상향 이동함을 밝히고, 이 현상이 안검하수를 극복하기 위한 보상 기전임을 설명하였다. 이 논문은 우수성을 인정받아 3대 주요 저널인 〈미국의학협회지JAMA Ophthalmol〉에 게재되었다.

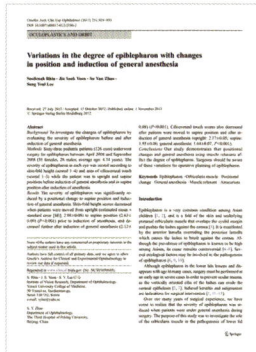

"Variations in the degree of epiblepharon with changes in position and induction of general anesthesia", *Graefes Archive for Clinical and Experimental Ophthalmology*, 2013.

흔한 성형안과 질환인 안검내반(덧눈꺼풀)의 수술 치료 시 시술자가 주의해야 할 부분에 대해 발표한 논문이다. 환아가 수술 침대에 누워 전신마취를 하면 덧눈꺼풀의 정도가 덜해 보이므로 이를 감안해서 수술해야 함을 세계 최초로 밝히고, 유럽 안과 학술지에 게재하였다. 안검내반에 필수적인 수술 지침을 연구하고 보고하였다.

안검하수의 눈꺼풀올림근절제술 후 결막내생에 의해 안검외반이 발생할 수 있음을 세계 최초로 보고한 논문이다. 기존에 알려지지 않았던 합병증을 밝혀, 이를 예방함으로써 더 우수한 수술 결과를 얻는 데 기여했다. 이 논문은 〈성형외과 학술지 Aesthetic Plast Surg〉에 발표하였다.

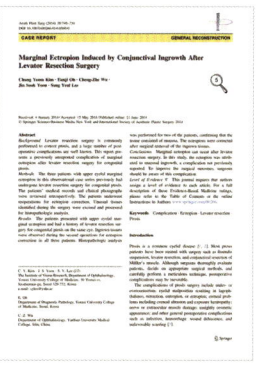

"Marginal ectropion induced by conjunctival ingrowth after levator resection surgery", *Aesthetic Plastic Surgery*, 2014.

안검하수 수술 시 기준이 되는 중심 위치가 기존에는 동공을 지나는 선이라고 알려져 있었으나, 이보다 가쪽으로 기준을 잡는 것이 기능적, 미용적으로 보다 나은 결과를 얻을 수 있음을 발표한 논문이다. 실리콘 이마근걸기술에 적용하여 우수한 수술 결과를 냈으며, 눈꺼풀의 '기능적 중심'이라는 새로운 개념을 정립하였다. 최고의 안과 학술지 중 하나인 〈영국 안과학 저널Br J Ophthalmol〉에 게재하였다.

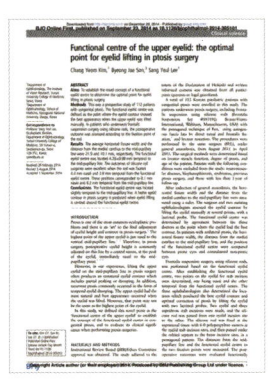

"Functional centre of the upper eyelid: the optimal point for eyelid lifting in ptosis surgery", British Journal of Ophthalmology, 2015.

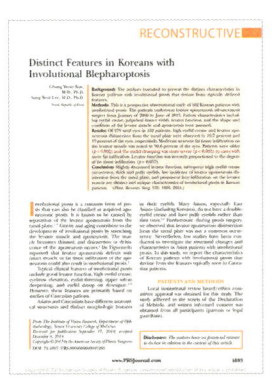

"Distinct features in Koreans with involutional blepharoptosis", Plastic and Reconstructive Surgery, 2015.

눈꺼풀의 구조 및 특징은 인종에 따라 다르나, 기존에 알려진 안검하수에 대한 지식은 서양인을 대상으로 한 것이어서 우리나라 환자와 맞지 않는 경우가 많았다. 이 논문에서 한국인을 비롯한 동양인의 퇴행성 안검하수는 기존에 알려진 특징과 상당히 다르다는 것을 밝혔으며, 이에 따라 동양인 안검하수 환자에 접근하는 방법이 서양인과 달라야 함을 보고하였다. 이는 성형외과 분야에서 최고로 뽑히는 해외 학술지에 게재되어 그 우수성을 크게 인정받았다.

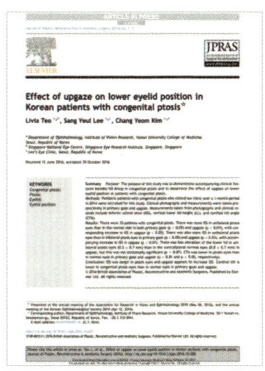

"Effect of upgaze on lower eyelid position in Korean patients with congenital ptosis", *Journal of Plastic, Reconstructive and Aesthetic Surgery*, 2017.

선천안검하수 환자에게 나타나는 눈꺼풀처짐과 눈 모양의 변화를 형태학적으로 제시하고, 정량적으로 분석한 논문이다. 안검하수 수술로 단순히 처진 눈꺼풀을 올리는 것에 그치지 않고 미관상 보다 우수한 눈 모양을 만들기 위해 노력해온 결과로, 영국 성형미용외과학회에서 그 우수성을 인정받았다.

실리콘로드를 이용한 이마근걸기술 후 안검하수가 재발하는 원인에 대해 다양한 측면으로 분석한 세계 최초의 연구이다. 걸기 재료로 사용되는 실리콘로드의 물리적, 미세형태학적 변화, 그리고 안검하수의 정도와 같은 환자의 특성이 수술 후 재발에 영향을 미친다는 사실을 규명하였다. 이 논문은 재발률을 낮추는 노력의 토대가 되었다. 세계적으로 널리 인용되는 저명한 국제 학술지인 〈미국 공공과학도서관 학술지 PLoS One〉에 게재되었다.

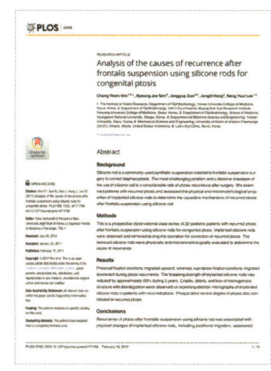

"Analysis of the causes of recurrence after frontalis suspension using silicone rods for congenital ptosis", *PLoS One*, 2017.

수술 치료 후기

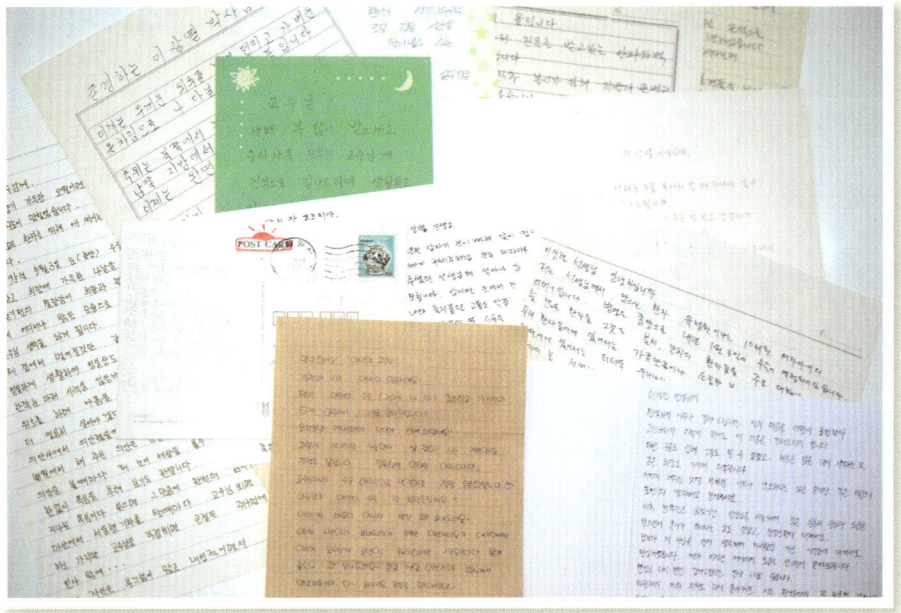

작년에 왼쪽 상안검 수술을 받은 서귀포에 사는 사람입니다. 박사님께 늘 감사하는 마음을 잊지 않고 있사오며 기도하는 마음으로 살고 있습니다. 오늘도 고통 받는 환자를 위해서 인술을 펴고 계신 박사님께 신의 가호가 계시길 바라오며 고당에 행복과 만복을 기원합니다.

서귀포에서 오○삼 배상

저는 1995년 5월 3일 눈 종양 수술을 교수님께 받은 김○○ 엄마입니다. 수술 받고 희망에 가득 찬 나날을 보낼 때마다 교수님께 깊은 감사를 드립니다. 수술 받기 전의 절망감이 희망과 행복으로 바뀐 건 교수님 덕분입니다.

언제 어디서나 밝은 모습으로 생활하는 ○○를 볼 때마다 교수님을 생각합니다. 제 곁에서 멀어질 것만 같았던 ○○가 벌써 초등학교에 입학했고, 성실하게 생활하여 성실상도 받았습니다. 한쪽 눈마저 시력을 잃을까 항상 염려스럽긴 하지만 그나마 다행이라 위로하며 아픔을 삭이면서 세상의 어려운 사람을 생각하고 더 열심히 살아야겠다는 다짐을 합니다. 마산에서 서울행 기차를 탈 때마다 교수님을 뵈면 큰절이라도 올려야지 하지만, 막상 교수님을 직접 뵈면 큰절은 쥐구멍에 들어가고 작은 인사만 겨우 드리게 되어, 교수님께 깊이 감사하는 제 마음을 솜씨 없이 담아보았습니다. 교수님, 정말 감사합니다.

김○○ 엄마 드림

선생님께서 저에게 베풀어 주신 배려로 수술을 받고 그 후 결과도 아주 좋습니다. 왜 진작 선생님을 뵙고 수술받지 않았나, 하는 마음입니다. 비록 미용적인 문제이지만 그간 적지 않게 대인관계 시 콤플렉스를 느껴왔습니다. 선생님께 큰 은혜를 입은 마음을 이렇게 몇 줄 글월로 표현함이 송구스럽습니다. 다시 한 번 큰 감사의 마음을 올립니다.

후학 김○○ 배상

선생님께 너무나 감사드린다는 저의 마음을 어떻게 표현할까 고민하다가 이렇게 편지로 제 마음을 전해드리려 합니다. 이번 수술로 인해 고통도 덜 수 있었고, 새로운 삶을 다시 시작하는 것 같은 희망도 가지게 되었습니다. 비록 한쪽 눈을 잃었지만 선생님을 비롯하여 많은 분의 관심과 도움을 받으면서 혼자가 아니라는 것도 알았고, 남보다 저 자신을 먼저 생각하며 지내왔던 지난 시간을 반성도 하였습니다. 제가 어려운 처지일 때 도움을 받으면서 알게 되었습니다. 선생님, 다시 한 번 감사드린다는 인사드리고 싶습니다.

퇴원해서 저의 위치로 다시 돌아가면 저도 환자에게 꼭 필요한 간호사가 되도록 최선을 다하려 합니다. 선생님 앞으로도 계속 훌륭한 진료 부탁드리고, 절망 속에 있을 환자에게 밝은 빛이 되어 주시리라 믿습니다. 감사합니다, 선생님.

박○영 올림

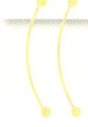

저는 선생님께 치료받고 있는 효○이에요. 선생님께서 저의 눈을 잘 치료해주셔서 고맙습니다. 저는 이번에 눈을 다침으로써 우리가 살아가는 데 눈이 아주 중요하다는 것을 깨달았습니다. 그럼 다음에 뵐 때까지 안녕히 계세요.

효○ 올림

제 아이가 태어난 지 10년입니다. 그중 5년의 세월은 아이에게 많은 고통을 주었습니다. 집 밖에만 나서면 놀림의 대상이 되니까 늘 모자를 눌러쓰고 앞머리를 내리고 죄인처럼 살아가야 하는 것이 아이가 인내하기에는 어려웠던지 살고 싶지 않다는 말을 종종 했습니다. 성격도 자꾸 삐뚤어져가고 비관적인 아이가 되었습니다. 가슴이 막막할 때는 차라리 같이 죽어버리고 이 고통에서 벗어났으면 싶을 때도 있었습니다. 한 가닥 희망이라면 신이 내려주시는 기적이나 의학의 발달로 완치되는 날이 있을지 모른다는 바람으로 아이를 달래고 있었습니다. 매달릴 곳이라곤 하나님과 선생님밖에 없었습니다. 그런 저희에게 있어서 선생님은 가족만큼이나 소중한 분이십니다.

유○○ 모 올립니다

2002년 5월 말 월드컵으로 온 국민이 축제의 시간을 즐기고 있을 때, ○이가 안검하수라는 사실로 저의 모든 가족은 정말 힘든 시간을 보냈어요. 고작 인터넷에서 찾아낼 수 있는 짧은 지식이 전부였지만, ○이가 수술 받기 전까지 생각하기도 싫을 만큼 힘든 시간을 보냈어요.

수술을 너무 잘해주셔서, ○이와 저에게 큰 기쁨을 주셨다는 이야기를 6년이 지난 지금에서야 말씀드리네요. 정말 감사드려요.

김○ 엄마 올림

박사님으로부터 진료받고 있는 안와하벽 골절 환자입니다. 5월 초 다친 직후 복시가 심해 지방의 큰 병원 여러 곳을 다녔습니다. 대부분의 병원이 수술을 권유하여 무척 많은 고심을 하고 있을 때 부산 ○○안과의원 ○○○ 원장님으로부터 박사님을 소개받고 5월 말 곧바로 박사님을 찾게 되었습니다.
저에게는 불행 중 천만 다행으로 박사님의 훌륭하신 판단 덕분에 수술 없이 상태가 많이 좋아지고 있습니다. 엊그저께도 박사님 진료를 받고 왔습니다만 박사님께 늘 감사드리는 마음입니다.

한○○ 올림

우리 ○○이의 눈을 예쁘게 수술해주셔서 감사드립니다. 다른 아이들에게도 밝은 세상을 볼 수 있도록 도와주셔서 감사합니다. 교수님께 감사드리며.

○○ 맘 올림

저는 6개월 전에 박사님에게 수술받은 박○근입니다. 박사님의 수술로 인하여 남을 의식하지 않으니 사업하는 데도 자신감이 생긴답니다. 감사하고 고맙습니다. 박사님의 의술로 인하여 새로운 삶을 살아가는 전국의 안과 환자가 모두 저와 같은 마음일 겁니다. 박사님의 가정에 행복이 충만하시길 진심으로 기원합니다.

박○근 올림

박사님! 먼저 감사드립니다. 박사님께서 심혈을 기울여 수술해주신 은덕으로 우리 ○○이 눈이 자연스럽고 예쁘게 변하였습니다. 처음 집에 왔을 때 거울을 자꾸 들여다보며 자기 얼굴이 미워졌다며 투덜거렸지요. 어느덧 부기가 빠지면서 자연스러운 쌍꺼풀을 보며 엄마 눈을 닮았다고 좋아하는 모습을 보니 박사님께 감사한 마음이 절로 듭니다.

박사님! 언제나 건강하셔야 합니다. 그렇게 바쁘게 늘 움직이며, 정해진 수술 일정, 환자 돌보시는 일, 학생 강의, 이 모든 일을 하셔야 할 박사님을 생각하면 정말 건강하셔야 되겠다는 생각을 감히 해봅니다. 환자에게 정신적, 육체적 희망과 행복을 주시기에 더더욱 감사드립니다.

곽○○ 엄마 올림

어려운 수술 무사히 잘해주셔서 깊이 감사드립니다. 선생님 덕분에 수술 잘 받고 건강하게 지내게 되어서 기쁩니다. 여러 가지로 많이 신경 써주시고 잘해주셔서 감사를 드리며, 항상 건강하시고 인체 중 가장 중요한 눈을 다루시는 선생님의 노고와 훌륭한 의술이 더욱 빛나시길 기원합니다.

강○영 올림

이상열 교수의
안검하수 클리닉

펴낸날 초판 1쇄 2017년 4월 25일

지은이 이상열 김창염

펴낸이 임호준
편집장 김소중
책임 편집 김현아 | **편집 4팀** 전설
디자인 왕윤경 김효숙 정윤경 | **마케팅** 정영주 권소회 김혜민
경영지원 나은혜 박석호

일러스트 장동수
인쇄 (주)웰컴피앤피

펴낸곳 (주)헬스조선 | **발행처** (주)헬스조선 | **출판등록** 제2-4324호 2006년 1월 12일
주소 서울특별시 중구 세종대로 21길 30 | **전화** (02) 724-7635 | **팩스** (02) 722-9339
홈페이지 www.vita-books.co.kr | **블로그** blog.naver.com/vita_books | **페이스북** www.facebook.com/vitabooks

ⓒ 이상열 김창염, 2017

이 책은 저작권법에 따라 보호를 받는 저작물이므로 무단 전재와 무단 복제를 금지하며,
이 책 내용의 전부 또는 일부를 이용하려면 반드시 저작권자와 (주)헬스조선의 서면 동의를 받아야 합니다.
책값은 뒤표지에 있습니다. 잘못된 책은 바꾸어 드립니다.

ISBN 979-11-5846-161-3   13510

• 이 도서의 국립중앙도서관 출판예정도서목록(CIP)은 서지정보유통지원시스템 홈페이지(http://seoji.nl.go.kr)와
국가자료공동목록시스템(http://www.nl.go.kr/kolisnet)에서 이용하실 수 있습니다. (CIP제어번호 : CIP2017009245)